JN299180

ブロナンセリンブック

編 集

村 崎 光 邦

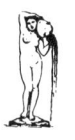

星 和 書 店

Seiwa Shoten Publishers

2-5 Kamitakaido 1-Chome
Suginamiku Tokyo 168-0074, Japan

刊行にあたって

　第二世代抗精神病薬は優れた効果と安全性から統合失調症治療薬の一次選択薬として重用されてきています。しかし，陰性症状や認知機能障害への改善作用が不十分であるとともに，体重増加や耐糖能異常あるいは高プロラクチン血症などの懸念が払拭できていません。これらのリスクを軽減すべく新薬の開発が期待される中で，ブロナンセリンが誕生しました。

　ブロナンセリンは，大日本住友製薬株式会社が創製したシクロオクタピリジン骨格を有する新規構造の抗精神病薬です。ドパミン D_2 およびセロトニン $5-HT_{2A}$ 受容体に対して強い遮断作用と高い選択性があり，セロトニン $5-HT_{2A}$ よりドパミン D_2 受容体の遮断作用が約6倍強い，いわゆるドパミン－セロトニン拮抗薬（DSA）ともいうべき特徴を持っています。この特徴は，リスペリドンやペロスピロン，オランザピンと一線を画すものです。すなわち「非定型性」を獲得するには，セロトニン $5-HT_{2A}$ 受容体の親和性がドパミン D_2 より大きい必要はないということであり，PET研究によるKapurらの新しい仮説がそのことを支持しています。

　ブロナンセリンは，国内初のリスペリドンとの比較試験により，陽性症状や陰性症状等で同等の有効性と安全性を示しました。そしてハロペリドールとの比較では陽性症状で同程度，陰性症状ではより効果が大きく，錐体外路症状の少ないことが確認されました。

　また，他剤からブロナンセリンへ切り替えた時にも大きな問題はなく，長期投与でも精神症状改善効果が維持されます。最終評価時の平均投与量は8週間投与試験とほぼ同じでした。

　さらに，WAIS-Rによる知覚・注意に関する認知機能障害改善効果，知覚・注意・運動処理機能改善が認められ，多くの論文で支持されているクエチアピンと同様の効果が得られる可能性が示唆されました。

　これらのことから，ブロナンセリンは急性期の第一選択薬となるだけでなく，維持期にも使用できる有用な薬剤であると考えられます。

　本書には，「臨床精神薬理」誌上に掲載されたブロナンセリンの全試験，そして2008年5月刊行のブロナンセリン特集号が掲載されています。いわばブロナンセリンのすべてが本書に収められており，読者はブロナンセリンの魅力を本書の随所に見出すことができるでしょう。

　私たちはブロナンセリンという新しい治療薬を手に入れました。この薬を活用するのはこれからの課題ですが，その鍵となるあらゆるデータが本書に収められています。本書からいろいろな可能性，新しい知見が生まれてくると思いますので，ぜひ熟読いただき，患者様方の治療に役立てていただければ幸いです。

2008年6月7日　　　　　　　　　　　　　　　　　　　　　　　村　崎　光　邦

目　　次

刊行にあたって……………………………………………………………村崎　光邦…3

（　）は「臨床精神薬理」掲載時の頁

展望　抗精神病薬の非定型性をもたらすもの ……………………………村崎　光邦…7（795）
特集　Blonanserin への期待
　　Blonanserin 誕生の研究経緯と基礎薬理 ………………久留宮　聰，采　輝昭…19（807）
　　わが国における blonanserin の臨床試験成績 ………………………石郷岡　純…29（817）
　　Blonanserin の急性期患者への可能性 …………………………………堤　祐一郎…47（835）
　　ドパミン－セロトニン拮抗薬―新規統合失調症治療薬 blonanserin の
　　　受容体結合特性 ……………………………村崎　光邦，西川　弘之，石橋　正…57（845）
新薬紹介　Blonanserin の基礎と臨床 ……………………………………村崎　光邦…67（855）
座談会　新規抗精神病薬 blonanserin への期待
　　…村崎　光邦（司会），石郷岡　純，久住　一郎，渡邊衡一郎，宮本　聖也，武田　俊彦…81（869）
向精神薬の等価換算　第21回　新規抗精神病薬の等価換算（その５）：Blonanserin
　　……………………………………………………………………稲垣　中，稲田　俊也…99（887）

（臨床精神薬理，11（5）：795-890，2008）

原著論文

Blonanserin の薬理学的特徴 ………………………………采　輝昭，久留宮　聰…103（1263）

（臨床精神薬理，10（7）：1263-1272，2007）

統合失調症に対する blonanserin の臨床評価
　―Haloperidol を対照とした二重盲検法による検証的試験 ……………村崎　光邦…113（2059）

（臨床精神薬理，10（11）：2059-2079，2007）

統合失調症に対する blonanserin の長期投与試験
　―神奈川県臨床精神薬理試験グループ多施設共同オープン試験 ……村崎　光邦…135（2241）

（臨床精神薬理，10（12）：2241-2257，2007）

統合失調症に対する blonanserin の長期投与試験
　―多施設共同オープン試験（全国区） ……………………………………木下　利彦…153（135）

（臨床精神薬理，11（1）：135-153，2008）

統合失調症に対する blonanserin の臨床評価
　―Risperidone を対照とした二重盲検比較試験 …………………………三浦　貞則…173（297）

（臨床精神薬理，11（2）：297-314，2008）

統合失調症患者の認知機能障害に対する新規抗精神病薬 blonanserin の効果
　—Risperidone との無作為化二重盲検比較
　　…………三宅　誕実，宮本　聖也，竹内　　愛，山田　聡子，田所　正典，大迫　道子
　　　　　　塚原さち子，穴井己理子，遠藤多香子，諸川由実代，山口　　登…191(315)

(臨床精神薬理，11(2)：315-326, 2008)

Blonanserin の薬理学的特徴と臨床的位置付け ……………………………………村崎　光邦…203(461)

(臨床精神薬理，11(3)：461-476, 2008)

日本人健康成人男子における blonanserin と erythromycin との
　薬物相互作用の検討………………松本　和也，安本　和善，中村　　洋，寺澤　佳克…219(891)

(臨床精神薬理，11(5)：891-899, 2008)

日本人健康成人男子における blonanserin とグレープフルーツジュースとの
　相互作用の検討……………………松本　和也，安本　和善，中村　　洋，寺澤　佳克…229(901)

(臨床精神薬理，11(5)：901-909, 2008)

展望

抗精神病薬の非定型性をもたらすもの

村 崎 光 邦*

抄録：Chlorpromazine や haloperidol などの第一世代抗精神病薬は優れた抗精神病作用を発揮しながら，陰性症状への効果が十分でなく，なによりも抗 dopamine 作用による錐体外路症状を惹起するという定型抗精神病薬としての問題点を抱えていた。そこへ clozapine が登場して，抗精神病作用と錐体外路症状を分離し，それが 5-HT$_{2A}$ 受容体拮抗作用によることが推定され，非定型と呼ばれた。その後，この非定型性を追究して多くの非定型抗精神病薬（第二世代抗精神病薬）が開発された。現在，非定型性をもたらす要因として，①5-HT$_2$ 受容体拮抗作用，②fast dissociation 仮説，③辺縁系 DA 系への部位選択性，④D$_2$ 受容体部分作動作用，などが中心となっているが，5-HT$_2$ 受容体拮抗作用の強さがどこまで関与するかが1つの論点となっている。また，統合失調症 glutamate 仮説に基づく新しい抗精神病薬も開発されつつあり，今日非定型と呼ばれているものこそが抗精神病薬の本道としての定型であるという日が来ることを確信したい。

臨床精神薬理　11：795-806, 2008

Key words: *atypical antipsychotics, 5-HT$_2$ receptor antagonist, fast dissociation hypothesis, limbic selectivity, dopamine receptor partial agonist*

I. はじめに—抗精神病薬開発の流れと非定型性の概念

1952年 Delay と Deniker による chlorpromazine の導入と一連の phenothiazine 系抗精神病薬，さらには1958年 haloperidol の合成と多くの butyrophenone 系薬物の導入で，抗精神病薬の開発は一気に花が開いた。わが国では1955年の chlorpromazine の合成成功を皮切りに多くの抗精神病薬が導入されている。1963年 Carlsson と Lindqvist[4] が抗精神病薬が脳内ドパミン D$_2$ 受容体の遮断作用のあることを発見し，統合失調症ドパミン仮説の礎となった[3]。多くの薬物がこの仮説に基づいて合成されていく中で，抗精神病薬の呈する抗ドパミン作用は抗精神病作用と同時に錐体外路症状（EPS）と高プロラクチン血症などの副作用を呈することが決定的なパターンであり，効果のあるものは EPS を出し，EPS を出さないものは効果がないというドグマが定着し，自然にこれらは定型抗精神病薬と呼ばれてきた。また，陰性症状への効果が不十分であることも加えられていた。

そこへ登場したのが clozapine で，EPS の惹起なしに抗精神病効果を発揮することから非定型抗精神病薬との名称が与えられ，1969年オーストリアで最初に承認された。わが国も開発に乗り出し，当局へ申請する段階に来ていたが，1975年フィンランドを始めとする顆粒球減少症による死亡例の報告が相次ぎ，開発は中断された[29]。しか

Factors which produce the atypicality of antipsychotics.
*CNS 薬理研究所
〔〒228-0803　神奈川県相模原市相模大野 3-1-7，エピカビル3階〕
Mitsukuni Murasaki : Institute of CNS Pharmacology. 3-1-7, Sagamiohno, Sagamihara, Kanagawa, 228-0803, Japan.

し，clozapineの非定型性を高く評価した米国では臨床研究が継続され[5]，ついに1988年Kaneらによる治療抵抗性統合失調症への有用性が報告され[15]，clozapineの再発見として1990年米国食品医薬品局（FDA）の承認とともに，限定的使用ではあるが世界各国へ拡がっていった。一人取り残されたわが国では再開が遅れに遅れる中，一部の懸命の努力のもとにようやく2007年12月再申請にこぎつけている。

ところで，clozapineのようにEPSの惹起なしに，しかも安全に使える抗精神病薬の開発活動が押し進められ，新規の非定型抗精神病薬として1994年のrisperidoneを皮切りに，olanzapine, quetiapine, sertindole（のちQTc延長にて脱落），perospirone, ziprasidone（本邦未承認），ヨーロッパでは，amisulpride（本邦未承認）が登場し，aripiprazoleが続いたのである。1952年のchlorpromazineの登場から実に40年以上を経ている。わが国ではこの40年の間に，定型抗精神病薬の多剤併用・大量療法が定着して大きな問題を残したのであるが，これら新規非定型抗精神病薬の登場によって，統合失調症治療のあり方も大きく変わってきている。

本稿では，非定型性とはEPSを惹起しないで抗精神病作用を発揮するものを第一義とする。EPSの存在が陰性症状や認知機能障害を増悪させ，アドヒアランスの低下と治療中断からくる症状再燃と再入院といった，統合失調症の治療継続の上に大きな弊害となっていることによる。なお，第二義的には高プロラクチン血症や定型抗精神病薬が十分に効果を発揮できないでいる陰性症状や認知機能障害の改善作用を含めたい。

なお，用語として定型抗精神病薬（typical antipsychotic drug, TPD）は従来型抗精神病薬（conventional antipsychotic drug）とも呼ばれるが，今日では第一世代抗精神病薬（first generation antipsychotic drug, FGA）が定着している。一方，非定型抗精神病薬は新規抗精神病薬，新世代型抗精神病薬とも呼ばれ，ここでも第二世代抗精神病薬（second generation antipsychotic drug, SGA）が定着している。しかし，本稿では，非定型性をもたらす要因を中心に紹介することから，あえて非定型抗精神病薬（atypical antipsychotics, AAP）の名称を用いた論を進めたい。

II．非定型性を規定する要因

1．Clozapineの非定型性とその果たした役割

Clozapineの誕生とその後の経緯は他の総説に詳しいが[8,29,46]，imipramineの抗うつ作用の成功から出発して，その途中で生まれたdibenzodiazepine系のclozapineが陽性症状のみならず陰性症状を改善し，しかもEPSを惹起しないとの成績を前にして，ワンダー・サンド社（現ノバルティス社）はその開発に躊躇したというのは興味深い。EPSを惹起しない薬物が抗精神病薬として成り立つかとの危惧があったという。しかし，米国では無顆粒球症問題で中断されたあともclozapineの非定型性を重視して，1988年治療抵抗性統合失調症への有効性を証明した[15]。

かねてからclozapineの非定型性に目をつけていたMeltzerはclozapineの薬理学的プロフィールの中の5-HT系への作用に注目し，強力な5-HT_2受容体拮抗作用が鍵になると考えた[21-24]。5-HT系への作用はEPSを軽減させるとのCostallら[6]の報告も下敷きとなっている。Meltzerの偉大さは，今日でいう新規のSGAがいまだ世に出ていない時代に統合失調症のdopamine-serotonin仮説を発表したことで，その先見性には瞠目すべきものがある。

Clozapineの果たした役割は，①非定型性を実現したこと，②治療抵抗性統合失調症の治療の最後の砦として異能ぶりを発揮していること，③AAPの源流としてolanzapineとquetiapineを生み出したことにある（図1）。さらに，④Paul Janssen[12]がserotonin-dopamine antagonist（SDA）の旗手となったrisperidoneを開発する際ヒントを与えたことである。Clozapineはdirty drug with rich pharmacologyともいわれ，全ての薬理学的プロフィールが明らかにされているとは限らず，現に，やがて登場してくる統合失調症glutamate仮説[13,14]のもとで，clozapineのNMDA受容体への活性作用が明らかにされつつあり[38,45]，今後の動向から目が離せない奥の深い薬

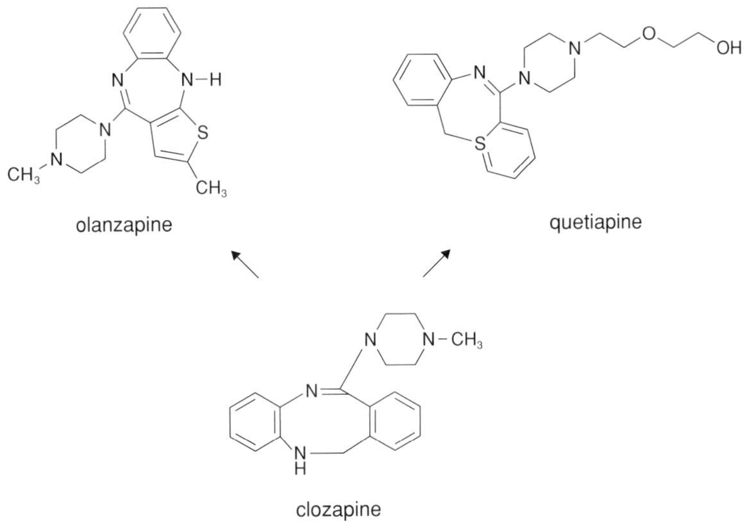

図1 非定型抗精神病薬の源流

表1 Meltzerによる定型抗精神病薬と非定型抗精神病薬
（Meltzerら[24]，1989より合成）

定型		非定型	
	chlorpromazine		clozapine
	trifluoperazine		fluperlapine
	fluphenazine		melperone
	prochlorperazine		amperozide
	haloperidol		pipamperone
	pimozide		ritanserin
	loxapine		setoperone
			zotepine

物であるといえる。

なお，clozapineの有するα$_1$・α$_2$受容体，ヒスタミンH$_1$受容体，ムスカリンM$_1$受容体への高い親和性などが非定型性を彩る要因との考え方もある。とくに，clozapine自体はM$_1$受容体拮抗作用を有するのに対し，主要活性代謝物であるN-desmethylclozapine（NDMC）はM$_1$受容体作動作用を有して，前頭前野や海馬でのドパミンやアセチルコリンを増加させて，統合失調症の認知機能障害への影響などが報告されている[44]。今後，このNDMCが新しい抗精神病薬として開発される可能性を含めて大きな関心が寄せられている。

2．Serotonin-dopamine拮抗薬にみる非定型性
1）5-HT$_{2A}$受容体拮抗作用と非定型性

新しい世代のAAPの先頭を切って登場し，今なおAAPの世界に君臨するrisperidoneはPaul Janssenがhaloperidolと同じbutyrophenone系のpipamperoneの非定型性（EPS惹起が少ない，賦活作用がある，睡眠を改善する）に着目したことから生まれた[12]。その薬理学的プロフィールを再度調べて5-HT$_{2A}$受容体拮抗作用の重要性を再確認したのである。ここで，まず5-HT$_{2A/2C}$受容体拮抗薬のritanserinを合成してその臨床効果のあり方から，setoperoneを経てrisperidoneの合成に辿りついたとされている。なお，Meltzer[24]は1989年当時，pipamperoneとritanserinを非定型抗精神病薬の中に含めている（表1）。

既に述べたclozapineの非定型性でも5-HT$_{2A}$受容体拮抗作用の重要性がclose-upされており，新しい世代の非定型性も5-HT$_{2A}$受容体の存在から始まったと考えられる。そこで，強力な5-HT$_{2A}$受容体拮抗作用を持つAAPにおけるEPS軽減の作用機構は図2のように説明されている[16]。本来，黒質・線条体系ドパミン（DA）経路において，5-HT$_{2A}$受容体はDAニューロンに対して抑制的機能を持っている。この作用をAAPは脱抑制させることによって，DAニューロ

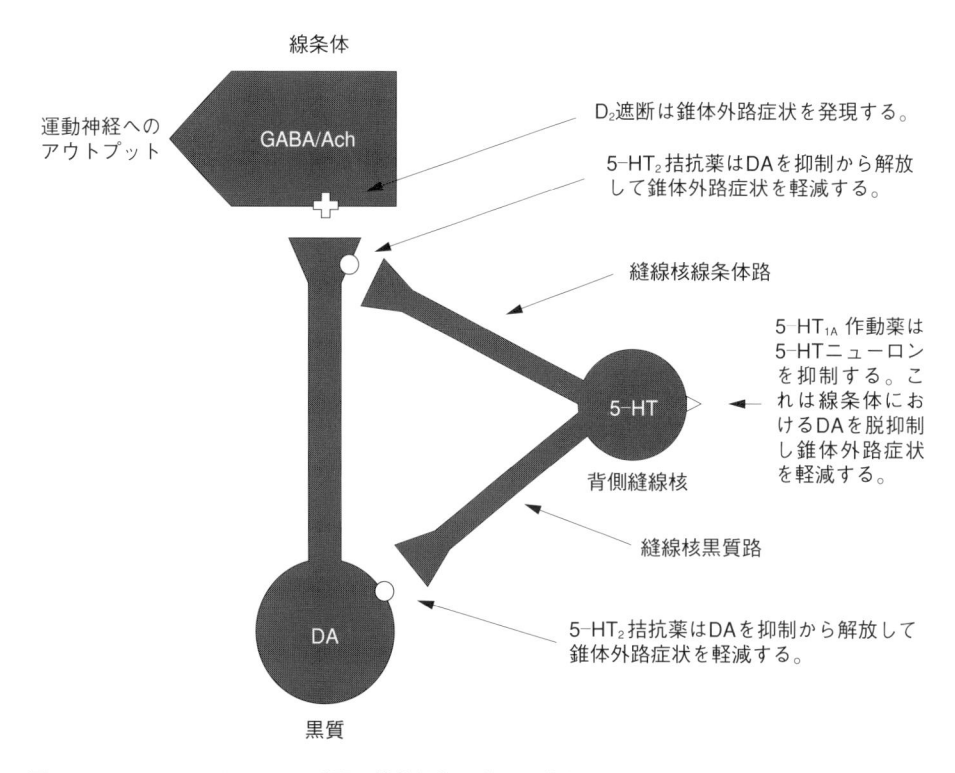

図2 セロトニン・ドーパミン系間の機能的相互作用と錐体外路症状の軽減に対する役割（Kapur ら，1996[16]）
DA：ドーパミン・ニューロン，5-HT：セロトニン・ニューロン，GABA：ガンマ・アミノ酪酸ニューロン，Ach：コリン性介在ニューロン，✚：ドーパミンD_2受容体，○：5-HT$_2$受容体，△：5 HT$_{1A}$受容体
この図は黒質と線条体レベルにおけるセロトニンとドーパミンの相互作用のメカニズムや結果を模式的に示したものである。5-HT$_2$拮抗薬と5 HT$_{1A}$自己受容体作動薬はセロトニン系を抑制し，それによりドーパミン系を抑制から開放する（ドーパミン系の脱抑制）。セロトニンの抑制によるドーパミン系の開放は錐体外路症状を軽減する。

ンの活性を高め，EPS の発現を抑制するという考え方である。この美しい模式図はわれわれを魅了したものである。

2）5-HT$_{1A}$受容体作動作用と非定型性

5-HT$_{1A}$受容体の EPS への関与は Kapur と Remington の図（図2）にも示されているように，5-HT$_{1A}$自己受容体作動薬は5-HT 系を抑制することで5-HT$_{2A}$受容体拮抗薬とともに EPS を軽減させる方向に作用する。そして，さらに重要なことは，5-HT$_{1A}$受容体作動薬は側坐核や線条体よりも内側前頭前野（medial prefrontal cortex，mPFC）での DA 放出を増大させることにある[10]。この作用が陰性症状や認知機能障害の改善に関与しているとされて[27]，AAP の非定型性を規定する1つの重要な鍵となっている。したがって，AAP の中でも5-HT$_{1A}$受容体作動作用を有する clozapine, ziprasidone, quetiapine（そして当然 perospirone も）の mPFC への DA 放出作用はより強いことになる。しかし，5-HT$_{2A}$受容体拮抗薬は5-HT$_{1A}$受容体作動薬によるこの作用を増強することから，強力な5-HT$_{2A}$受容体拮抗作用を有する SDA は5-HT$_{1A}$受動体作動薬への増強作用を介して，mPFC への DA 放出をもたらすとされる。Meltzer のいう非定型性には，D_2受容体拮抗作用よりもさらに強い5-HT$_{2A}$受容体拮抗作用が必要となるのである。

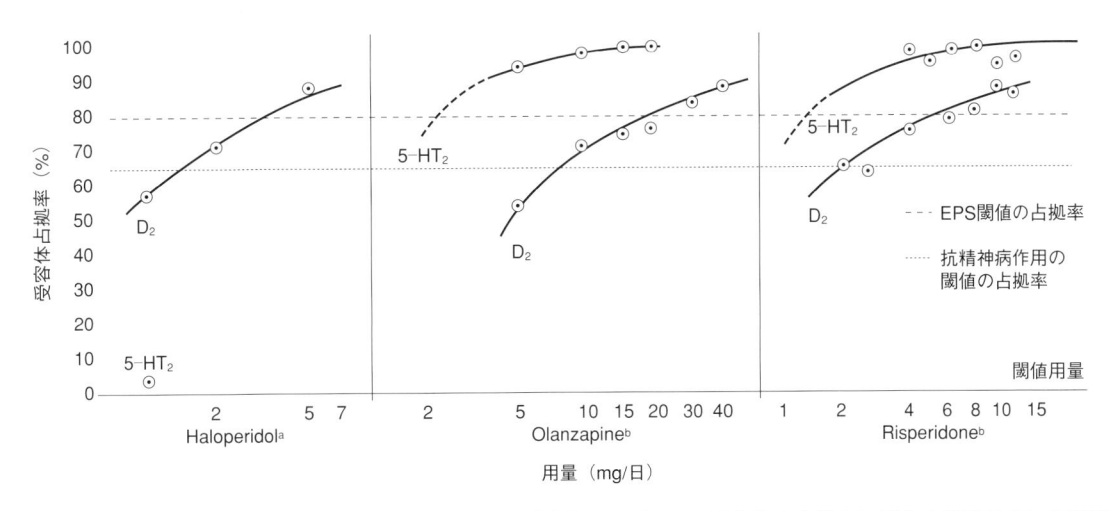

図3 Haloperidol, olanzapine, risperidone における D_2 受容体および 5-HT_2 受容体の占拠率に対する臨床反応との閾値
(Kapur と Seeman[17], 2001)
a：Haloperidol の反応性の閾値は65％（1.5-2.1mg/日）である。
b：Olanzapine（7.5-10mg/日）と risperidone（2mg/日）は D_2 受容体占拠率が65％に達したときのみ有効性の閾値に達する。それに対して haloperidol は 5-HT_2 受容体では無視すべき効果しかないのに対し，olanzapine と risperidone は高い 5-HT_2 受容体占拠率を示している。

なお，1989年の昔に Meltzer らはわが国創薬の zotepine を AAP に含めている（表1）。わが国でも SDA としての資格を備えており，非定型性を発揮しているとの意見がある[9,41]。これには誰も反論しておらず，zotepine は立派に AAP として通る抗精神病薬であり，一部に愛用されている。

3．Fast dissociation 仮説と非定型性

すべての抗精神病薬は D_2 受容体を遮断して抗精神病作用を発揮するが（裏を返せば現状では D_2 受容体遮断作用を持たない薬物は抗精神病薬として成功していない），いくつかの抗精神病薬（今のところ clozapine と quetiapine）は D_2 受容体から速やかに乖離することによって優れた抗精神病作用とともに非定型性を発揮するという Kapur と Seeman が提唱した仮説がある[17,39]。もともと，Kapur と Remington は 5-HT_{2A} 受容体拮抗作用を有する SDA は，前頭前野や黒質・線条体で脱抑制的に DA 放出を促し，EPS を軽減させるとする見事な模式図（図2）を描いてわれわれを感銘させた[16]。ところが，PET 研究に邁進するうちに，5-HT_{2A} 受容体拮抗作用は必要ではなく，D_2 受容体からの速やかな乖離こそ重要であると主張し始めたのである[17]。5-HT_2 受容体の不必要性を主張した根拠は，PET 研究で，①定型の loxapine や chlorpromazine が高い 5-HT_2 受容体占拠率を示すこと，②AAP では，臨床効果が発揮されるより低い用量で（例えば risperidone では 2mg/日以下，olanzapine 5mg/日以下，clozapine 50mg/日以下）高い 5-HT_{2A} 受容体占拠率を示すこと，③risperidone と olanzapine は D_2 受容体占拠率65％を越えると効果を発揮するが，このことは haloperidol と同じであり，それと高い 5-HT_2 受容体占拠の有無は関係していない。Risperidone と olanzapine では用量依存的に D_2 受容体占拠率が上昇して，78～80％を越えると，たとえ 5-HT_{2A} 受容体占拠が飽和状態になっていても EPS が出現してくる（図3）というのである。一方，速やかな乖離を示す clozapine と quetiapine は D_2 受容体占拠率が78～80％を越えないので，EPS が出現しないし，プロラクチン値も上昇してこない。以上，Kapur ら[17]は PET 研究から，非定型性を説明するのに 5-HT_{2A} 受容体拮抗作用は必要ないといい，返す刀で，Meltzer ら[21]の dopamine-serotonin 仮説への批判を加えている。すなわち，Meltzer らは 5-HT_2 受容体への親和性の高さ

表2 神経伝達物質受容体への親和性（采，久留宮[42]，2007）

受容体	動物種	受容体親和性 Ki（nmol/L）		
		Blonanserin	Haloperidol	Risperidone
D_1	ヒト	1,070	2,300	761
D_{2long}	ヒト	0.142	2.73	13.2
$5-HT_{2A}$	ヒト	0.812	45.7	1.09
α_1	ラット	26.7	8.75	0.657
D_3	ヒト	0.494		
$5-HT_{2B}$	ヒト	31.8		
$5-HT_{2C}$	ヒト	26.4		
$5-HT_6$	ヒト	41.9		
$D_{4.2}$, $5-HT_{1A}$, $5-HT_{5A}$, $5-HT_7$, α_2, H_1, M_1	ヒト，ラット	≥100		
D_5, β, $5-HT_4$	ヒト，ラット モルモット	>1,000		
		IC_{50}（nmol/L）		
$5-HT_3$	ヒト	>100,000		

Ki；阻害定数，IC_{50}；50％抑制濃度，D；ドパミン，5-HT；セロトニン，α；アドレナリンα，M；ムスカリン，H；ヒスタミン，β；アドレナリンβ

を過大評価しており，むしろD_2受容体への低親和性の重大性を低く評価しているというのである。

Clozapine や quetiapine は速やかな乖離をくり返すことで，D_2受容体占拠率が80％を越えず，EPS や高プロラクチン血症をきたさず，D_2受容体系の耐性を形成せず，up-regulation をも示さないことでいつも高い反応性を維持するとの考え方は興味深いものがある。

なお，Meltzer はこの仮説は clozapine と quetiapine にしか当てはまらず，すべての AAP の非定型性を説明するものでないとし，大多数の AAP は D_2受容体拮抗作用よりもより強い $5-HT_2$受容体拮抗作用を持つことをくり返し示している[22,23]。

4．Dopamine-serotonin 拮抗薬の非定型性

わが国創薬（大日本住友製薬（株））の blonanserin が承認され，近く世に出ようとしている[32,33]。Blonanserin は強力な D_2受容体拮抗作用とその1／6の$5-HT_{2A}$受容体拮抗作用を有することから（表2）[42]，あえて dopamine-serotonin antagonist（DSA）と呼んでおこう。Meltzer によると，強力な$5-HT_{2A}$受容体拮抗作用とそれより弱いながら十分なD_2受容体拮抗作用を併せ持つことが SDA としての必要条件となっている。この$5-HT_{2A}$拮抗作用は mPFC を中心に $5-HT_{1A}$受容体を介した脱抑制的な DA 放出を促すことの重要性を強調しているが，一方，Kapur と Seeman[17]は PET 研究を通して，強い$5-HT_{2A}$受容体拮抗作用は必要ない，あるいは全然なくてもよいとさえ言いきっている。確かに図4をみても，olanzapine や risperidone では，臨床用量以下の低用量時にすでに$5-HT_{2A}$受容体の占拠率は十分に高くなっており，臨床用量ではすでに飽和状態に至っている。

そこで，blonanserin では$5-HT_{2A}$受容体拮抗作用は D_2受容体の1／6ではあるが，非定型性を示すには，この比率で十分ではないかとの考え方が成り立つのである。現に，非臨床試験と臨床試

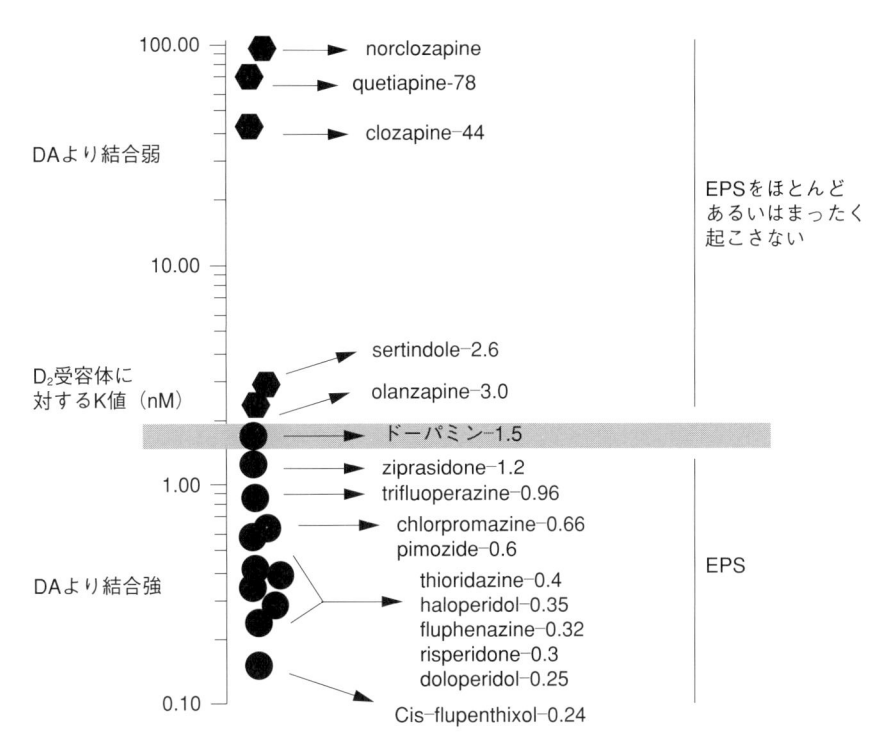

図4 各種抗精神病薬のドーパミンD_2受容体への結合強度（Seemanら，1999[39]）
ドーパミンよりも堅固にドーパミンD_2受容体に結合した抗精神病薬はパーキンソニズムを惹起するが，ドーパミンよりも緩く結合した抗精神病薬は，患者にパーキンソニズムやその他のEPSをほとんどまたはまったく起こさない。

験を通してその非定型性が検証されていることは他の報告で十分に示されている。例えば，haloperidolとの比較試験で，陰性症状への効果で有意差を示し，EPSも有意に少ないこと[31]，とくに，SDAの代表であるrisperidoneとも互角に渡り合い，EPSの出現も2〜6mg/日のrisperidoneと同程度であり，プロラクチン値への作用はrisperidoneが上昇させるのに対してblonanserinは正常方向へ推移するという非定型性を示している[25]。また，認知機能障害の改善作用も示されている[26]。

なお，表2にみるように，blonanserinは強力なD_3受容体拮抗作用を有し，$D_2/D_3/5-HT_{2A}$受容体拮抗薬の形を示している。後に述べるbenzamide系のamisulprideはD_2/D_3受容体拮抗作用から中脳辺縁系への部位選択性を有するとして非定型性を主張している。BlonanserinはD_2/D_3受容体に加えて$5-HT_{2A}$受容体にも高い親和性を示

図5 Amisulprideの化学構造

すことから，さらに高い非定型性が獲得されている可能性がある。このことは今後のPET研究のデータとともに，DSAとしての非定型性が臨床の現場でどう生かされていくか見守りたい。

5．部位選択性

辺縁系のDA系にのみ作用する抗精神病薬が開発されれば，EPSや高プロラクチン血症を惹起することなく抗精神病作用が得られるという考えから，部位選択性を示す薬物の開発は大きな悲願

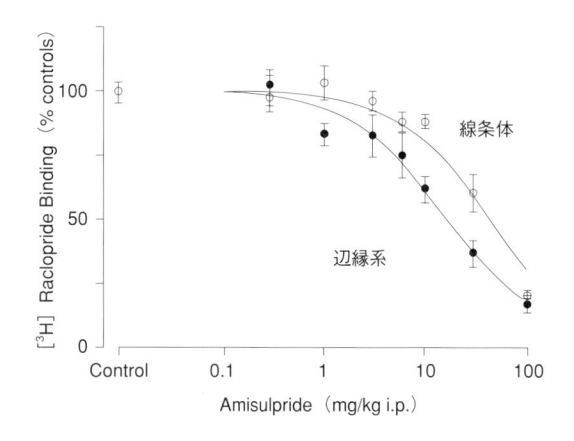

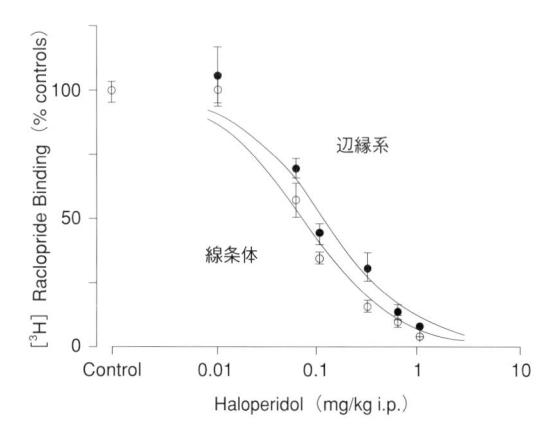

図6 線条体および辺縁系での [^{3}H] raclopride 結合に対する amisulpride の置換率（rat in vivo）−Haloperidol との比較
(Schoemaker ら[37], 1997)
Anisulpride は HPD よりも，辺縁系に選択的に結合する様子が示されている。

表3 4つの抗精神病薬のラット線条体と辺縁系での in vivo [^{3}H] raclopride 特異的結合の抑制力比較
(Schoemaker ら[37], 1997, 説明省略)

薬物	ED_{50} (mg/kg i.p)	
	線条体	辺縁系
Amisulpride	43.6±6.2*	17.3±1.86
Sulpiride	45.5±6.5*	14.5±1.5
Remoxipride	1.07±0.12	1.04±0.23
Haloperidol	0.07±0.01	0.11±0.02

*$P<0.05$ 対 相当する薬物の ED_{50} 値（線条体）

筆者注：Amisulpride のみならず，sulpiride も辺縁系への部位選択性を示している。Sulpiride は血液脳関門の透過性は悪いが，少量で抑うつ作用，高用量で抗精神病作用を示すという点で amisulpride と共通しており，sulpiride の非定型性も論議の対象となりうる。

ともいえる。これまで述べてきた SDA も強力な $5-HT_{2A}$ 受容体拮抗作用を介して黒質・線条体での DA 放出を促し，EPS を軽減するという意味で，いわゆる部位選択性を目指したものであるといえよう。本稿では，堂々と部位選択性を主張している amisulpride を通して紹介する。

Amisulpride は benzamide 系の抗精神病薬で，わが国への導入が検討されながら実現しなかった。ヨーロッパでは AAP の1つとして高く評価されている（図5）[20]。

Amisulpride の非定型性は D_2 受容体のみならず，主に辺縁系に分布する D_3 受容体をも遮断することと，amisulpride 自体が辺縁系の D_2/D_3 受容体に選択的に結合することにある[36,40]とされている。また，低用量では presynaptic D_2/D_3 受容体に拮抗作用を有することから，脱抑制的に DA を放出して陰性症状に作用し，高用量で陽性症状に作用するとの仮説がある[1]。これらの特徴は行動薬理学的にも[36]，神経生化学的にも検証されており（図6，表3）[37]，さらに臨床試験で，陽性症状，陰性症状に効果を示しながら，EPS の少ない成績を得ている[7]。なお，低用量で presynaptic D_2/D_3 受容体に拮抗作用を有することから，陰性症状への効果とともに[1]，ある種のうつ病にも奏効すると考えられている。

同じ benzamide 系の remoxipride も部位選択性による非定型性が主張されたが[34]，amisulpride ほどの選択性はないとされた。なお，remoxipride はヨーロッパで承認され，わが国でも治験を実施し，好成績をあげていたが，海外で再生不良性貧血による死亡例が出て，開発が中止された。ヨーロッパでも市場から撤退し，その部位選択性による非定型性に決着がつかないまま姿を消したのは極めて残念なことであった。もう1つ，remoxipride には強力なシグマ受容体拮抗作用がある。かえすがえすも残念なことであった。

最後に，amisulpride も remoxipride も辺縁系 DA 受容体への部位選択性による非定型性を主張

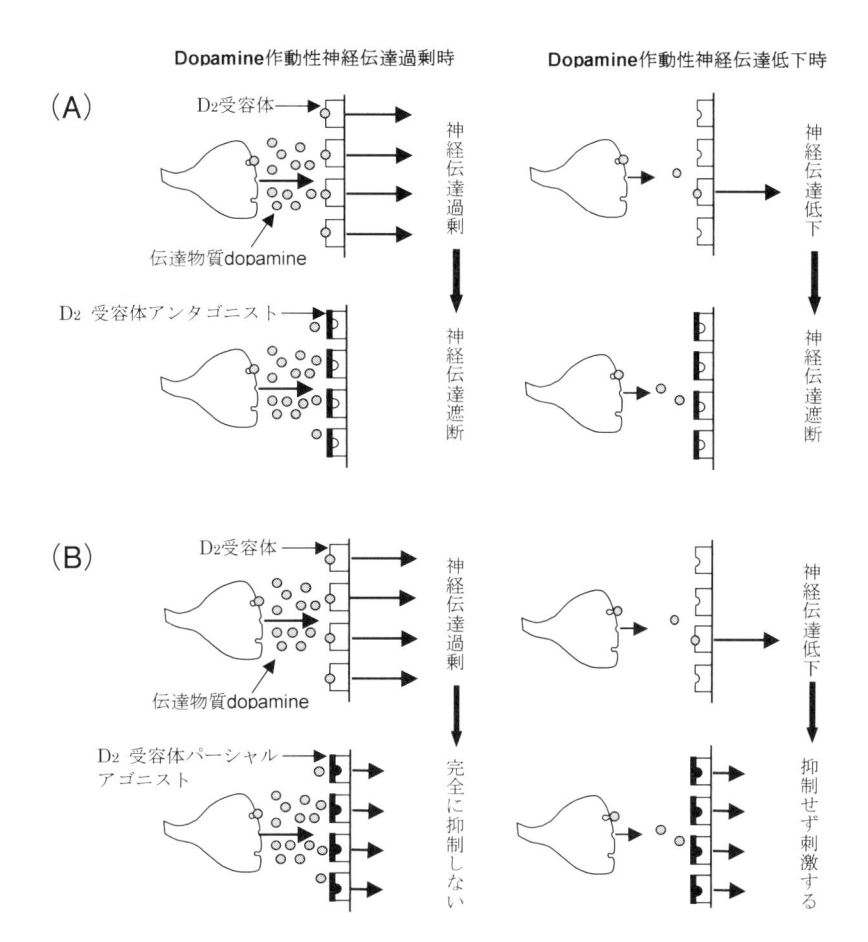

図7 Dopamine 作動性神経伝達に対する dopamine D_2 受容体アンタゴニスト及び dopamine D_2 受容体パーシャルアゴニストの作用態度（菊地，広瀬[19] 2003）
上段(A) 及び下段(B)は，それぞれ dopamine D_2 受容体アンタゴニスト（■）及び dopamine D_2 受容体パーシャルアゴニスト（▮）の dopamine 作動性神経伝達に及ぼす作用態度を示す。既存の定型抗精神病薬などの dopamine D_2 受容体アンタゴニストは，dopamine 作動性神経伝達過剰時及び低下時共にシナプス後部位 dopamine D_2 受容体に対してアンタゴニストとして作用し dopamine 神経伝達を完全に抑制遮断する。一方，dopamine D_2 受容体パーシャルアゴニストは，dopamine 作動性神経伝達が過剰活動状態の場合にはシナプス後部位 dopamine D_2 受容体に対してアンタゴニストとして作用するがその神経伝達を完全には抑制せず，dopamine 作動性神経伝達が低下している場合にはシナプス後部位 dopamine D_2 受容体に対してアゴニストとして作用して低下している dopamine 作動性神経伝達を促進，改善する。

したが，どこにも，なぜ部位選択性が生じうるのかの説明がなされていない。

6．Dopamine 受容体部分作動薬にみる非定型性

わが国創薬（大塚製薬（株））による世界に誇る AAP である aripiprazole は世界初の D_2 受容体部分作動薬で，D_2 受容体にも部分作動作用を示す[18,19]。当初，D_2 受容体の自己受容体の作動作用とポストシナプスの D_2 受容体拮抗作用を併せ持つ dual action を有し，前者は陰性症状に，後者は陽性症状に作用するとの仮説から出発したが，Burris ら[2]によってこれらの作用は D_2 受容体部分

作動薬として認められた。DA系の過剰時にはこれを抑え，活動低下時にはこれを上げるというDA normalizerとして作用することから，dopamine system stabilizer（DSS）と名付けられている。

最終的には，①D_2受容体部分作動作用，②D_3受容体部分作動作用，③5-HT_{1A}受容体部分作動作用，④5-HT_{2A}受容体拮抗作用を有するとされるが，aripiprazoleの主作用は①のD_2受容体部分作動作用であり，②以下が臨床の場でどの程度関与しているかは明らかではない。ほとんど関与していないと考えてよい。

いずれにしても，aripiprazoleはDSSとして作用することで非定型性を示しており（図7），海外での成績はもとより[30]，わが国でのhaloperidolとの二重盲検比較試験で，陽性症状，陰性症状に作用し，EPSの惹起が少なく，そして何よりもプロラクチンを上昇させないことが検証されている[11]。非定型性に5-HT_{2A}受容体拮抗作用を必要としない根拠にあげられるのは，このaripiprazoleとamisulprideがあるため，ということになる。

今日では，世界中のどのガイドラインでも，とくに最新のWeidenら[43]によるロードマップにもaripiprazoleはfirst-line drugとして確固たる地位を築いている。

一寸興味を惹くことは，amisulprideもaripiprazoleも，低用量でDA放出を促すことから，DA系機能の低下したうつ病に作用量で奏効するということである。

7．Glutamate仮説からの非定型性

現在，この仮説から誕生した抗精神病薬は存在しないが，phencyclidineモデルから発展したglutamate仮説は統合失調症を理解するうえで極めて重要で，興味深いものがある[13,14]。そこから誕生するであろういくつかの非定型抗精神病薬の候補が海外で開発されつつある。現在ではmetabotropic glutamate2／3受容体作動薬[35]とglycine transporter type1阻害薬がある[28]。わが国への導入の近いことを期待しておきたい。この項の詳細は追って紹介する予定である。

Ⅲ．おわりに

1960年代後半にclozapineが登場してその非定型性に注目されながら，40年以上にわたって定型抗精神病薬が統合失調症の薬物療法の主役であり続けた。この間，わが国では多剤併用・大量療法が定着してEPSの発現や遅発性ジスキネジアなど諸々の副作用をもたらし，多用される抗パーキンソン薬もそれに拍車をかけて患者を苦しめてきた。そこへ効果と副作用を一部分離しうる非定型抗精神病薬が開発されてアドヒアランスを向上させ，治療する側，される側にともに大きな福音となった。本稿で述べてきたように，非定型性を獲得した抗精神病薬は確実にEPSを始めとする副作用を軽減させている。Chlorpromazineの登場が第1の大きな衝撃であったとすれば，非定型抗精神病薬の登場は第2の衝撃であったと考える。今後，さらに非定型性を押し進めて，今日，非定型と呼ばれているものこそが抗精神病薬の本道としての定型であるといえる日の来ることを確信している。

文　献

1) Boyer, P., Lecrubier, Y., Puech, A. J. et al.: Treatment of negative symptoms in schizophrenia with amisulpiride. Br. J. Psychiatry, 166: 68-72, 1995.
2) Burris, K. D., Molski, T. F., Xu, C. et al.: Aripiprazole, a novel antipsychotic, is a high-affinity partial agonist at human dopamine D_2 receptors. J. Pharmacol. Exp. Ther., 302: 381-389, 2002.
3) Carlsson, A.: Antipsychotic drugs, neurotransmitters and schizophrenia. Am. J. Psychiatry, 135: 165-173, 1978.
4) Carlsson, A., Lindqvist, M.: Effects of chlorpromazine or haloperidol on formation of 3-methoxytyramine and normetanephrine in mouse brain. Acta Pharmacol. Toxicol., 20: 140-144, 1963.
5) Claghorn, J., Honigfeld, G., Abuzzahab, F. S. et al.: The risks and benefits of clozapine versus chlorpromazine. J. Clin. Psychopharmacol., 7: 377-384, 1987.

6) Costall, B., Naylor, R. J. : Neuroleptic interaction with the serotonergic-dopaminergic mechanisms in the nucleus accumbens. J. Pharm. Pharmacol., 30 : 257–259, 1978.

7) Delcker, A., Schoon, M. L. Oczkowski, B. et al. : Amisulpride versus haloperidol in treatment of schizophrenic patients—Results of a double-blind study. Psychopharmacology, 23 : 125–130, 1990.

8) 出村信隆:抗精神病薬開発における clozapine 研究の意義. 臨床精神薬理, 10 : 2091–2106, 2007.

9) 原田俊樹:Zoptepine—抗躁効果の発見から非定型抗精神病薬としての今日的位置づけまで. 臨床精神薬理, 1 : 1187–1193, 1998.

10) Ichikawa, J., Ishii, H., Bonaccorso, S. et al. : 5-HT_{2A} and D_2 receptor blockade increases cortical DA release via 5-HT_{1A} receptor activation : a possible mechanism of atypical antipsychotic-induced cortical dopamine release. J. Neurochem., 76 : 1521–1531, 2001.

11) 石郷岡純,三浦貞則,小山 司他:統合失調症に対する aripiprazole の臨床評価—Haloperidol を対照薬とした第Ⅲ相二重盲検比較試験. 臨床精神薬理, 9(2) : 295–329, 2006.

12) Janssen, P. A. J. (翻訳:諸川由実代):半世紀におよぶ抗精神病薬研究を経て—精神分裂病と抗精神病薬についての再考. 臨床精神薬理, 4 : 307–316, 2001.

13) Javitt, D. C., Duncan, L., Balla, A. et al. : Inhibition of system A-mediated glycine transport in cortical synaptosomes by therapeutic concentrations of clozapine : implications for mechanisms of action. Mol. Psychiatry, 10 : 275–287, 2005.

14) Javitt, D. C., Zukin, S. R. : Recent advances in the phencyclidine model of schizophrenia. Am. J. Psychiatry, 148 : 1301–1308, 1991.

15) Kane, J., Honigfeld, G., Singer, J. et al. : Clozapine for the treatment-resistant schizophrenic : A double-blind comparison with chlorpromazine. Arch. Gen. Psychiatry, 45 : 789–796, 1988.

16) Kapur, S., Remington, G. : Serotonin-dopamine interaction and its relevance to schizophrenia. Am. J. Psychiatry, 153 : 466–476, 1996.

17) Kapur, S., Seeman, P. : Does fast dissociation from the dopamine D2 receptor explain the action of atypical antipsychotics? : A new hypothesis. Am. J. Psychiatry, 158 (3) : 360–369, 2001.

18) 菊地哲朗, 間宮教之:ドパミン自己受容体作動薬の開発—新規抗精神病薬 aripiprazole(OPC-14597). 臨床精神薬理, 2 : 379–385, 1999.

19) 菊地哲朗,廣瀬 毅:新規抗精神病薬アリピプラゾール—ドパミン D_2 受容体パーシャルアゴニスト. 脳の科学, 25 : 579–583, 2003.

20) Leucht, S., Pitschell-Walz, G., Engel, R. R. et al. : Amisulpride, an unusual "atypical" antipsychotic : a meta-analysis of randomized controlled trial. J. Am. Psychiatry, 159 : 180–190, 2002.

21) Meltzer, H. Y. : Clinical studies on the mechanism of action of clozapine : the dopamine-serotonin hypothesis of schizophrenia. Psychopharmacology, 99 : s18–s27, 1989.

22) Meltzer, H. Y. : What's atypical about atypical antipsychotic drugs?. Curr. Opin. Pharmacol., 4 : 53–57, 2004.

23) Meltzer, H. Y., Li, Z., Kaneda, Y. et al. : Serotonin receptors : their key role in drugs to treat schizophrenia. Prog. Neuro-Psychopharmacol. Biol. Psychiatry, 27 : 1159–1172, 2003.

24) Meltzer. H. Y., Matsubara, S. and Lee, J. C. : Classification of typical and atypical antipsychotic drugs on the basis of dopamine D-1, D-2 and serotonin2 pKi values. J. Pharmacol. Exp. Ther., 251(1) : 238–246, 1989.

25) 三浦貞則:統合失調症に対する blonanserin の臨床評価—Risperidone を対照とした二重盲検比較試験. 臨床精神薬理, 11 : 297–314, 2008.

26) 三宅誕実,宮本聖也,竹内 愛他:統合失調症の認知機能障害に対する新規抗精神病薬 blonanserin の効果—Risperidone との無作為化二重盲検比較. 臨床精神薬理, 11 : 315–326, 2008.

27) Moghaddam, B., Bunney, B. S. : Acute effects of typical and atypical antipsychotic drugs on the release of dopamine from prefrontal cortex, nucleus accumbens, and striatum of the rat : an in vivo microdialysis study. J. Neurochem., 54 : 1755–1760, 1990.

28) 村崎光邦:今後に期待される抗精神病薬開発の動向. 臨床精神薬理, 9 : 1661–1677, 2006.

29) 村崎光邦:わが国における clozapine の開発の経緯. 臨床精神薬理, 8 : 1968–1974, 2005.

30) 村崎光邦:Aripiprazale の登場—OPC-4392の意義を称えて. 臨床精神薬理, 9 : 259–270, 2006.

31) 村崎光邦:統合失調症に対する blonaserin の臨床評価—Haloperidol を対照とした二重盲検法による検証的試験. 臨床精神薬理, 10(11) : 2059–2079, 2007.

32) 村崎光邦:Blonanserin の薬理学的特徴と臨床的位置付け. 臨床精神薬理, 11 : 461–476, 2008.

33) 村崎光邦：Blonanserin の基礎と臨床. 臨床精神薬理, 11：855-868, 2008.
34) Ögren, S. O., Hall, H., Köhler, C. et al.：Remoxipride, a new potential antipsychotic compound with selective anti-dopaminergic actions in the rat brain. Eur. J. Pharmacol., 102：459-474, 1984.
35) Patil, S. T., Zhang, L., Martenyi, F. et al.：Activation of mGlu2/3 recptors as a new approach to treat schizophrenia：a randomized phase 2 clinical trial. Nat. Med., 13：1102-1107, 2007.
36) Perrault, G. H., Depoortere, R., Morel, E. et al.：Psychopharmacological profile of amisulpride：an antipsychotic drug with presynaptic D2/D3 dopamine receptor antagonist activity and limbic selectivity. J. Pharmacol. Exp. Ther., 280：73-82, 1997.
37) Schoemaker, H., Claustre, Y., Fage, D. et al.：Neurochemical characteristics of amisulpride an atypical dopamine D2/D3 receptor antagonist with both presynaptic and limbic selectivity. J. Pharmacol. Exp. Ther., 280：83-97, 1997.
38) Schwieler, L., Engelberg, G., Erhardt, S.：Clozapine modulates midbrain dopamine neuron firing via interaction with the NMDA receptor complex. Synapse, 52：114-122, 2004.
39) Seeman, P., Tallerico, T.：Rapid release of antipsychotic drugs from D2 receptors：an explanation for low receptor occupancy and early clinical relapse upon withdrawal of clozapine or quetiapine. Am. J. Psychiatry, 156：876-884, 1999.
40) Sokoloff, P., Giros, B., Martres, M. P. et al.：Molecular cloning and characterization of a novel dopamine receptor (D3) as a target for neuroleptics. Nature, 347：146-151, 1990.
41) 武田 哲, 兼子 直：非定型抗精神病薬としての zotepine—基礎と臨床. 臨床精神薬理, 8：969-977, 2005.
42) 采 輝昭, 久留宮聰：Blonanserin の薬理学的特徴. 臨床精神薬理, 10(7)：1263-1272, 2007.
43) Weiden, P. J., Preskorn, S. H., Fahnestock, P. A. et al：Translating the psychopharmacology of antipsychotics to individualized treatment for severe mental illness：A roadmap. J. Clin. Psychiatry, 68 (Suppl. 7)：1-48, 2007.
44) Weiner, D. M., Meltzer, H. Y., Veinberg, I. et al.：The role of M1 muscarinic receptor agonism of N-desmethylclozapine in the unique clinical effects of clozapine. Psychopharmacology, 177：207-216, 2004.
45) Williams, J. B., Mallorga, P. J., Conn, P. J. et al.：Effects of typical and atypical antipsychotics on human glycine transporters. Schizophr. Res., 71：103-112, 2004.
46) 八木剛平：クロザピン—抗精神病薬の開発史におけるその意義. 脳と精神の医学, 7：353-362, 1996.

特集
Blonanserin への期待

Blonanserin 誕生の研究経緯と基礎薬理

久留宮 聰* 采 輝昭**

抄録：Blonanserin はドパミン D_2 およびセロトニン 5-HT_2 受容体に選択的で高い結合親和性を有し，その他の受容体（アドレナリン $α_1$，ヒスタミン H_1，ムスカリン M_1 など既存の抗精神病薬の副作用との関連が示唆される受容体）に対する親和性は非常に低いことを特徴とする新規抗精神病薬である。Blonanserin は2008年1月に錠剤と散剤で製造販売が承認された。創薬研究開始は，4-phenyl-2-（1-piperazinyl）pyridine 骨格の化合物の中に 5-HT_2 受容体に対して高い親和性を有する化合物を見出したことに端を発する。その基本骨格を有する化合物の構造変換によって，強い抗精神病作用を確保するべく D_2 受容体親和性を高めるとともに，より副作用が少ない薬剤を目指して D_2 および 5-HT_2 受容体以外の受容体に対する親和性は低い化合物を求めていった。最終的に選択された blonanserin は 5-HT_2 受容体よりも D_2 受容体に親和性が高く，既存の第二世代抗精神病薬とは異なるプロファイルを有している。Blonanserin は抗精神病作用を評価する動物モデル（陽性症状，陰性症状，認知障害）で強い効力を示し，副作用惹起作用とよく乖離していたことから，統合失調症治療における有用性が期待される。

臨床精神薬理　11：807-815, 2008

Key words: *blonanserin, second-generation antipsychotics, selective D_2 and 5-HT_{2A} receptor antagonist, schizophrenia*

はじめに

Blonanserin は大日本住友製薬株式会社が創製した新規抗精神病薬である。その薬理学的特徴は，既存の第二世代抗精神病薬とは異なり，ドパミン D_2 およびセロトニン 5-HT_2 受容体に選択的な結合親和性を有し他の受容体にはほとんど親和性を示さないこと，5-HT_2 受容体よりも D_2 受容体に高い親和性を示すことである。Blonanserin は2008年1月に錠剤と散剤で製造販売が承認された。ここでは，blonanserin 誕生までの研究経緯と基礎的な薬理作用について紹介する。

I．Blonanserin 発見までの研究経緯

当社は中枢神経系用薬剤を数多く扱っており，抗精神病薬では1964年に haloperidol を発売以来，それに続く新規薬物の開発が望まれていた。1970年代前半，総合研究所（吹田市）の中枢神経系チーム（当時は領域ごとに化学研究グループと薬理研究グループがチームを形成していた）においても抗精神病薬の探索研究を実施していたが，haloperidol に匹敵するドパミン D_2 受容体への親和性が高い化合物を見出すことができず，探索研

The research road to blonanserin, a new antipsychotic, and its pharmacological profile.

*大日本住友製薬株式会社第2学術企画部
〔〒104-8356　東京都中央区京橋1-12-2〕
Satoshi Kurumiya : Product Management & Promotion Planning II, Dainippon Sumitomo Pharma Co., Ltd. 1-12-2, Kyobashi, Chuo-ku, Tokyo, 104-8356, Japan.

**大日本住友製薬株式会社総合研究所
Teruaki Une : Research Laboratories, Dainippon Sumitomo Pharma Co., Ltd.

究は中断していた。その後1980年代に入り，中枢神経系チームでは抗うつ薬の研究を経て認知症治療薬の研究へと推移していた。

また，そのころ中枢神経系チームの薬理グループでは，その当時注目され始めていた受容体結合試験法を用いた化合物スクリーニング系を確立するために，導入したばかりのセルハーベスタというスクリーニング効率を上げるために開発された機器を用いて，各種神経伝達物質の受容体結合試験を実施できるよう評価系を構築していた。

1. 5-HT$_2$受容体結合試験法の改良

受容体結合試験法の中で特に改良の必要性が感じられていたのがセロトニン5-HT$_2$受容体の結合試験法であった。他の神経伝達物質の受容体結合試験と比較して感度，精度及び安定性面で劣っていたからである。そこで従来の5-HT$_2$受容体結合試験法の改善を図るべく種々検討したが，なかなか満足のいく結果は得られなかった。5-HT$_2$受容体結合試験法の問題点としては，二点考えられた。一つは放射性リガンドの受容体選択性の問題である。当時放射性リガンドとして用いていた[^{3}H] spiperoneは5-HT$_2$受容体のみならずD$_2$受容体やその他の受容体にも高い親和性を有しており，5-HT$_2$受容体選択的でなかったことが挙げられる。もう一つは使用していた受容体ソースの問題である。当時はまだ遺伝子工学の技術がそれほど発展しておらず，目的とする受容体のみを発現させた受容体ソースではなく，ラットなどの動物の脳から調製したミクロゾームを受容体のソースとして用いていた。つまり，受容体ソースに様々な受容体が混在しているにもかかわらず，目的の受容体に選択的でない放射性リガンドを反応させたため不必要な結合が起こり，高精度の結果が得られなかったと推察される。

その後しばらく結合試験法の改良は停頓していたが，1つの新しい5-HT$_2$受容体結合試験法に関する研究報告（Leysenら，1982）[6]が事態を変えることになった。その報告における結合試験方法の大きな特徴は，[^{3}H] spiperoneより5-HT$_2$受容体により選択的に結合する[^{3}H] ketanserinを放射性リガンドとして用いる点であった。直ちに[^{3}H] ketanserinを入手し，Leysenらの方法に従って結合試験を実施したところ，文献と同様な結果が得られ，従来の測定系と比較して感度，精度及び安定性面で格段の向上が見られた。

2. 5-HT$_2$受容体高親和性化合物（プロトタイプ）の発見

それ以来，新しい5-HT$_2$受容体結合試験法を用いて既存化合物の評価などを行うことにより測定系としての妥当性を検証した。そしてスクリーニング系として確立した後，自社で合成された化合物の検討を行った。当時，中枢神経系チームでは認知症治療薬の探索研究が進められていた。その探索研究においてはスクリーニングとして5-HT$_2$受容体結合試験は必須ではなかったため，実施されていなかった。そこで，合成された化合物のリストの中から構造的に変化があって面白そうな化合物について5-HT$_2$受容体結合試験を実施した。その結果，一つの化合物だけ飛び抜けた活性を有していた。その化合物がcompound B（図1）であり，後にblonanserinにつながる抗精神病薬の探索研究を開始するきっかけとなった化合物である。Compound Bは認知症治療薬のスクリーニング系では活性が認められなかった化合物であったが，既存の5-HT$_2$受容体に高い親和性を有する化合物群とは異なる興味深い構造であった。

しかし，5-HT$_2$受容体に高い親和性を持つ化合物が見つかったことにより，すぐに抗精神病薬の探索研究がスタートしたわけではなかった。Compound Bは5-HT$_2$受容体への親和性は高かったものの（IC$_{50}$：28nmol/L），D$_2$受容体への親和性を検討したところ，それほど高くなかったのである（IC$_{50}$：270nmol/L）。以前の抗精神病薬の創薬研究において，D$_2$受容体への親和性が高い化合物が見出せず研究を中断したという経緯があったため，compound Bの基本構造からD$_2$受容体へ高い親和性を有する化合物を見出す可能性が示されなければ，抗精神病薬の探索研究のスタートは困難であるという状況であった。

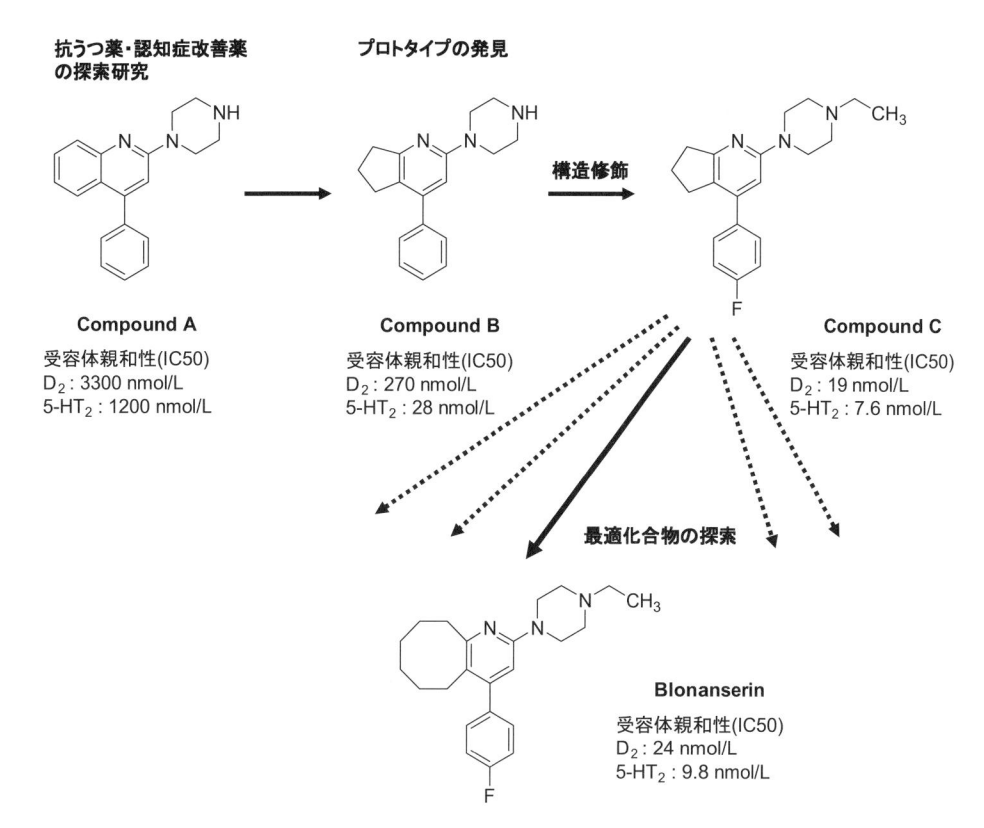

図1 Blonanserin 選択までの流れ

3. ドパミン D_2 受容体親和性の向上
—探索研究開始

以前,D_2 受容体アンタゴニストの探索研究は中途で中断したものの,当時およびその後の中枢神経系薬剤の探索研究の経験から,どのような構造修飾を行えば D_2 受容体への親和性を向上させることができるかのアイデアは蓄積されていた。このアイデアに従って,5-HT_2 受容体に高い親和性を有する compound B に修飾を加えて合成されたのが compound C であり,その D_2 受容体への親和性(IC_{50}=19nmol/L)は予測を上回り compound B より10倍以上高くなっていた。また同時に,5-HT_2 受容体親和性も向上していた(IC_{50}=7.6nmol/L)。

この compound C が,in vivo での行動薬理試験においてもある程度抗ドパミン作用を示したことから,新たに抗精神病薬の探索研究をスタートすることとなった。

4. 探索研究における目標設定—Blonanserin への到達

探索研究開始時の目標とする化合物の薬理プロファイルは,前述したように haloperidol に匹敵する強い D_2 受容体遮断作用を有することを第一とし,その次が強い 5-HT_2 受容体遮断作用であった。さらに,従来の抗精神病薬はアドレナリン α_1 受容体やヒスタミン H_1 受容体,ムスカリン M_1 受容体など様々な受容体への親和性を有しており副作用との関連性が問題となっていたことから,これらの受容体に親和性を示さないことも目指した。当時,日本で開発中であった risperidone の存在は我々に多大なインパクトを与えたが,risperidone も D_2 受容体と 5-HT_2 受容体以外に α_1 受容体や H_1 受容体に高い親和性を有していたことから,D_2 および 5-HT_2 受容体選択的な親和性を有する化合物を目標に設定した。

Compound C は前述の如く in vitro では非常に高い D_2 受容体親和性を示したが,in vivo での D_2

受容体遮断作用の効力はhaloperidolと比較し劣っていた。その理由としては，経口吸収などの薬物動態に問題があったものと考えられた。その後，この問題点も含めて最適化合物（in vitroでの高い親和性および in vivoでの強い効力を示す）を求めて様々な構造修飾を行っていった。

評価の流れとしては，in vitroの受容体結合試験でD_2と$5-HT_2$受容体に高い親和性を示した化合物について，イヌを用いた in vivoの試験系（抗 apomorphine 作用）にて経口投与における活性を評価し，最適化合物への選択を行った。イヌを用いた試験系はバラツキが少なく，少ない例数で化合物の評価が可能であった。マウスやラットのような小動物ではなく，イヌを用いて経口投与時での薬理作用を評価する方法は一見非効率的なように感じられるが，この方法で得られた結果は的確に試験化合物の経口投与でのD_2受容体遮断作用を反映しており，さらに他の in vivo 評価試験の結果と良く相関することから，化合物を選択する上で有用な手段であった。実際，プロトタイプの発見から約半年でblonanserin（開発コード：AD-5423）に到達することができた。今から振り返れば，この方法をスクリーニングの一部に取り入れたことにより，最終化合物に辿り着くまでの期間を短縮することができたのではないかと考える。

なお，図1に示した受容体結合親和性のデータはすべてラット脳の受容体に対する親和性である。探索研究を実施した1980年代後半では，まだ遺伝子工学の技術があまり発達しておらず，ヒト型の受容体を用いた受容体結合試験は実施できなかった。後述のblonanserinの受容体結合試験のデータは，遺伝子組み換えにより発現させたヒトの受容体を用いて行ったものである。Blonanserinはラットの受容体においてはD_2（Ki値：14.8nmol/L）より$5-HT_2$（Ki値：3.98nmol/L）受容体に高い親和性を示した[9]が，ヒトの受容体においては親和性の高さが結果的に逆転した。しかし，後述の薬理プロファイルの説明にあるように，in vivoでのD_2受容体遮断作用と$5-HT_2$受容体遮断作用の有効用量範囲はオーバーラップしており，D_2受容体遮断作用と$5-HT_2$受容体遮断作用は同等に発揮されると推測された。そういう意味では，blonanserinは機能的にはD_2受容体遮断作用と$5-HT_2$受容体遮断作用のバランスが取れた化合物であると考えられた。

Blonanserin（AD-5423）は in vitroと in vivoのスクリーニング基準によって最終候補化合物として選択されたが，さらにヒトでの有効性および副作用プロファイルを予測するべく，様々な薬理試験が実施された。

II．Blonanserinの薬理プロファイル

Blonanserinの薬理作用を評価するために実際は様々な試験を行ったが，ここでは基本的に設定した目標プロファイルを検証する代表的な試験を紹介する。すなわち，受容体結合親和性（D_2および$5-HT_2$受容体選択性），抗精神病作用（陽性症状，認知障害，陰性症状改善作用），副作用関連症状惹起作用（過鎮静・眠気，ふらつき，急性錐体外路症状）についての結果を示す。

1．D_2および$5-HT_{2A}$受容体結合親和性

表1[11]は，blonanserinの各種受容体に対する結合親和性を示している。ほとんどの受容体はヒト受容体を用いている。D_2および$5-HT_{2A}$受容体への親和性は，Ki値でそれぞれ0.142nmol/Lおよび0.812nmol/Lであり，前述のラット受容体を用いた場合よりも高い親和性を示した。さらに親和性のバランスは$5-HT_{2A}$受容体よりもD_2受容体への方が高いものであった。しかし，haloperidolやrisperidoneにおいてD_2受容体親和性と$5-HT_{2A}$受容体親和性の比が10倍以上であるのに対して，blonanserinでは同等のオーダーであった。ドパミンD_3受容体（D_2受容体サブファミリー）に対して高い親和性を示した（Ki＝0.494nmol/L）が，その他のD_1，$α_1$，H_1，M_1などの受容体に対する親和性は低いものであった。これらの結果は，基本的に探索研究でのコンセプトを反映したものであった。

2．D_2および$5-HT_{2A}$受容体遮断作用

ラットにおけるD_2受容体関連行動（apomor-

表1 神経伝達物質受容体への親和性[11]

受容体	動物種	受容体親和性 Ki (nmol/L)		
		Blonanserin	Haloperidol	Risperidone
D_1	ヒト	1,070	2,300	761
D_{2long}	ヒト	0.142	2.73	13.2
$5-HT_{2A}$	ヒト	0.812	45.7	1.09
α_1	ラット	26.7	8.75	0.657
D_3	ヒト	0.494		
$5-HT_{2B}$	ヒト	31.8		
$5-HT_{2C}$	ヒト	26.4		
$5-HT_6$	ヒト	41.9		
$D_{4.2}$, $5-HT_{1A}$, $5-HT_{5A}$, $5-HT_7$, α_2, H_1, M_1	ヒト, ラット	≥100		
D_5, β, $5-HT_4$	ヒト, ラット モルモット	>1,000		
		IC_{50} (nmol/L)		
$5-HT_3$	ヒト	>100,000		

ED_{50};50%作用用量,ED;作用用量,Ki;阻害定数,IC_{50};50%抑制濃度,D;ドパミン,5-HT;セロトニン,α;アドレナリンα,M;ムスカリン,H;ヒスタミン,β;アドレナリンβ

表2 ドパミンD_2及びセロトニン$5-HT_{2A}$受容体関連行動抑制作用の比較[11]

試験項目	ED_{50}, mg/kg p.o.			
	Blonanserin	Haloperidol	Clozapine	Risperidone
Apomorphine誘発gnawing抑制[ラット]	0.292	0.426	41.7	1.52
p-chloroamphetamine誘発首振り行動抑制[ラット]	0.434	5.59	5.78	0.0977

ED_{50};50%作用用量

phine誘発gnawing)と$5-HT_{2A}$受容体関連行動(p-chloroamphetamine誘発首振り行動)に対するblonanserinの抑制作用はほぼ同等の強さであった(表2)[11]。一方,haloperidolはD_2受容体関連行動抑制作用の方が$5-HT_{2A}$受容体関連行動抑制作用より10倍程度強く,clozapineとrisperidoneは$5-HT_{2A}$受容体関連行動抑制作用の方がD_2受容体関連行動抑制作用より10倍前後強かった。

マウスにおいてもmethamphetamine誘発運動過多(D_2受容体関連行動)抑制作用(ED_{50}:0.67 mg/kg, p.o.)とDOI*誘発首振り行動($5-HT_{2A}$受容体関連行動)抑制作用(ED_{50}:0.71mg/kg, p.o.)の効力は同等であった(表3)[9]。Haloperidolはやはりmethamphetamine誘発運動過多抑制作用(ED_{50}:0.27mg/kg, p.o.)の方がDOI誘発首振り行動抑制作用(ED_{50}:7.44mg/kg, p.o.)より強く,ED_{50}値の比は27倍であった。したがって,比較した薬物の中では,唯一blonanserinがほぼ同等のD_2受容体遮断作用と$5-HT_{2A}$

表3 マウスにおける D_2 および 5-HT_2 受容体関連行動抑制作用[9]

試験項目	ED$_{50}$, mg/kg, p.o.	
	Blonanserin	Haloperidol
MA 誘発運動過多抑制	0.67	0.27
DOI 誘発首振り行動抑制	0.71	7.44

MA：methamphetamine
DOI：1-(2,5-dimethoxy-4-iodophenyl)-2-aminopropane

表4 ラットの条件回避反応抑制作用（単回投与，ED$_{50}$）[11]

薬物	条件回避反応抑制作用 ED$_{50}$, mg/kg p.o.(95％CI)
Blonanserin	0.55（0.33〜0.76）
Haloperidol	0.62（0.42〜0.83）
Clozapine	32（21〜44）
Risperidone	3.7（2.7〜4.8）

ED$_{50}$；50％作用用量，95％CI；95％信頼区間，n＝6／用量

受容体遮断作用を有すると考えられる．また，種の違いによって作用のバランスが異なることもなかった（*DOI：1-(2,5-dimethoxy-4-iodophenyl)-2-aminopropane）．

3．抗精神病作用

(1) ラット条件回避反応抑制作用

ヒトでの抗精神病作用を反映する動物試験として条件回避反応（Conditioned Avoidance Response：CAR）が汎用されているが，第一世代，第二世代を問わず，既存の抗精神病薬は CAR 抑制作用を有する[2,3,4,5]．Blonanserin のラット CAR 抑制作用を検討したところ，用量依存的に CAR を抑制し，その ED$_{50}$ 値は0.55mg/kg（p.o.）であった（表4）[11]．これは haloperidol（ED$_{50}$：0.62 mg/kg，p.o.）と同等の効力であり，clozapine（ED$_{50}$：32mg/kg，p.o.）や risperidone（ED$_{50}$：3.7mg/kg，p.o.）よりも強力であった．

(2) ラット apomorphine 誘発プレパルス抑制障害改善作用

統合失調症の動物モデルのなかで，プレパルス抑制（Prepulse Inhibition：PPI）障害は統合失調症患者でみられる現象である．具体的には，ある強度以上の音刺激に対して驚愕反応が生ずるが，先行して微弱な音刺激（プレパルス）を負荷しておくと，驚愕反応が抑制される（プレパルス抑制）．統合失調症患者ではこの抑制が弱いことが知られている．これは感覚情報のゲイティングの障害と考えられており，統合失調症の認知障害に関連している[1,10]．主にラットを用いる PPI 障害の動物モデルでは，ドパミン受容体作動薬である apomorphine によって PPI 障害が惹起される．このモデルにおける blonanserin の改善作用を検討した．Blonanserin（0.3〜3 mg/kg，p.o.）は apomorphine 誘発 PPI 障害に対して改善作用を示した（図2）[11]．統合失調症患者で観察される障害と同一の反応を指標にした動物モデルにおいて blonanserin は改善作用を示したことから，臨床症状の改善が期待されるものである．

(3) マウス phencyclidine 反復投与による無動時間延長抑制作用

この動物モデルは統合失調症の陰性症状に対する治療効果を予測する数少ないモデルの1つである．Phencyclidine（PCP）はグルタミン酸受容体サブタイプである NMDA 受容体のアンタゴニストであり，マウスに急性投与すると運動過多のような陽性症状様の行動変化を惹起するが，PCP 反復投与後に強制水泳試験を行なうと無動時間を

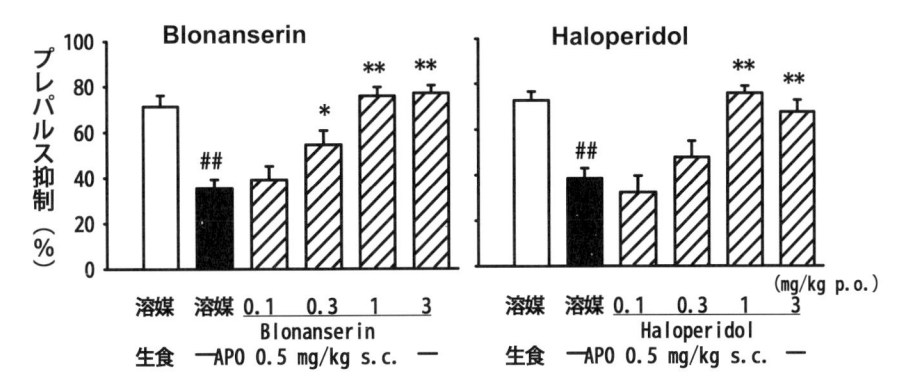

図2 ラット apomorphine 誘発 PPI 障害抑制作用[11]
各値は平均値±標準誤差（n=12）
生食：生理食塩液，APO：apomorphine
##$p<0.01$：v.s.（生食＋溶媒）群（Student の t 検定）
*$p<0.05$，**$p<0.01$：v.s.（APO＋溶媒）群（Dunnett の多重比較）

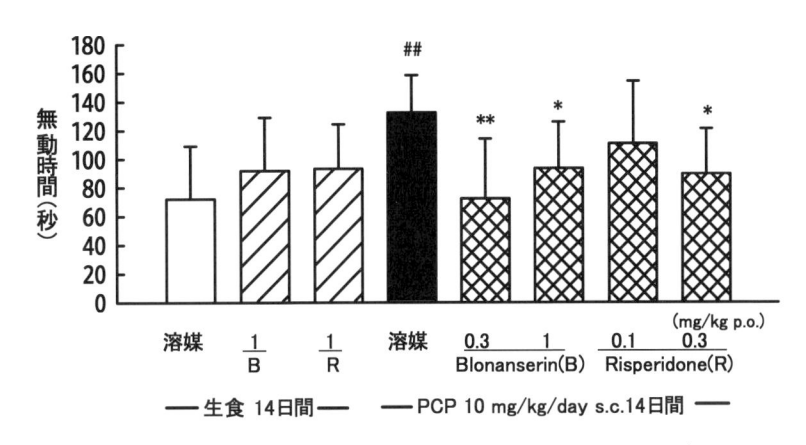

図3 マウス phencyclidine 反復投与後における無動時間延長抑制作用[11]
各値は平均値±標準偏差（n=12）
生食：生理食塩液，PCP：phencyclidine
##$p<0.01$：v.s.（生食反復＋溶媒）群（Wilcoxon の順位和検定）
*$p<0.05$，**$p<0.01$：v.s.（PCP 反復＋溶媒）群（Steel 検定）

延長し，陰性症状に類似した状態を呈する[7,8]。Blonanserin（0.3，1 mg/kg, p.o.）は PCP 反復投与後の無動時間の延長を有意に抑制した。Risperidone（0.3mg/kg, p.o.）も同様な作用を示した（図3）[11]。

以上のように，blonanserin の抗精神病作用について，陽性症状のモデル，陰性症状のモデル，認知障害のモデルで評価し，いずれの動物モデルにおいても改善作用を示す結果を得た。このことから，blonanserin は統合失調症の広範な臨床症状を改善する可能性が示唆された。すなわち，第二世代抗精神病薬としてのプロファイルを有していることが確認された。

4．副作用関連作用

探索研究で設定した目標化合物プロファイルは，既存の抗精神病薬の副作用を軽減するために，D_2 受容体および $5-HT_2$ 受容体以外の受容体には高い結合親和性を有しないことであり，blonanserin の受容体結合親和性プロファイルはほぼ

表5 ラット眼瞼下垂惹起作用[11]

試験項目	ED$_{50}$, mg/kg, p.o.		
	Blonanserin	Haloperidol	Risperidone
眼瞼下垂惹起	>80	17.9	7.78

表6 ラット懸垂行動抑制作用[11]

試験項目	ED$_{50}$, mg/kg, p.o.		
	Blonanserin	Haloperidol	Risperidone
懸垂行動抑制	50.9	11.4	7.25

表7 ラットカタレプシー惹起作用[11]

試験項目	ED$_{50}$, mg/kg, p.o.	
	Blonanserin	Haloperidol
カタレプシー惹起	16.4	5.63

目標に合致していたが，in vivo試験で確認した。

(1) ラット眼瞼下垂惹起作用

過鎮静や眠気の指標として，ラットで眼瞼下垂惹起作用を検討した。Blonanserinは80mg/kg (p.o.) の用量でも眼瞼下垂を惹起しなかった（表5）[11]。一方，risperidoneおよびhaloperidolのED$_{50}$値は7.78および17.9mg/kg (p.o.) であった。

(2) ラット懸垂行動抑制作用

ふらつきや筋弛緩作用の指標として懸垂行動抑制作用を検討した。懸垂行動抑制作用のED$_{50}$値 (p.o.) は，blonanserinでは50.9mg/kg，risperidoneは7.25mg/kg，haloperidolでは11.4mg/kgであった（表6）[11]。

(3) ラットカタレプシー惹起作用

急性錐体外路症状の指標としてカタレプシー惹起作用を検討した。BlonanserinのED$_{50}$値 (p.o.) は16.4mg/kgであり，haloperidol (ED$_{50}$：5.63mg/kg) よりもカタレプシー惹起作用は弱かった（表7）[11]。

上記の主だった副作用を推定する試験の結果から，blonanserinはD$_2$と5-HT$_2$以外の受容体遮断作用に関連すると思われる副作用（過鎮静・眠気，ふらつき，筋弛緩など）をほとんど惹起しないか軽度であることが期待できた。また，D$_2$受容体遮断作用に基づくカタレプシー惹起作用がhaloperidolより弱いことは，5-HT$_2$受容体遮断作用がhaloperidolより強力であることが影響しているのかも知れない。

おわりに

Blonanserinは，haloperidolと同等のD$_2$受容体遮断作用とrisperidoneと同等の5-HT$_2$受容体遮断作用を有し，統合失調症の動物モデルにおいて陽性症状，陰性症状および認知障害の改善作用を示し，過鎮静・眠気，ふらつき，錐体外路症状などの副作用を予測する行動変化を起こしにくい，という新規抗精神病薬として期待できる薬理プロファイルを示した。

Blonanserinに至る抗精神病薬の探索研究を開始した1980年代後半は，その薬理作用としてD$_2$受容体遮断作用が主な第一世代抗精神病薬の治療不満足を補うべく，D$_2$受容体遮断作用と5-HT$_2$受容体遮断作用を併せ持つ第二世代の抗精神病薬の開発が行なわれ始めていた。前述のように，我々は1970年代にはhaloperidolに匹敵するD$_2$受容体アンタゴニストを求めて得られなかった経験を持つが，最初に5-HT$_2$受容体結合親和性が高

い化合物を見つけて以来，D_2受容体に対しても結合親和性が高い化合物を合成展開できたのは思えば皮肉なことであった．また，ラット受容体よりもヒト受容体での方がD_2および5-HT_2受容体共に，結合親和性は高いものであった．なお，受容体選択性に関してはヒト受容体でも確認され，blonanserinは選択的なD_2・5-HT_2受容体アンタゴニストとして位置づけられ，D_2受容体親和性が5-HT_2受容体親和性より高いという特徴と併せて，他の第二世代抗精神病薬とは一線を画した位置にある．

Blonanserin誕生の研究経緯を簡単に紹介したが，創薬のアイデアが実際に製品になるまでにはクリアしなければならない様々なハードルがあり，その時代の種々の技術的背景にも左右される．多くの問題を乗り越えて，アイデアが結実する場面に遭遇することは研究者の喜びである．ここでblonanserinの研究・開発に携わった全ての人達に謝意を表する．

文　献

1) 秋山一文：精神分裂病動物モデルの有効性と限界．精神科治療学, 12：625-632, 1997.
2) Arnt, J.: Pharmacological specificity of conditioned avoidance response inhibition in rats. Inhibition by neuroleptics and correlation to dopamine receptor blockade. Acta Pharmacol. Toxicol., 51：321-329, 1982.
3) Clody, D. E. and Beer, B.: Conditioned avoidance: a predictor of efficacy and duration of action for long-acting neuroleptic agents. In: Predictability in Psychopharmacology: Preclinical and Clinical Correlations (eds. by Sudilovsky, A., Gershon, S. and Beer, B.), pp. 213-224, Raven Press, New York, 1975.
4) Cook, L. and Kelleher, R. T.: The interaction of drugs and behavior. In: Neuropsychopharmacology Vol. 2 (ed. by Rothlin, E.), pp. 77-92, Elsevier Publishers, Amsterdam, 1961.
5) Kuribara, H. and Tadokoro, S.: Correlation between antiavoidance activities of antipsychotic drugs in rats and daily clinical doses. Pharmacol. Biochem. Behav., 14：181-192, 1981.
6) Leysen, J. E., Niemegeers, C. J., Van Nueten, J. M. et al.: [3H]-Ketanserin(R41 468), a selective 3H-ligand for serotonin 2 receptor binding sites. Binding properties, brain distribution, and functional role. Mol. Pharmacol., 21(2)：301-314, 1982.
7) Noda, Y., Yamada, K., Furukawa, H. et al.: Enhancement of immobility in a forced swimming test by subacute or repeated treatment with phencyclidine: a new model of schizophrenia. Br. J. Pharmacol., 116：2531-2537, 1995.
8) Noda, Y., Yamada, K., Komori, Y. et al.: Role of nitric oxide in the development of tolerance and sensitization to behavioral effects of phencyclidine in mice. Br. J. Pharmacol., 117：1579-1585, 1996.
9) Oka, M., Noda, Y., Ochi, Y. et al.: Pharmacological profile of AD-5423, a novel antipsychotic with both potent dopamine-D2 and serotonin-S2 antagonist properties. J. Pharmacol. Exp. Ther., 264：158-165, 1993.
10) Swerdlow, N. R and Geyer, M. A.: Using an animal model of deficient sensorimotor gating to study the pathophysiology and new treatments of schizophrenia. Schizophr. Bull., 24：285-301, 1998.
11) 采　輝昭，久留宮聰：Blonanserinの薬理学的特徴．臨床精神薬理, 10(7)：1263-1272, 2007.

特集 ─────
Blonanserin への期待

わが国における blonanserin の臨床試験成績

石郷岡　純*

抄録：シクロオクタピリジン骨格を持つ新しい抗精神病薬 blonanserin（BNS）の，わが国における統合失調症に対する臨床試験結果の概略を紹介した。BNS は haloperidol（HPD）とのランダム化二重盲検比較試験において非劣性が証明され，抗精神病作用を示すことが確認された。また，陽性・陰性症状評価尺度（Positive and Negative Syndrome Scale：PANSS）では，陰性尺度スコアで HPD より有意に減少し，錐体外路症状の発現率も低いなど，非定型性を持つ第二世代抗精神病薬としての要件を備えていた。Risperidone（RIS）との比較試験でも有効性で非劣性が証明され，プロラクチン値の上昇，体重増加，食欲亢進，起立性低血圧が少ないなど，安全性の面でも優れた特徴を示した。一方，アカシジア，易興奮性は RIS より多かった。長期試験でも有効性は維持され，体重，代謝系に及ぼす作用もなく，新たな重篤な副作用の出現は見られなかったことから，BNS は有効で長期に使用できる安全な第二世代抗精神病薬である可能性が強く示唆された。

臨床精神薬理　11：817-833, 2008

Key words: *blonanserin, second generation antipsychotics, schizophrenia, clinical trial*

はじめに

Blonanserin（BNS）はわが国で開発され，シクロオクタピリジン骨格を持った新しい抗精神病薬である。前臨床試験では，ドパミン D_2 受容体及びセロトニン 5-HT_{2A} 受容体に高い親和性を示した（それぞれの Ki 値は 0.142 及び 0.812 nmol/L）。その他の受容体に対しては，ドパミン D_3 受容体に対し比較的高い親和性（Ki；0.494 nmol/L）を有するほかは低いという受容体選択性を示し，副作用の少ない抗精神病薬となる可能性が期待された。既存の第二世代抗精神病薬（second generation antipsychotic drugs；SGA）と異なり，ドパミン D_2 受容体とセロトニン 5-HT_{2A} 受容体に対する親和性の比（S/D 比）が 1 より小さいが，行動薬理実験からは抗精神病作用を示すだけではなく，急性錐体外路症状，過鎮静，眠気・ふらつきなどの副作用に関する行動指標との分離がよく，非定型性を持つことが強く示唆された[16]。

本稿では，わが国で行われた BNS の臨床試験について概観し，その特徴について述べることとする。

I. 第 I 相試験，PK 試験

1. 第 I 相試験[1,17]

第 I 相試験では健康成人男性を対象として，本薬の単回経口投与（0.04～4 mg）及び 7 日間の反復経口投与（1 mg）を行い，安全性と薬物動態の検討を行った。対照薬としては haloperidol

---

An overview of clinical trials of blonanserin, a new antipsychotic drug with dopamine D_2 and serotonin 5-HT_{2A} antagonism.
*東京女子医科大学医学部精神医学教室
〔〒162-8666　東京都新宿区河田町 8-1〕
Jun Ishigooka : Department of Psychiatry, Tokyo Women's Medical University, School of Medicine. 8-1, Kawada-cho, Shinjuku-ku, Tokyo, 162-8666, Japan.

表1 Blonanserin第Ⅰ相試験における単回経口投与時の血漿中未変化体の薬物動態パラメータ[1]

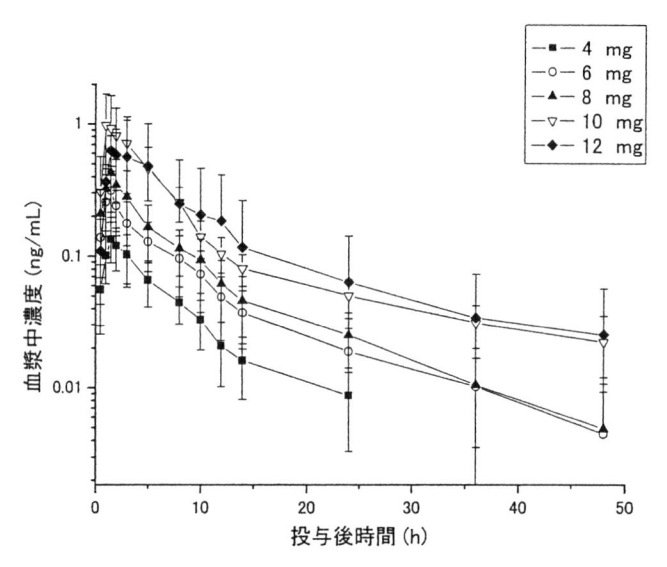

投与量 (mg)	C_{max} (ng/mL)	T_{max} (h)	$T_{1/2\alpha}$ (h)	$T_{1/2\beta}$ (h)	AUC_{12} (ng·h/mL)	AUC_∞ (ng·h/mL)
1	0.10 ± 0.01	2.75 ± 1.38	–	–	0.39 ± 0.11	–
2	0.26 ± 0.03	1.42 ± 0.37	4.3 ± 0.6	–	1.23 ± 0.15	1.60 ± 0.15
4	0.33 ± 0.03	1.67 ± 0.87	4.6 ± 0.6	13.0 ± 1.2	2.52 ± 0.42	4.97 ± 1.38

n=6、平均値±SE
－：計算不能

図1 健康成人男性におけるblonanserin空腹時単回経口投与時の血漿中未変化体濃度推移[1] (n=8, 平均値±SD)

(HPD)を用いた。

単回投与試験で観察された主な症状は,眠気,脱力感,頭がぼやっとする感じなどであり,用量依存性に症状の程度,発現例数が増加する傾向が見られた。反復投与試験ではやはり眠気が多く出現したが,このほかでは体熱感が6例中4例で見られた。

単回投与試験における血漿中未変化体の薬物動態パラメータを表1に示す。見かけの半減期はα相で4.3~4.6時間(2及び4mg投与時), β相では13.0時間(4mg投与時)であった。AUC(濃度曲線下面積)は投与量に依存して増加した。反復投与の結果は単回投与時と類似しており,反復投与による体内動態への影響はないものと思われた。

2. PK試験[1]

最終製剤による薬物動態(pharmacokinetics;PK)試験の概略を以下に示す。

図1に4~12mg単回投与時の血漿中未変化体濃度の推移を示す。BNSは投与後0.5~3時間でC_{max}(最高濃度)に到達し,2相性の消失を示した。$T_{1/2}$(終末相の消失半減期)の幾何平均値は8.3~19.0時間であった。

反復投与試験では,BNS1回2mg,1日2回投与(4mg/日)を10日間反復した。T_{max}(最高濃度到達時間)は平均2時間で,反復投与でも変化は認められなかった。未変化体は反復投与開始後5日目までに定常状態に達した。一次代謝物は反復投与開始後10日目までには定常状態に達すると推定され,単回投与からの推定値を超える蓄積は生じないと考えられた。

II. 短期オープン試験

1. 前期第II相試験[1,6]

本試験は統合失調症に対するBNSの有効性及び安全性を検討し，至適用量を推察するため，初回投与量を2mg/日（1日2回）とし20mg/日までの用量範囲で適宜増減するデザインで行われた。試験期間は8週間である。抗パーキンソン薬が使用されている場合は，投与開始後1週間までは継続し，その後中止することとした。有効性は簡易精神症状評価尺度（Brief Psychiatric Rating Scale：BPRS）と最終全般改善度で評価された。組み入れ症例は81例で，中止・脱落例が21例あった。服薬不良にて中止した1例を除いた80例が解析対象となり，男性が46例（57.5%），女性が34例（42.5%），平均年齢は39.4歳であった。77例（96.3%）が入院例で，罹病期間が5年以上のものが67%を占め，試験開始時の状態像が自発性欠如・感情鈍麻が前景にある場合II（慢性経過，症状固定のもの）が最も多く，慢性例主体の試験であった。

最終全般改善度の改善率（「中等度改善」以上の割合）は48.1%（38/79例）であった。また悪化率（「軽度悪化」以下の割合）は21.5%（17/79例）であった。BPRSの合計スコアの変化量は－8.7±14.7であり，合計スコアだけでなく各クラスターのスコアもBNS投与前よりすべて減少していた。

副作用の内訳を表2に示す。錐体外路症状は31例（39.7%），73件発現し，アカシジアが19例（24.4%）と最も多く，次いで振戦12例（15.4%），流涎11例（14.1%），構音障害10例（12.8%）の順であった。精神神経系副作用では不眠が20例（25.6%），次いで眠気が10例（12.8%）と多かった。臨床検査値異常変動では血清プロラクチン値は上昇が57例中10例（17.5%），低下が3例（5.3%）に認められた。1例でAST及びALT上昇で試験が中止になったが，このほかの臨床検査では，心電図も含め著明な異常変動は見られなかった。

至適用量の判定が行われた56例では，8～12mg/日とされた例が32例（57.1%）と最も多く，平均至適用量は11.3±5.3mg/日であった。

以上の成績をわが国で近年行われてきたSGAの前期第II相試験成績と比較すると，最終全般改善度でほぼ他剤と同様の範囲にあり[11,12,18]，錐体外路症状の発現率も高くないため，新規のSGAとなりうる可能性が考えられた。

2. 後期第II相試験[1]

本試験は，BNSの有効性，安全性，有用性及びその至適用量を検討するため，4～24mg/日の用量で1日2回8週間の経口投与を行った多施設共同オープン試験である。試験デザインは前期第II相試験とほぼ同様である。有効性の評価にはBPRS，陽性・陰性症状評価尺度（Positive and Negative Syndrome Scale：PANSS），最終全般改善度が用いられた。組み入れ症例数は149例で，未完了例は41例であった。患者の申し出により服薬期間が7日未満であった2例を除く147例が解析対象症例とされた。有効性解析対象集団は140例，安全性解析対象集団は146例であった。有効性解析対象となった症例の背景は，男性76例（54.3%），女性64例（45.7%），平均年齢38.6歳であり，罹病期間5年以上が70%，試験開始時の状態像では自発性欠如・感情鈍麻が前景にある場合IIが56.4%を占めるという慢性例中心の試験であった。

最終全般改善度の改善率は48.6%（68/140例）であった。BPRS合計スコアの変化量は－7.3±15.3と投与前より低下し，クラスター分類別スコアもすべて低下していた。PANSS合計スコアの減少量は－11.5±24.2で，陽性尺度，陰性尺度，総合精神病理評価尺度の変化量もそれぞれ－2.2±7.1，－4.1±6.2，－5.2±12.9と投与前に比べ低下しており，陰性症状の改善が大きかった。

副作用の内訳を表3に示す。最も発現例数が多かった副作用はアカシジア41例（28.1%）で，振戦34例（23.3%），不眠34例（23.3%），筋強剛21例（14.4%），不安・焦燥17例（11.6%），倦怠感16例（11.0%），流涎15例（10.3%）及び眠気15例（10.3%）がこれに次いだ。錐体外路系副作用発現症例は66例（45.2%）であった。臨床検査で

表2 Blonanserin 前期第Ⅱ相試験における副作用の内訳[1]

症状名		発現例数		発現件数	重症度		
		例数	%[#1]		軽度	中等度	高度
錐体外路系	［小計］	—	—	73	40	26	7
	振戦	12	15.4	12	6	6	
	筋強剛	6	7.7	6	4	1	1
	アカシジア	19	24.4	19	11	8	
	寡動	6	7.7	6	3	2	1
	流涎	11	14.1	11	7	2	2
	構音障害	10	12.8	10	6	3	1
	急性ジストニア	5	6.4	5	2	2	1
	遅発性ジスキネジア	2	2.6	2		2	
	咀嚼困難	1	1.3	1			1
	嚥下困難	1	1.3	1	1		
精神神経系	［小計］	—	—	54	27	23	4
	不眠	20	25.6	20	10	9	1
	眠気	10	12.8	10	5	4	1
	過鎮静	5	6.4	5	3	2	
	不安・焦燥	6	7.7	6	3	3	
	興奮・易刺激性	7	9	7	3	3	1
	脱抑制	2	2.6	2	2		
	思考解体（思路弛緩）	1	1.3	1			1
	頭痛・頭重	3	3.8	3	1	2	
全身症状	［小計］	—	—	16	13	2	1
	脱力感	2	2.6	2	2		
	倦怠感	4	5.1	4	3	1	
	熱感	1	1.3	1	1		
	鼻汁	1	1.3	1	1		
	めまい・ふらつき・立ちくらみ	8	10.3	8	6	1	1
循環器系	［小計］	—	—	12	9	3	
	胸部苦悶感	1	1.3	1		1	
	徐脈	2	2.6	2	1	1	
	血圧低下	5	6.4	5	5		
	胸のほてり	1	1.3	1	1		
	狭心症様症状	1	1.3	1	1		
	起立性低血圧	1	1.3	1	1		
	拡張期低血圧	1	1.3	1	1		
消化器系	［小計］	—	—	24	17	7	
	食欲不振	5	6.4	5	3	2	
	食欲亢進	3	3.8	3	3		
	便秘	9	11.5	9	6	3	
	口渇	3	3.8	3	2	1	
	胃部不快感	1	1.3	1	1		
	悪心・嘔吐	2	2.6	2	1	1	
	肝機能障害	1	1.3	1	1		
その他	［小計］	—	—	8	4	4	
	視力調節障害（眼のかすみ）	2	2.6	2	2		
	排尿障害	3	3.8	3	1	2	
	手掌部皮膚炎症	1	1.3	1		1	
	アレルギー性皮膚炎（紅斑）	1	1.3	1		1	
	手指・足先のピリピリ感	1	1.3	1	1		
合計		55	70.5	187	110	65	12

—：集計せず、空欄：該当症例なし
#1：安全性解析対象集団78例に対する割合

表3 Blonanserin 後期第Ⅱ相試験における副作用の内訳[1]

症状名		発現例数		発現件数	重症度		
		例数	%[#1]		軽度	中等度	高度
錐体外路系	[小計]	66	45.2	156	107	37	12
	振戦	34	23.3	37	33	3	1
	筋強剛	21	14.4	21	13	8	
	アカシジア	41	28.1	44	22	17	5
	寡動	10	6.8	11	5	4	2
	流涎	15	10.3	15	13	2	
	構音障害	12	8.2	13	12	1	
	急性ジストニア	6	4.1	10	5	1	4
	遅発性ジスキネジア	3	2.1	3	3		
	嚥下障害	1	0.7	1		1	
	パーキンソン姿勢	1	0.7	1	1		
精神神経系	[小計]	60	41.1	112	59	33	20
	不眠	34	23.3	39	22	13	4
	眠気	15	10.3	19	11	8	
	過鎮静	8	5.5	8	6	2	
	欝状態	3	2.1	3	1	1	1
	不安・焦燥	17	11.6	19	7	4	8
	興奮・易刺激性	13	8.9	14	8	3	3
	頭痛・頭重（頭がガンガン痛い）	6	4.1	6	3	1	2
	妄想	1	0.7	1			1
	抑制欠除	2	1.4	2		1	1
	躁転	1	0.7	1	1		
全身症状	[小計]	25	17.1	47	29	14	4
	脱力感	12	8.2	13	8	4	
	倦怠感	16	11.0	19	10	8	1
	熱感	5	3.4	5	3	2	
	めまい・ふらつき・立ちくらみ	9	6.2	9	8		1
	過呼吸	1	0.7	1			
循環器系	[小計]	12	8.2	16	11	4	1
	胸部苦悶感	3	2.1	3	1	1	1
	頻脈	3	2.1	5	5		
	血圧低下	6	4.1	6	4	2	
	起立性低血圧	1	0.7	1		1	
	不整脈	1	0.7	1	1		
消化器系	[小計]	33	22.6	54	27	23	4
	口がにがい	1	0.7	1			1
	食欲不振（低下）	14	9.6	14	5	7	2
	食欲亢進	1	0.7	1		1	
	便秘	14	9.6	15	10	4	1
	口渇	11	7.5	11	9	2	
	胃部不快感	1	0.7	1	1		
	悪心・嘔吐	9	6.2	10	2	8	
	腹痛	1	0.7	1		1	
内分泌系	[小計]	4	2.7	5	4		1
	乳汁分泌	1	0.7	1	1		
	月経異常[#2]	4	6.3	4	3		1
その他	[小計]	10	6.8	12	9	2	1
	視力調節障害	4	2.7	4	3	1	
	排尿障害（困難）	5	3.4	5	4	1	
	光線過敏症	1	0.7	1	1		
	尿失禁	1	0.7	1	1		
	悪性症候群	1	0.7	1			1
合計		98	67.1	402	246	113	43

空欄：該当症例なし
#1：安全性解析対象集団146例に対する割合、　#2：女性例数64例に対する割合

表4 Blonanserin と haloperidol の比較試験における最終全般改善度[7]

薬剤群	項目	著明改善	中等度改善	軽度改善	不変	軽度悪化	中等度悪化	著明悪化	改善率[#1]	検定[#2]	改善率の差の95%信頼区間
BNS (n=121)	例数	14	60	25	8	8	6	0	61.2%	p = 0.001	-2.7〜22.4%
	%	11.6	49.6	20.7	6.6	6.6	5.0	0			
HPD (n=117)	例数	13	47	31	11	3	6	6	51.3%		
	%	11.1	40.2	26.5	9.4	2.6	5.1	5.1			

BNS：blonanserin、HPD：haloperidol
#1：「著明改善」+「中等度改善」の割合、#2：ハンディキャップ方式（△=10%）

特に大きな異常はなく，血清プロラクチン値の上昇は31例（27.7%）に認められた。

至適用量の判定は91例で行われ，平均至適用量は13.4±6.0mg/日であった。

本試験の最終全般改善度改善率は，上記の前期第Ⅱ相試験とほぼ同じであり，また近年わが国で行われた SGA の後期第Ⅱ相試験の成績に準じた成績でもあった[2,9,10,15,19]。

Ⅲ．二重盲検比較試験

検証試験としての対照薬を置いた二重盲検比較試験は，HPD 対照と risperidone（RIS）対照の2試験が行われた。なお，RIS 対照の試験では，一部の患者を対象とした認知機能に関する検討も行われた。

1．Haloperidol 対照試験[7]

本試験は HPD を対照薬とした二重盲検群間比較試験で（用量比2：1），開始用量は8mg/日（HPD は4mg/日）とした。前治療薬からの切り替え例では試験薬投与開始までにすべての抗精神病薬を中止し，抗パーキンソン薬は試験薬投与開始2週間後までに中止することとした。有効性の主要評価項目は最終全般改善度であり，ほかに PANSS，BPRS の評価も行った。最大解析集団261例（BNS 群129例，HPD 群132例）のうち，不採用となった23例を除いた238例（BNS 群121例，HPD 群117例）が有効性の解析対象集団とされた。性別は BNS 群で男性が70例，女性が51例，HPD 群で男性が68例，女性が49例，年齢は BNS 群で平均42.4歳，HPD 群で43.0歳であり，両群で偏りは見られなかった。試験開始時の状態像は自発性欠如・感情鈍麻が前景にある場合Ⅱが BNS 群で60.3%，HPD 群で63.2%と最も多く，これまでのわが国で行われてきた試験同様，慢性の統合失調症患者を中心とした試験であった。

中止例は BNS 群31例，HPD 群39例で，内訳に大きな差異はなかった。

最終全般改善度による改善率は，BNS 群が61.2%，HPD 群が51.3%で，ハンディキャップ方式（Δ=10%）による BNS の HPD に対する非劣性が検証された（p=0.001）（表4）。PANSS の合計スコア変化量は，BNS 群が-10.0±18.4，HPD 群が-7.8±18.2で，両群とも試験開始時より有意に症状が改善したが，変化量に両群で有意差はなかった。しかし，陰性尺度ではそれぞれ-3.4±4.7，-2.2±5.3と，BNS 群における変化量が有意に大きかった（表5）。また，症状別では BNS 群で「情動の平板化」（p=0.002）及び「受動性/意欲低下による社会的引きこもり」（p=0.003）が HPD 群より改善したが，HPD 群が BNS 群より改善した症状はなかった。BPRS では，合計スコアの変化量は BNS 群が-7.0±11.4，HPD 群が-5.1±10.6で，両群に有意差は見られなかったが，「欲動性低下」のクラスターでは BNS 群が HPD 群より有意に減少した（p=0.022）（表6）。

有害事象，副作用の全体の発現率は両群で差はなかった。表7に，5%以上の発現率または両群で有意差のあった有害事象と副作用を示す。副作用では振戦，アカシジア，運動能遅延，過度鎮静が HPD 群で BNS 群より有意に発生率が高く，逆に BNS 群で有意に高い事象はなかった。錐体外路系の副作用の発現率は，BNS 群で52.7%，HPD 群で75.0%であり，BNS 群で有意に低かっ

表5 Blonanserin と haloperidol の比較試験における PANSS 合計スコア変化量と尺度別スコア変化量[7]

項目		薬剤群	例数	投与前	投与後	変化量	検定 群内比較[#1]	検定 群間比較[#2]
合計		BNS	114	81.5 ± 21.3	71.5 ± 23.0	-10.0 ± 18.4	p < 0.001	p = 0.215
		HPD	111	82.4 ± 21.6	74.6 ± 23.5	-7.8 ± 18.2	p < 0.001	
尺度	陽性尺度	BNS	114	16.3 ± 5.8	14.3 ± 5.8	-1.9 ± 6.1	p < 0.001	p = 0.818
		HPD	111	17.2 ± 6.4	15.3 ± 6.4	-1.9 ± 5.7	p < 0.001	
	陰性尺度	BNS	114	24.0 ± 7.6	20.6 ± 7.6	-3.4 ± 4.7	p < 0.001	p = 0.025
		HPD	111	24.0 ± 7.3	21.8 ± 7.5	-2.2 ± 5.3	P < 0.001	
	総合精神病理評価尺度	BNS	114	41.2 ± 11.4	36.6 ± 12.0	-4.6 ± 9.5	P < 0.001	p = 0.334
		HPD	111	41.3 ± 12.1	37.6 ± 12.4	-3.7 ± 9.3	P < 0.001	

BNS:blonanserin、HPD:haloperidol （平均値 ± 標準偏差）
#1:投与前後のスコア変化量についての Wilcoxon 符号付き順位検定
#2:投与前後のスコア変化量についての Wilcoxon 順位和検定

表6 Blonanserin と haloperidol の比較試験における BPRS 合計スコア変化量とクラスター別スコア変化量[7]

項目		薬剤群	例数	投与前	投与後	変化量	検定 群内比較[#1]	検定 群間比較[#2]
合計スコア		BNS	121	45.2 ± 12.3	38.2 ± 12.7	-7.0 ± 11.4	p < 0.001	p = 0.187
		HPD	116	45.1 ± 12.2	40.0 ± 13.3	-5.1 ± 10.6	p < 0.001	
クラスター分類	欲動性低下	BNS	121	12.5 ± 3.8	10.3 ± 3.9	-2.2 ± 2.5	p < 0.001	p = 0.022
		HPD	116	12.1 ± 3.8	10.5 ± 3.8	-1.6 ± 2.7	p < 0.001	
	思考障害	BNS	121	9.9 ± 3.4	8.8 ± 3.5	-1.1 ± 3.1	p < 0.001	p = 0.801
		HPD	116	10.6 ± 4.3	9.5 ± 4.3	-1.2 ± 3.4	p < 0.001	
	不安-抑うつ	BNS	121	9.7 ± 4.2	7.7 ± 3.5	-1.9 ± 3.1	p < 0.001	p = 0.118
		HPD	116	8.9 ± 4.0	7.9 ± 4.0	-1.0 ± 3.0	p < 0.001	
	興奮	BNS	121	6.6 ± 2.8	5.8 ± 2.8	-0.8 ± 2.7	p < 0.001	p = 0.232
		HPD	116	6.9 ± 3.1	6.6 ± 3.0	-0.4 ± 2.7	p = 0.070	
	敵意-疑惑	BNS	121	6.4 ± 3.0	5.4 ± 2.8	-1.0 ± 2.7	p < 0.001	p = 0.889
		HPD	116	6.5 ± 2.9	5.5 ± 2.8	-1.0 ± 2.3	p < 0.001	

BNS:blonanserin、HPD:haloperidol （平均値 ± 標準偏差）
#1:投与前後のスコア変化量についての Wilcoxon 符号付き順位検定
#2:投与前後のスコア変化量についての Wilcoxon 順位和検定

た(表8)。薬原性錐体外路症状評価尺度(Drug-Induced Extrapyramidal Syndrome Scale;DIEPSS)による錐体外路症状の重症度評価でも,BNS 群は HPD 群に比べ,合計スコア,動作緩慢,概括重症度で変化量が有意に低かった。このほかの臨床検査,バイタルサインで特筆すべき変化は見られなかった。

以上より,本試験では BNS は HPD と比較して有効性は同等であり,一方,陰性尺度の変化量は有意に大きく,錐体外路症状の発現率も低いなど,現在における SGA の特性を備えていると考えられた。

2. Risperidone 対照試験[4]

本試験は RIS を対照薬とした二重盲検群間比較試験で(用量比4:1),開始用量は8 mg/日(RIS は2 mg/日)とした。試験デザインは前述の HPD との比較試験とほぼ同様である。試験薬が投与された301例(BNS 群156例,RIS 群145例)すべてで有害事象が検討され,投与後の評価がない RIS 群の1例を除いた300例が最大の解析集団及び臨床検査解析対象集団となった。性別は BNS 群で男性88例,女性68例,HPD 群では男性75例,女性69例で,両群に偏りは見られなかった。平均年齢は BNS 群で45.0歳,RIS 群で46.0

表7　Blonanserin と haloperidol の比較試験における有害事象・副作用の事象別発現率[7]
（いずれかの群で発現率5%以上又は薬剤群間の検定で p<0.05 の事象）

		有害事象					副作用				
		BNS（129例）		HPD（132例）		検定[#1]	BNS（129例）		HPD（132例）		検定[#1]
		例数	%	例数	%	p値	例数	%	例数	%	p値
錐体外路系	振戦	39	30.2	59	44.7	0.021	36	27.9	58	43.9	0.010
	筋強剛	26	20.2	35	26.5	0.244	25	19.4	34	25.8	0.239
	アカシジア	35	27.1	55	41.7	0.019	33	25.6	54	40.9	0.009
	寡動	19	14.7	27	20.5	0.257	18	14.0	23	17.4	0.498
	流涎	25	19.4	35	26.5	0.187	23	17.8	33	25.0	0.176
	構音障害	20	15.5	20	15.2	1.000	18	14.0	20	15.2	0.861
	運動能遅延	29	22.5	49	37.1	0.010	22	17.1	41	31.1	0.009
	ジストニア	11	8.5	16	12.1	0.418	10	7.8	16	12.1	0.302
	ジスキネジア	12	9.3	10	7.6	0.661	12	9.3	9	6.8	0.502
	歩行障害	26	20.2	36	27.3	0.193	22	17.1	34	25.8	0.098
精神神経系	不眠	53	41.1	62	47.0	0.383	22	17.1	28	21.2	0.434
	眠気	20	15.5	34	25.8	0.047	11	8.5	22	16.7	0.062
	過度鎮静	7	5.4	14	10.6	0.172	3	2.3	12	9.1	0.030
	うつ病	16	12.4	12	9.1	0.428	3	2.3	3	2.3	1.000
	不安・焦燥感	38	29.5	38	28.8	1.000	15	11.6	17	12.9	0.851
	興奮・刺激性	26	20.2	26	19.7	1.000	12	9.3	12	9.1	1.000
	頭痛・頭重	15	11.6	22	16.7	0.288	5	3.9	4	3.0	0.747
全身症状	脱力感	10	7.8	16	12.1	0.302	6	4.7	8	6.1	0.785
	倦怠感	23	17.8	35	26.5	0.103	10	7.8	16	12.1	0.302
	めまい・ふらつき・立ちくらみ	10	7.8	20	15.2	0.080	8	6.2	10	7.6	0.808
	熱感	8	6.2	8	6.1	1.000	4	3.1	1	0.8	0.210
循環器系	頻脈	7	5.4	6	4.5	0.783	3	2.3	2	1.5	0.681
	血圧低下	4	3.1	9	6.8	0.255	3	2.3	4	3.0	1.000
消化器系	便秘	20	15.5	31	23.5	0.119	11	8.5	19	14.4	0.175
	下痢	5	3.9	17	12.9	0.013	0	0	1	0.8	1.000
	口渇	20	15.5	20	15.2	1.000	12	9.3	13	9.8	1.000
	悪心・嘔吐	17	13.2	14	10.6	0.569	10	7.8	6	4.5	0.312
	食欲不振	29	22.5	22	16.7	0.275	14	10.9	13	9.8	0.841
内分泌系	月経異常[#2]	6	11.1	2	3.7	0.270	5	9.3	2	3.7	0.437
その他	かぜ症候群	10	7.8	10	7.6	1.000	1	0.8	0	0	0.494
	視力障害	8	6.2	9	6.8	1.000	7	5.4	3	2.3	0.213
	排尿障害	3	2.3	12	9.1	0.030	3	2.3	5	3.8	0.722
バイタルサイン	体温上昇	9	7.0	10	7.6	1.000	2	1.6	1	0.8	0.619
	体重減少	11	8.5	10	7.6	0.823	7	5.4	8	6.1	1.000
プロラクチン	プロラクチン上昇	11	8.5	20	15.2	0.126	11	8.5	20	15.2	0.126
血液生化学的検査	γ-GTP上昇	3	2.3	7	5.3	0.334	1	0.8	4	3.0	0.370
	CPK上昇	10	7.8	17	12.9	0.223	5	3.9	11	8.3	0.196
	AST(GOT)上昇	8	6.2	4	3.0	0.251	5	3.9	4	3.0	0.747
	ALT(GPT)上昇	9	7.0	7	5.3	0.615	5	3.9	5	3.8	1.000
	トリグリセライド上昇	8	6.2	6	4.5	0.594	3	2.3	3	2.3	1.000
血液学的検査	白血球増多	3	2.3	7	5.3	0.334	0	0	1	0.8	1.000

BNS：blonanserin、HPD：haloperidol
#1：Fisher の直接確率法
#2：女性のみの集計（BNS 群 54 例、HPD 群 54 例）

表8　Blonanserinとhaloperidolの比較試験における錐体外路系症状の発現状況[7]

	BNS（n=129）	HPD（n=132）	Fisherの直接確率法
錐体外路系有害事象発現例数	73	102	p < 0.001
錐体外路系有害事象発現率（%）	56.6	77.3	
錐体外路系有害事象発現件数	246	352	—
錐体外路系副作用発現例数	68	99	p < 0.001
錐体外路系副作用発現率（%）	52.7	75.0	
錐体外路系副作用発現件数	222	332	—

BNS：blonanserin、HPD：haloperidol

表9　Blonanserinとrisperidoneの比較試験におけるPANSS合計スコア変化量[4]

薬剤群	例数	試験開始直前のスコア		試験終了時のスコア		投与前後の比較[#1]	変化量		薬剤群間の差[#2]		
		平均値	標準偏差	平均値	標準偏差		平均値	標準偏差	推定値	標準誤差	95%信頼区間
BNS	156	87.1	14.7	76.1	21.4	p < 0.001	−11.05	17.27	−0.46	2.00	−4.40〜3.48
RIS	144	86.7	15.3	75.2	22.1	p < 0.001	−11.51	17.38			

BNS：blonanserin、RIS：risperidone、#1：Wilcoxonの符号付順位和検定、#2：1 way-ANOVAモデル

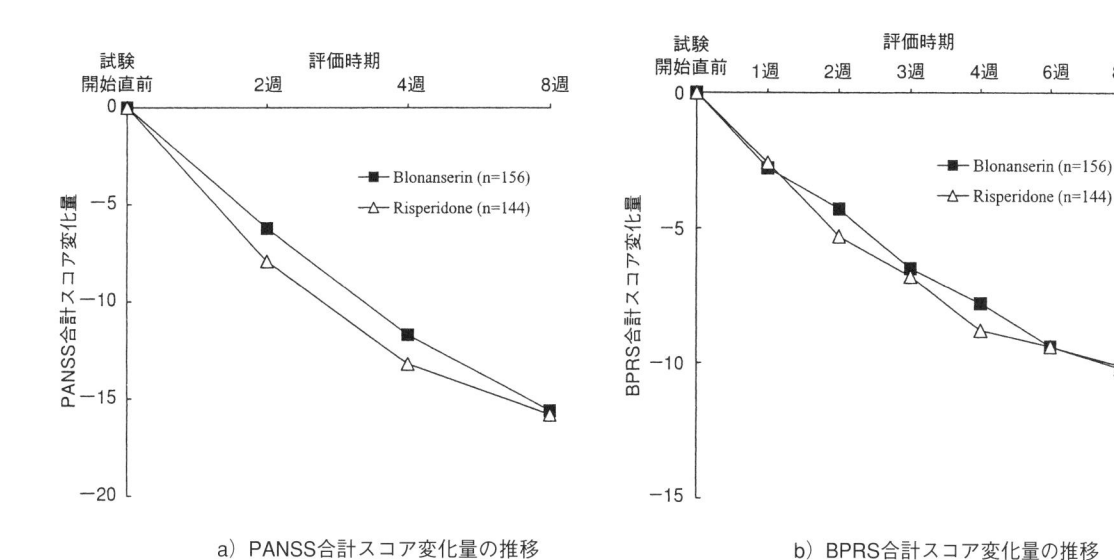

a）PANSS合計スコア変化量の推移

b）BPRS合計スコア変化量の推移

図2　Blonanserinとrisperidoneの比較試験における症状推移[4]

歳であった。罹病期間が5年以上のものが70%以上を占め、やはり慢性の患者を中心とした試験であった。

中止例はBNS群で46例，RIS群で37例であった。

主要評価項目であるPANSSの合計スコアの変化量は，BNS群で−11.05±17.27，RIS群で−11.51±17.38であり，薬剤群間差の両測95%信頼区間の下限は許容差として設定していた「−7」を上回っていたので，BNS群のRIS群に対する非劣性が検証された（表9）。副次的評価項目であるPANSSの合計スコアの変化は，両群とも同様の推移を示した（図2a）。また，尺度別の変化量でも両群に差は見られなかった。両群のBPRSの推移も同様であり（図2b），クラスター別の検討でも差は見られなかった。最終全般改善度改善率はBNS群が51.0%，RIS群が56.6%と，ほぼ同程度であった。

表10 Blonanserin と risperidone の比較試験における有害事象・副作用の事象別発現率[4]
（いずれかの群で発現率5%以上又は薬剤群間の検定で p<0.05 の事象）

器官別大分類	基本語	有害事象 BNS (156例) 例数	%	RIS (145例) 例数	%	検定[#1] p値	副作用 BNS (156例) 例数	%	RIS (145例) 例数	%	検定[#1] p値
発現例数合計		153	98.1	143	98.6	1.000	148	94.9	142	97.9	0.221
内分泌障害	高プロラクチン血症	1	0.6	8	5.5	0.016	1	0.6	8	5.5	0.016
胃腸障害	便秘	16	10.3	21	14.5	0.295	9	5.8	17	11.7	0.099
	下痢	12	7.7	13	9.0	0.835	4	2.6	2	1.4	0.686
	悪心	16	10.3	16	11.0	0.853	13	8.3	10	6.9	0.670
	流涎過多	31	19.9	26	17.9	0.769	31	19.9	26	17.9	0.769
	嘔吐	13	8.3	9	6.2	0.514	11	7.1	6	4.1	0.324
全身障害および投与局所様態	無力症	17	10.9	14	9.7	0.850	12	7.7	10	6.9	0.828
	歩行困難	12	7.7	17	11.7	0.248	12	7.7	17	11.7	0.248
	歩行異常	27	17.3	22	15.2	0.642	27	17.3	22	15.2	0.642
	倦怠感	27	17.3	34	23.4	0.199	24	15.4	30	20.7	0.293
	発熱	10	6.4	16	11.0	0.217			2	1.4	0.231
	口渇	20	12.8	16	11.0	0.723	18	11.5	15	10.3	0.854
感染症および寄生虫症	鼻咽頭炎	27	17.3	28	19.3	0.658					
傷害、中毒および処置合併症	擦過傷	8	5.1	7	4.8	1.000					
	挫傷	9	5.8	6	4.1	0.602					
臨床検査	ALT(GPT)増加	5	3.2	12	8.3	0.079	5	3.2	9	6.2	0.277
	AST(GOT)増加	3	1.9	9	6.2	0.077	3	1.9	8	5.5	0.127
	血中CPK増加	23	14.7	16	11.0	0.392	17	10.9	12	8.3	0.558
	血中プロラクチン増加	72	46.2	114	78.6	<0.001	71	45.5	114	78.6	<0.001
	γ-GTP増加			6	4.1	0.012			4	2.8	0.053
	体重減少	12	7.7	8	5.5	0.495	6	3.8	2	1.4	0.285
	体重増加	1	0.6	7	4.8	0.031	1	0.6	6	4.1	0.059
代謝および栄養障害	食欲不振	19	12.2	23	15.9	0.407	15	9.6	15	10.3	0.850
	食欲亢進	2	1.3	10	6.9	0.017	2	1.3	9	6.2	0.030
筋骨格系および結合組織障害	筋骨格硬直	24	15.4	20	13.8	0.746	23	14.7	19	13.1	0.741
神経系障害	アカシジア	45	28.8	25	17.2	0.020	45	28.8	25	17.2	0.020
	運動緩慢	57	36.5	56	38.6	0.722	56	35.9	55	37.9	0.722
	浮動性めまい	20	12.8	16	11.0	0.723	14	9.0	12	8.3	0.841
	体位性めまい	11	7.1	9	6.2	0.820	10	6.4	8	5.5	0.811
	ジスキネジー	12	7.7	5	3.4	0.137	12	7.7	5	3.4	0.137
	構音障害	18	11.5	13	9.0	0.570	18	11.5	12	8.3	0.442
	頭痛	24	15.4	21	14.5	0.872	13	8.3	9	6.2	0.514
	運動低下	15	9.6	20	13.8	0.284	15	9.6	20	13.8	0.284
	傾眠	32	20.5	29	20.0	1.000	23	14.7	19	13.1	0.741
	振戦	49	31.4	36	24.8	0.249	48	30.8	35	24.1	0.245
精神障害	不安	27	17.3	18	12.4	0.260	17	10.9	10	6.9	0.313
	うつ病	10	6.4	13	9.0	0.516	6	3.8	7	4.8	0.780
	易興奮性	18	11.5	7	4.8	0.038	12	7.7	3	2.1	0.033
	不眠症	66	42.3	52	35.9	0.288	55	35.3	37	25.5	0.080
	易刺激性	22	14.1	11	7.6	0.096	11	7.1	7	4.8	0.473
皮膚および皮下組織障害	そう痒症	10	6.4	2	1.4	0.036	1	0.6	1	0.7	1.000
血管障害	起立性低血圧	1	0.6	7	4.8	0.031	1	0.6	7	4.8	0.031

BNS：blonanserin、RIS：risperidone 、空欄：該当症例なし、#1：Fisher の直接確率法

表11 Blonanserin と risperidone の比較試験における耐糖能に関連する臨床検査（血糖値，HbA1c，インスリン）の推移[4]

項目	薬剤群	試験開始直前			試験終了時		
		例数	平均値	標準偏差	例数	平均値	標準偏差
血糖値 (mg/dL)	BNS	154	89.6	10.6	140	89.5	14.7
	RIS	141	88.6	10.6	136	89.5	10.5
HbA1c (%)	BNS	156	4.81	0.41	154	4.82	0.43
	RIS	144	4.83	0.43	144	4.85	0.41
インスリン (μU/mL)	BNS	151	7.90	6.55	139	7.99	6.84
	RIS	139	7.50	6.02	134	7.68	9.32

BNS：blonanserin、RIS：risperidone

表12 Blonanserin の認知機能試験で用いられた認知機能検査バッテリー[5]

検査項目および順序	検査目的
MMSE	全般的認知機能の簡易スクリーニング
WMS-R logical memory I	言語性記憶の即時再生
WCST	実行機能
WAIS-R digit symbol	注意・処理速度
WMS-R logical memory II	言語性記憶の遅延再生
WAIS-R similarities	抽象言語理解

MMSE：Mini-Mental State Examination, WMS-R：Wechsler Memory Scale-Revised, WCST：Wisconsin Card Sorting Test, WAIS-R：Wechsler Adult Intelligence Scale-Revised

有害事象，副作用の全体の発現率には両群で差がなかった。RIS 群では自殺が1例みられた。表10に発現率5％以上，または両群で有意差のあった事象を示す。有害事象では高プロラクチン血症，血中プロラクチン増加，γ-GTP 増加，体重増加，食欲亢進，起立性低血圧の発現率が BNS 群で低く，アカシジア，易興奮性，掻痒症は RIS 群で低かった。DIEPSS 合計スコアによる錐体外路症状の重症度評価では，最大変化量，週別推移に両群で差は見られなかった。耐糖能に関連する臨床検査では，両群とも投与前後で大きな変化はなかった（表11）。その他の臨床検査では特筆すべき変動は見られなかった。

本試験は，現在の標準的 SGA の地位を確立している RIS と，国内でははじめて行われた比較試験である。その結果，有効性では同等であることが示され，プロラクチン値の上昇，体重増加，食欲亢進，起立性低血圧など RIS で問題になることがあった副作用が少ないことが示唆されたことは，BNS がこれからの標準的な SGA になることを期待させる結果であった。ただし，アカシジアがやや多かったことは今後も注意を払うべきであるし，易興奮性もやや多かったことは RIS より鎮静作用が少ないと考えられた。

3．認知機能への効果[5]

本試験は，上述の RIS 対照の臨床試験に組み入れられた患者の一部を被験者として，聖マリアンナ医科大学で認知機能の検討を行ったものである。認知機能検査バッテリーとして採用されたものを表12に示す。認知機能評価の解析対象となった症例は BNS 群10例，RIS 群12例であった。結果は表13のとおりであるが，WMS-R 論理的記憶 I 得点で BNS 群，RIS 群ともに投与前より有意な改善を示した。また，WMS-R 論理的記憶 II でも両群で改善した。WAIS-R 符号評価点は BNS 群では有意な改善が見られたが，RIS 群では有意差までには至らなかった。

この結果は8週間という試験期間が短かったという限界はあるものの，BNS に RIS と同様の言語性記憶の即時・遅延再生改善効果があり，注意・処理速度ではより大きな改善がある可能性を示

表13 統合失調症患者群の抗精神病薬投与前後における認知機能検査および PANSS 成績[5]

	Blonanserin群 n=10				Risperidone群 n=12				薬剤群間比較	
	baseline	endpoint	差	p値[a]	baseline	endpoint	差	p値[a]	95%信頼区間	p値[b]
MMSE	27.9 ± 2.8	27.9 ± 2.2	0.0 ± 2.1	1.000	28.0 ± 2.3	28.5 ± 2.2	0.5 ± 1.3	0.196	-2.008, 1.008	0.497
WMS-R										
Logical memory I	16.1 ± 8.4	22.6 ± 9.0	6.5 ± 7.9	0.015	18.1 ± 10.7	23.6 ± 11.3	5.5 ± 6.3	0.012	-5.314, 7.314	0.745
Logical memory II	12.7 ± 8.0	17.7 ± 8.2	5.0 ± 7.1	0.025	15.4 ± 10.2	18.9 ± 12.5	3.5 ± 4.6	0.026	-3.735, 6.735	0.557
WCST										
Number of categories	2.9 ± 2.2	3.9 ± 2.2	1.0 ± 1.7	0.105	3.2 ± 2.5	3.6 ± 2.4	0.4 ± 1.1	0.163	-0.663, 1.829	0.340
Perseveration errors	7.8 ± 7.9	8.2 ± 11.8	0.4 ± 8.4	0.760	6.7 ± 7.5	9.9 ± 13.7	3.3 ± 11.9	0.645	-12.202, 6.502	0.532
WAIS-R										
Digit symbol	6.0 ± 2.3	7.1 ± 2.1	1.1 ± 1.1	0.020	6.8 ± 3.4	7.5 ± 3.8	0.8 ± 1.3	0.078	-0.728, 1.428	0.506
Similarities	8.3 ± 4.2	8.7 ± 3.8	0.4 ± 1.3	0.357	10.2 ± 1.5	10.3 ± 1.5	0.1 ± 2.2	0.888	-1.370, 2.003	0.700
PANSS										
Total score	80.9 ± 12.4	64.5 ± 14.5	-16.4 ± 9.9	0.007	81.0 ± 13.7	65.3 ± 18.7	-15.8 ± 18.8	0.013	-14.439, 13.139	0.923
Positive scale	18.4 ± 3.9	15.2 ± 3.8	-3.2 ± 4.8	0.074	20.8 ± 7.3	14.4 ± 6.5	-6.3 ± 7.4	0.008	-2.559, 8.825	0.264
Negative scale	22.0 ± 3.7	16.9 ± 4.4	-5.1 ± 2.6	0.007	19.8 ± 3.5	17.8 ± 4.4	-2.1 ± 3.7	0.073	-5.923, -0.110	0.043
General scale	40.5 ± 7.5	32.4 ± 8.3	-8.1 ± 5.2	0.007	40.4 ± 5.4	33.1 ± 9.0	-7.3 ± 9.3	0.026	-7.690, 6.156	0.820

平均 ± 標準偏差
PANSS: Positive and Negative Syndrome scale, MMSE: Mini-Mental State Examination, WMS-R: Wechsler Memory Scale-Revised
WCST: Wisconsin Card Sorting Test, WAIS-R: Wechsler Adult Intelligence Scale-Revised
a: Wilcoxon符号付順位和検定　b: 2標本のStudent's t-test

表14 Blonanserinの後期第Ⅱ相試験からの継続試験におけるBPRS合計スコア及びクラスター分類別スコア変化量[1]

項　目		評価時期	例数	平均値	SD	95% CI-L	95% CI-U
合計		8週後	50	-16.8	14.0	-20.8	-12.8
		28週後	36	-17.4	14.4	-22.2	-12.5
		52週後	17	-19.8	16.2	-28.2	-11.5
		最終評価時	48	-14.9	15.6	-19.5	-10.4
クラスター分類	欲動性低下	8週後	50	-4.3	3.2	-5.2	-3.4
		28週後	36	-4.5	3.4	-5.7	-3.3
		52週後	17	-5.2	4.3	-7.4	-3.0
		最終評価時	48	-4.1	4.0	-5.3	-3.0
	思考障害	8週後	50	-3.5	3.9	-4.7	-2.4
		28週後	36	-3.8	4.2	-5.2	-2.4
		52週後	17	-4.6	4.9	-7.1	-2.0
		最終評価時	48	-3.4	4.3	-4.6	-2.1
	不安－抑うつ	8週後	50	-3.4	3.7	-4.4	-2.3
		28週後	36	-3.3	3.6	-4.5	-2.1
		52週後	17	-3.8	4.5	-6.1	-1.5
		最終評価時	48	-2.9	4.1	-4.1	-1.7
	興奮	8週後	50	-2.6	3.3	-3.5	-1.7
		28週後	36	-2.4	3.0	-3.4	-1.4
		52週後	17	-2.4	3.1	-4.0	-0.8
		最終評価時	48	-2.0	3.6	-3.0	-0.9
	敵意－疑惑	8週後	50	-3.0	3.1	-3.8	-2.1
		28週後	36	-3.3	3.5	-4.5	-2.1
		52週後	17	-3.8	3.4	-5.6	-2.1
		最終評価時	48	-2.5	3.5	-3.6	-1.5

95% CI-L：95%信頼区間下限、95% CI-U：95%信頼区間上限

唆したという点で，画期的でもあり，今後の研究の発展が期待されるものであった。

Ⅳ．長期投与試験

BNSの長期の有効性，安全性の検討を目的とした試験は，上述の後期第Ⅱ相試験から継続したもののほか，2本のオープン試験が行われた。

1．後期第Ⅱ相試験からの継続試験[1]

本試験は，後期第Ⅱ相試験で対象となった患者のうち，「中等度改善以上」の全般改善度を示し，忍容性にも問題がないと判断された患者を対象として行われた。52例が組み入れられ，26週未満の中止例が13例，26週以上52週未満の中止例が7例で，52週を完了した例は32例であった。試験期間は26～52週である。

後期第Ⅱ相試験でも除外された1例を除いた有効性解析対象集団51例のうち，最終全般改善度は「著明改善」が10例（19.6％），「中等度改善」が23例（45.1％）で改善率は64.7％であった。一方，悪化率は13.7％（7/51例）であった。後期第Ⅱ相試験から移行時の改善率より同等か1段階以上改善した症例は64.0％（32/50例，判定不能の1例は除外）であった。BPRSの合計スコア及びクラスター分類別スコア変化量を表14に示す。BPRSの合計スコアは週を追うごとに減少し，各クラスタースコアも投与前と比較して減少していた。BPRS項目別では最終評価時点の「1段階悪化」以下の割合が32％と高かった。またPANSSでも同様の結果が示された。

後期第Ⅱ相試験から本試験に移行した後に新たに認められた副作用は，遅発性ジスキネジア，うつ状態，ヒステリー発作，高血圧，嘔吐及び下痢が各1件であり，投与期間に依存して発現件数，重症度が増大する傾向はなかった。

至適用量が判定された例では，平均14.4±6.8mg/日であった。

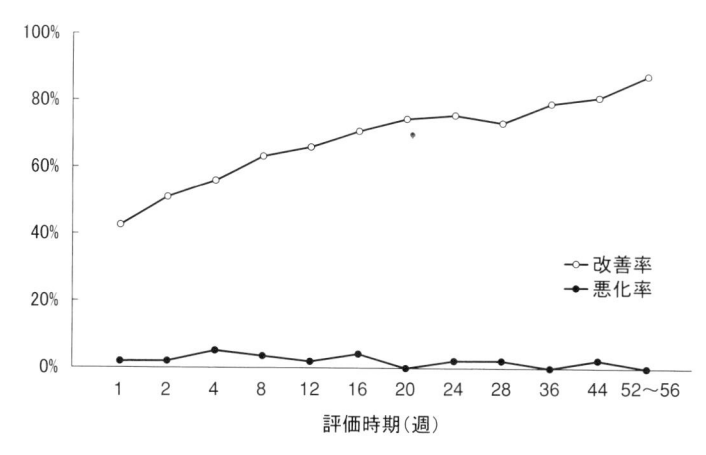

図3 Blonanserin 長期投与試験（神奈川グループ）における
週別全般改善度の改善率と悪化率（61例）[8]

以上より，BNSは長期投与においても有効性は維持され，安全性の面でも新たな懸念は生じないことが示唆された。また，耐性も生じないと考えられた。

2．長期投与試験（神奈川グループ）[8]

本試験はBNSの有効性と安全性を検討する目的で，神奈川県内の医療施設で行われた長期投与試験である。初回投与量を8 mg/日としたほかは（高齢者では4 mg/日）後期第Ⅱ相試験からの継続試験とほぼ同様のデザインで行われ，試験期間は26～52週間のオープン試験である。組み入れ症例数は61例で，28週完了例は48例（78.7%），52～56週完了例は38例（62.3%）であった。症例の内訳は男性28例（45.9%），女性33例（54.1%），平均年齢は42.5歳で，外来例が70.5%と多数を占めていた。罹病期間は5年以上が66%と慢性例が多かったものの，試験開始時の状態像は自発性欠如・感情鈍麻が前景にある場合Ⅱが39.3%であるのに対し，幻覚・妄想が前景に出ている場合が29.5%と比較的多く，わが国で行われた試験の中では陽性症状が主体の症例がやや多い試験であった。

最終全般改善度改善率は，投与28週後が75.0%（36/48例），52～56週後が86.8%（33/38例），最終評価時が68.3%（41/60例）であった。図3に週別全般改善度の改善率と悪化率の推移を示すが，改善率は前治療抗精神病薬の改善率〔24.6%（15/61例）〕を上回り，悪化率の上昇は見られなかった。PANSSの合計スコア変化量は投与28週後で-11.3 ± 17.50，52～56週後では-13.9 ± 13.12，最終評価時では-8.8 ± 19.03であり，いずれの評価時期でも投与前より有意に減少していた。尺度別スコアも陽性尺度，陰性尺度，総合精神病理評価尺度とも投与前より有意に減少した。BPRSの合計スコアの変化量は投与28週後では-8.2 ± 9.62，52～56週後では-9.7 ± 7.09，最終評価時では-5.7 ± 11.57であり，PANSS同様にいずれの評価時期でもスコアが有意に減少した。また，各クラスター別のスコアも投与前より有意に減少していた。

発現率が高かった副作用はアカシジア（32.8%），振戦（21.3%），高プロラクチン血症（34.4%）であり，上述の二重盲検比較試験と同様の内容であった。錐体外路症状の発現件数は84件，例数は32例（52.5%）であった。ただし，同時に評価されたDIEPSSの合計スコアは投与前より減少しており，血中プロラクチン値も投与前より正常方向に推移していた。また，投与期間に依存して錐体外路症状の出現頻度が上昇したり，遅発性の不随意運動の出現が見られることもなかった。有害事象としては再発性乳がんによる死亡例が1例見られた。

以上より，BNSは長期投与により安全上特に

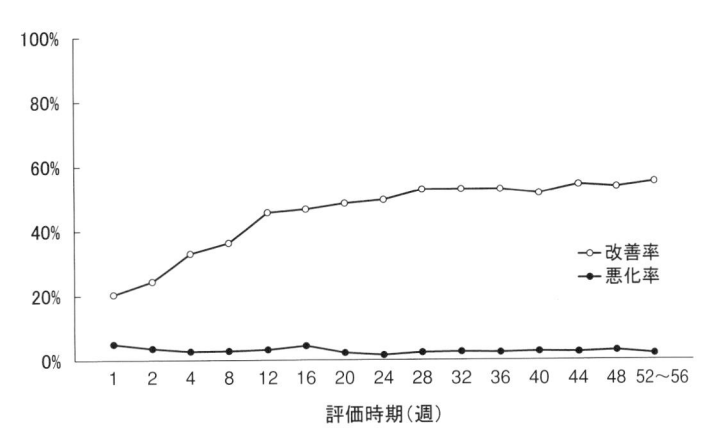

図4 Blonanserin 長期投与試験（全国区）における週別全般改善度の改善率と悪化率（321例）[3]

問題となるような事象は見られず，有効性も維持されると考えられた．

3．長期投与試験（全国区）[3]

本試験はBNSの長期投与時の安全性を検討することを主目的として，全国91施設で行われた長期のオープン試験である．試験デザインは上述の神奈川グループの試験と同様である．組み入れ症例は321例で，内訳は男性200例（62.3％），女性121例（37.7％），平均年齢は45.2歳であった．罹病期間は5年以上のものが84％を占め，試験開始時の状態像は自発性欠如，感情鈍麻が前景にある場合Ⅱが62.3％と，慢性例の多い試験であった．28週完了例は264例，52～56週完了例は155例であった．

最終全般改善度改善率は，投与28週後が51.9％（137/264例），52～56週後が55.5％（86/155例）であった．図4は週別全般改善度の改善率と悪化率の推移で，改善率は前治療抗精神病薬の改善率〔24.6％（79/321例）〕を上回り，悪化率の上昇は見られなかった．PANSSの合計スコア変化量は，投与28週後が−8.1±12.60，52～56週後が−11.4±14.33，最終評価時では−6.4±15.98と，いずれの評価時期でも投与前よりスコアが減少していた．また尺度別スコアもすべての項目で投与前より減少した．BPRSの合計スコア変化量は，投与28週後が−5.6±8.81，52～56週後が−7.3±9.05，最終評価時では−4.3±10.06と，PANSS

同様にすべての評価時点で投与前より減少していた．またクラスター別スコアもすべての項目で減少した．この成績は，上述の神奈川グループの長期試験と同様で，わが国で実施されたaripiprazoleの長期投与試験とほぼ同じ結果であった[13,14]．

発現率の高かった副作用は高プロラクチン血症（20.9％），不眠（17.4％），アカシジア（17.1％），振戦（15.9％），傾眠（12.8％），便秘（12.8％），寡動（10.9％），めまい（9.7％），口渇（9.3％），倦怠感（8.7％）などで，ほとんどが投与後28週までに発現した．錐体外路系副作用は287件，115例（35.8％）に発現したが，遅発性のものはなく，同時に評価されたDIEPSS合計スコアも投与前より減少していた．またプロラクチン値も投与前より正常方向に推移していた．このほか，体重増加や耐糖能異常など，代謝系に及ぼす作用も少ないと考えられた．重篤な有害事象として自殺既遂が1例あったが，BNSとの因果関係は否定された．

以上より本試験においても，BNSは長期投与により安全上とくに問題となるような事象は見られず，有効性も維持されると考えられた．

V．臨床試験成績からみたblonanserinの位置づけ

BNSの抗精神病薬としての有効性はHPD，RISとの比較試験で非劣性が示されたことで証明

された。また，有効性のプロフィールで見ると，HPD に比べ陰性症状の改善において優っていたこと，SGA である RIS と同等であったことから，現代の抗精神病薬に備わっているべき条件としての非定型性を有していると言える。そして，この有効性は長期投与でも減弱することなく維持され，全般改善度改善率は前治療抗精神病薬の改善率をいずれの評価時期でも上回っていた。また，探索的な研究ではあるが，RIS より一部の認知機能の改善効果が高いことが示唆されたことは，さらに長期の使用の中でその有用性が生かされてくる可能性を示している。

安全性の面では，HPD より錐体外路症状の発現が少なかったことから非定型性が示され，ここでも SGA としての要件を備えている薬物であることが示された。また，RIS との比較では，プロラクチン値の上昇，体重増加，食欲亢進，起立性低血圧が少なく，これらの問題で服薬に制限が生じていた症例には朗報であり，本薬がこれからの標準的な SGA となる可能性を示唆している。一方，アカシジアの発現は RIS より多く，これからの使用に際して注意すべき点である。また，過度鎮静が HPD より少なく，易興奮性の頻度が RIS よりやや多かったことは，BNS に鎮静作用が強くないことを示唆しており，この特徴を生かした使用が望まれる。

一連の BNS の臨床試験は，これまでのわが国で行われてきた試験と同様の慢性例を中心としたものであり，急性増悪期を対象とした海外の試験と比べ，その特徴を見出しにくいと言える。それでも SGA の要件を見出せたことは重要であり，今後は急性期の患者を対象とした試験で本剤の特徴をさらに明確化することと，長期の試験で安全性や社会復帰への有用性が検討されることが望まれる。BNS は SGA の要件を備え，かつ安全性に大きな懸念が少ないと考えられるので，統合失調症の治療初期から長期に使用可能な新しい抗精神病薬となることが期待されよう。

おわりに

わが国で行われた新しい抗精神病薬 BNS の臨床試験結果の概要を紹介した。BNS はこれまでの SGA と比べても安全性の高い SGA であり，長期に使用していくことが可能な，第一選択薬のひとつとなることが期待される。

統合失調症の薬物療法は SGA の時代となり，その可能性を大きく広げてきたが，本剤の登場により有力な選択肢がまたひとつ加わったことになり，患者，家族にとって大きな福音となろう。

文　献

1) 大日本住友製薬：AD-5423治験薬概要書，第16版，2007.
2) Ishigooka, J., Murasaki, M., Miura, S. : Olanzapine optimal dose : Results of an open-label multicenter study in schizophrenia patients. Psychiatry Clin. Neurosci., 54 : 467-478, 2000.
3) 木下利彦：統合失調症に対する blonanserin の長期投与試験―多施設共同オープン試験(全国区). 臨床精神薬理，11：135-153, 2008.
4) 三浦貞則：統合失調症に対する blonanserin の臨床評価―Risperidone を対照とした二重盲検比較試験. 臨床精神薬理，11：297-314, 2008.
5) 三宅誕実，宮本聖也，竹内愛他：統合失調症患者の認知機能障害に対する新規抗精神病薬 blonanserin の効果―Risperidone との無作為化二重盲検比較. 臨床精神薬理，11：315-326, 2008.
6) Murasaki, M. : Phase II study results of AD-5423, a newly synthesized SDA neuroleptic in Japan. Psychopharmacol. Bull., 33 : 560, 1997.
7) 村崎光邦：統合失調症に対する blonanserin の臨床評価―Haloperidol を対照とした二重盲検法による検証的試験. 臨床精神薬理，10：2059-2079, 2007.
8) 村崎光邦：統合失調症に対する blonanserin の長期投与試験―神奈川県臨床精神薬理試験グループ多施設共同オープン試験. 臨床精神薬理，10：2241-2257, 2007.
9) 村崎光邦，小山司，町山幸輝他：新規抗精神病薬塩酸 perospirone の精神分裂病に対する臨床評価―後期第2相試験. 基礎と臨床，31：2181-2206, 1997.
10) 村崎光邦，工藤義雄，小山司他：精神分裂病に対するフマル酸クエチアピンの後期第II相試験. 臨床精神薬理，2：613-631, 1999.
11) 村崎光邦，三浦貞則，栗原雅直他：統合失調症に対する aripiprazole の初期臨床第II相試験―関東地区多施設共同オープン試験. 臨床精神薬理，9：75-93, 2006.

12) 村崎光邦, 山下 格, 町山幸輝他：新規抗精神病塩酸 perospirone(SM-9018)の精神分裂病に対する前期第2相試験. 基礎と臨床, 31：2159-2179, 1997.
13) 中山 誠, 伊藤公一, 岡五百理他：Aripiprazole の統合失調症に対する長期投与試験―北海道地区多施設共同非盲検試験. 臨床精神薬理, 9：635-658, 2006.
14) 丹羽真一, 岩崎 稠, 田中勝正他：統合失調症に対する aripiprazole の長期投与試験―福島県グループ多施設共同非盲検試験. 臨床精神薬理, 9：909-931, 2006.
15) 大森哲郎, 三浦貞則, 山下 格他：統合失調症に対する aripiprazole の後期臨床第II相試験. 臨床精神薬理, 9：271-293, 2006.
16) 釆 輝昭, 久留宮聰：Blonanserin の薬理学的特徴. 臨床精神薬理, 10：1263-1272, 2007.
17) Wakatabe, H., Ochiai, K., Murasaki, M. et al.：Phase I clinical study of AD-5423, a new antipsychotic drug with D2 and S2 antagonist activity. Neuropsychopharmcology, 10 (Suppl. Part 2)：192, 1994.
18) 八木剛平, 三浦貞則, 山下 格他：新しい抗精神病薬リスペリドンの初期第二相試験―高い分裂病改善率と軽い錐体外路系副作用. 臨床精神医学, 20：1059-1074, 1991.
19) 八木剛平, 山下 格, 加藤伸勝他：精神分裂病に対するリスペリドンの後期第二相試験. 臨床精神医学, 22：1059-1074, 1993.

特集 Blonanserinへの期待

Blonanserinの急性期患者への可能性

堤　祐一郎*

抄録：大日本住友製薬株式会社で開発されたblonanserinはドパミンD_2及びセロトニン5-HT_{2A}受容体に高い親和性と選択性を持つ新規抗精神病薬であり，他のSGAと異なりセロトニン5-HT_{2A}受容体よりドパミンD_2受容体への親和性が高い。またアドレナリン$α_1$，セロトニン5-HT_{2C}，ヒスタミンH_1，ムスカリンM_1受容体親和性は著しく低い特徴を持つ。臨床薬理特性とこれまでの統合失調症患者慢性例への臨床試験結果などから，統合失調症患者の陽性症状及び陰性症状への有効性と，錐体外路系症状，起立性低血圧，眠気，体重増加などの副作用が少ない抗精神病薬であることが推測される。統合失調症急性期病態にはさまざまな病像の特徴があり，治療目標は前景症状への治療反応性のみならず「寛解状態」に設定すべきであり，そのための抗精神病薬の条件について触れる。従来の抗精神病薬での治療の実際と有用性の限界について，また欧米での急性期治療のアルゴリズムの特徴と最近実施された急性期臨床試験の結果について紹介するとともに，統合失調症急性期のさまざまな病態に対するblonanserinの薬理学的特性を生かした薬物療法の可能性について論ずる。

臨床精神薬理　11：835-843, 2008

Key words: *blonanserin, dopamine and serotonin antagonist, acute schizophrenia, algorithm, treatment goal*

I. はじめに

統合失調症の治療薬として，chlorpromazine以来さまざまなドパミン神経系抑制作用薬が開発されてきた。統合失調症の病因として，近年はドパミン系の機能障害を中心としながら，グルタミン酸系や神経ペプタイド系など他の神経系機能障害の関与も示唆されている[11]。現在の抗精神病薬の開発動向としてはドパミン神経系機能障害仮説にもとづき，既存の抗精神病薬の効果と副作用をより凌駕する薬剤の開発が続けられている。有効性では陽性症状への効果のほか陰性症状や認知機能障害の改善効果が重視され，安全性ではこれまでの抗精神病薬の宿命である錐体外路症状の最小化が最も大きな課題である。

いわゆる抗精神病薬の非定型化であり，抗ドパミン作用のみならず抗セロトニン作用を併せ持つことで，陽性症状のみならず陰性症状の改善効果と，錐体外路症状の軽減効果を目的とするものである。

我が国の大日本住友製薬株式会社で開発されたblonanserin（BNS）はドパミンD_2およびセロトニン5-HT_{2A}受容体に高い親和性を有するなどの薬理特性を持つ新しい抗精神病薬である。ここではBNSの臨床薬理特性から統合失調症急性期病態患者に対する有用性の可能性について考察する。

Possibility of blonanserin in patients with acute schizophrenia.
*恩方病院
〔〒192-0153　東京都八王子市西寺方町105〕
Yuichiro Tsutsumi : Ongata Hospital. 105, Nishiterakata-machi, Hachioji, Tokyo, 192-0153, Japan.

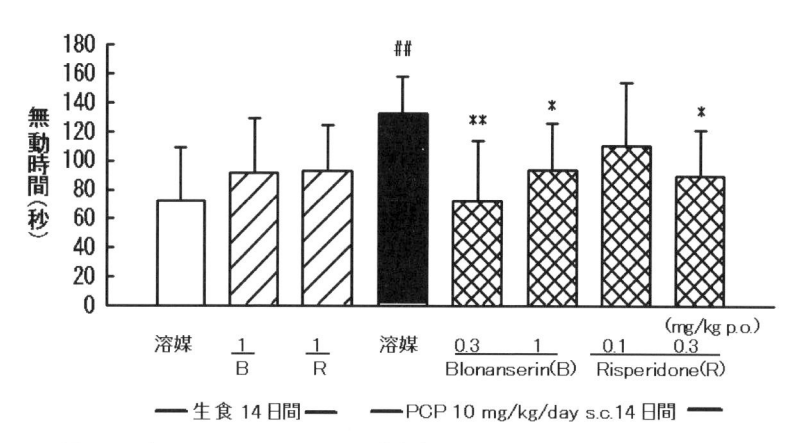

図1 マウスへの phencyclidine 反復投与後における無動時間延長に対する抑制作用
各値は平均値±標準偏差 (n=12)
生食；生理食塩液，PCP；phencyclidine
$^{\#\#}p<0.01$（生食反復＋溶媒群との比較，Wilcoxon の順位和検定）
$^{*}p<0.05$, $^{**}p<0.01$（PCP 反復＋溶媒群との比較，Steel 検定）

表1 抗精神病効果及び副作用に関連する薬理作用の比較

試験項目	ED$_{50}$, mg/kg p.o.（条件回避反応に対する比）			
	Blonanserin	Haloperidol	Clozapine	Risperidone
条件回避反応抑制 [ラット]	0.55 (1)	0.62 (1)	32 (1)	3.7 (1)
カタレプシー惹起 [ラット]	16.4 (30)	5.63 (9.1)		
眼瞼下垂惹起 [ラット]	>80 (>150)	17.9 (29)	64.1 (2.0)	7.78 (2.1)
懸垂行動抑制 [ラット]	50.9 (93)	11.4 (18)	17.7 (0.6)	7.25 (2.0)

ED$_{50}$；50%作用用量

II．Blonanserin の臨床薬理特性

BNS はドパミン D$_2$ 受容体に最も高い親和性と選択性をもち，次にセロトニン 5-HT$_{2A}$ 受容体にも高い親和性と選択性を持つ。またアドレナリン α$_1$, セロトニン 5-HT$_{2C}$, ヒスタミン H$_1$, ムスカリン M$_1$ 受容体への親和性は著しく低い[27]。ドパミン D$_2$ 受容体とセロトニン 5-HT$_{2A}$ 受容体に選択的かつ tight な受容体結合特性を持つと考えられ，また，未変化体の血漿中濃度の半減期が 8.3～19.0 時間であることから脳内においても sus-tained な受容体結合特性を持つと推察される。

采らの報告による基礎的薬理特性から[27]，統合失調症の陽性症状のみならず陰性症状にも改善効果があり（図1），錐体外路症状，眠気，ふらつき等が少ないことが示唆される（表1）。また，受容体結合親和性プロファイルより，起立性低血圧，口渇，体重増加などの副作用は比較的少なく，血中プロラクチン濃度上昇は従来薬と同等かやや軽度であることが推測される。また，これらの推察から BNS は，慢性期の患者に対しての病状安定効果はもちろん，急性期の患者に対しての効果も期待される抗精神病薬である。

III. 統合失調症急性期病態の特徴と想定される病態生理

統合失調症の急性期には初発エピソードおよび再発・再燃（増悪）期が含まれ、それぞれの病態の特徴は異なる。ここではその詳細な病態の特徴についての記述は避けるが、一般的に初発エピソードの病態は、猜疑心や妄想気分、注意集中力の低下や思考能力の障害、漠然とした不安感や抑うつ気分、意志意欲の障害、対人恐怖や引きこもりあるいは自殺念慮等の非特異的な精神症状を認めることが多い。このような初発エピソードを鑑別し適切な初期治療が開始されることは患者にとって重要であり精神科医の力量が問われる。

再発・再燃（増悪）期の病態は、幻覚・妄想症状や精神運動興奮状態等の陽性症状前景群が典型例であろうが、情動の平板化や引きこもりや全般的な思考障害を前景とする陰性症状群あるいは昏迷様状態群、被害妄想や不安感あるいは自殺念慮などの抑うつ状態群、不自然な思考内容や失見当識あるいは注意集中力や意志の障害が顕著な認知機能障害群、また陽性症状群の中でも特に敵意や攻撃性が顕著な状態群など前景となる病態はさまざまである。いずれの状態群も統合失調症患者の特徴的な病態であり、患者の精神心理的な平穏と心身の安全確保のためにこれらの症状の迅速な消退が望まれる。

病態生理としては、ドパミン系仮説を中心としながらも、グルタミン酸系、GABA系、セロトニン系が相互関連性をもって関与しているとされる[5]。初発エピソードと再発・再燃エピソードの病態生理の相違についても仮説が想定されているが[4]、確定されたものはなく今後の研究結果が待たれる。統合失調症患者では、辺縁系ドパミン系の機能異常については健常者に比べて約2倍の亢進が確認されている[3]。一方、前頭葉や前頭前野では持続性ドパミンレベルが低下しているとされている[18]。またこれらの脳の部位によるドパミン系機能の相違は相互作用的であることも推測されている。そしてこれらドパミン系に前述したグルタミン酸系その他の神経伝達系の関与が想定されている。

表2 PANSSにおける寛解の基準（PANSSの陽性尺度/陰性尺度の項目中、以下の8項目が3点以下になった場合）

- 妄想
- 不自然な思考内容
- 幻覚による行動
- 概念の統合障害
- 衒奇症／不自然な姿勢
- 情動の平板化
- 社会的引きこもり
- 会話の自発性欠如

これらの症状が3点以下の状態が6ヶ月以上持続する

Kane, J. M. et al. : Schizophr. Res., 95 : 143-150, 2007.

IV. 統合失調症薬物治療の目標 反応性—寛解—回復

さまざまな予後研究から、統合失調症は当初考えられていたように必ずしも「慢性進行性の予後不良な」疾患ではなく、完全寛解（「統合失調症性」が消失し、「純粋欠陥」「人格構造変形」が残遺しない）例が20%以上にみられることなどが明らかとなっている[8]。近年は病態に対する治療経過の観点から、標的症状に対する治療反応性（response）、症状の消失である寛解（remission）、これらに社会生活能力の観点から回復（recovery）の各転機概念が定義され、基準作りが行われている。これらの漠然とした概念は以前より存在していたが、患者によっては「回復」を含め良好な経過がみられることから、医療者の治療目標設定として、あるいは障害者の予後に対する誤解と偏見に対する対策として、回復への過程基準の定義が作成された[1]。最終目標は「回復」であるが、回復例の調査研究から、その前提条件である「寛解」の基準については2005年にAndreasen, Carpenter, Kaneらにより統合失調症の操作的判断基準が明らかにされた[2]（表2）。陽性・陰性症状評価尺度（Positive and Negative Syndrome Scale : PANSS）を用いた判断基準では、妄想、不自然な思考内容、幻覚による行動、概念の統合障害、衒奇症／不自然な姿勢、情動の平板化、社会的引きこもり、会話の自発性欠如の

8症状項目が，同時に全て軽度（評点3）以下が6ヵ月を超えて持続する場合と定義されている。つまり陽性症状のみならず陰性症状をも含めた症状の軽快が必要条件となっている。

われわれ精神科医は，治療目標として陽性症状の消失に長らくとらわれてきた傾向がある。社会生活が可能となる「回復」の必要条件に「寛解」状態が不可欠であることから，この寛解基準が今後の当面の治療目標の1つとなろう。

V．統合失調症急性期薬物療法のジレンマ

急性期病態患者の薬物治療を開始するにあたり，寛解基準を目標に抗精神病薬を選択し治療を開始するが期待通りに効果が得られないことがある。陽性症状の残存，あるいは陰性症状や認知機能障害の改善不十分もしくはさらなる悪化がときにみられる。また著しい精神運動興奮状態や敵意・攻撃性を認める場合は，抗精神病薬のみでは症状軽減効果が得られないことが多く，他の向精神薬の一時的併用を余儀なくされることがある[25]。

一方，急性期患者の治療意欲を減退させるものに錐体外路症状と過鎮静状態がある。アカシジアやジストニーやパーキンソン症候群，眠気や構語障害あるいは失調症状などの訴えを聞くことが多い。また尿閉や便秘や起立性低血圧症あるいは著明な食欲増加や体重増加を認めることがある。これらがみられると対処薬の追加処方や身体的合併症の対応あるいは処方変更が必要になる。さらに治療開始時の病態は軽減するものの新たに統合失調症後抑うつ状態（post schizophrenic depression）[13]，あるいは薬剤性気分不快症状群（drug induced dysphoric symptoms）[12,22,28]を認めることがある。

VI．急性期治療に望まれる抗精神病薬の条件

上述の寛解基準も治療目標のひとつであるが，さらに社会生活が可能になる「回復」状態を目標にすると，薬物療法として以下の項目を満たすことが必要である。
1．陽性症状に対する十分な効果
2．情動症状に対する十分な効果
3．陰性症状・認知機能障害に対する十分な効果
4．錐体外路症状を認めない
5．過鎮静状態を認めない
6．薬剤性陰性症状・認知機能障害認めない
7．その他の副作用を認めない
8．維持期も継続使用可能である

理想とする薬物治療は，治療開始時の顕在的な病態を消退させ，かつ錐体外路症状をはじめあらゆる随伴症状を認めないこと，そして維持期にも使用可能なものである。

VII．既存の急性期治療薬の特徴

現在最も精神科急性期治療場面で使用されることの多いRIS[10]とolanzapine（OLZ）およびHPDについてそれぞれの臨床薬理学的特徴を略記する。

RIS：セロトニン5-HT$_2$受容体に親和性が最も高く，次いでアドレナリンα$_1$およびドパミンD$_2$受容体に親和性が高い。ドパミン受容体から解離しにくく，半減期は約21時間でtightかつsustained結合タイプ[23]。6 mg/日以上にて錐体外路症状が高頻度にみられる。血中プロラクチン値の上昇を伴う。陽性症状に対してはHPDと同等の効果，陰性症状に対してはHPD以上の効果を有するとされる。剤形が錠剤，散剤，液剤，口腔内崩壊錠と多く，患者の希望と状況により使い分けが可能である。急性期治療の基準薬のひとつである[15]。

OLZ：セロトニン5-HT$_2$，ドパミンD$_2$，ヒスタミンH$_1$およびムスカリンM$_1$受容体に高い親和性を持ちclozapine様の受容体プロファイルを持つ。錐体外路症状と高プロラクチン血症は比較的少ないが，食欲増加，体重増加を認めることがある。半減期約30時間の長時間結合型であるが内因性ドパミンより結合が弱くlooseかつsustainedタイプ[23]。陽性症状に対してHPDと同等の効果，陰性症状に対してはHPD以上の効果を有するとされる。錠剤，散剤，口腔内崩壊錠があり，急性期治療薬の第一選択肢のひとつである[26]。

HPD：ドパミンD$_2$受容体への選択性と親和性

が高く，次いで$α_1$受容体に親和性が高い。Tightかつ sustained 結合タイプ[23]。4 mg/日以上で錐体外路症状が高頻度にみられる。高プロラクチン血症を伴う。主に陽性症状に効果を有する。他の抗精神病薬の有用性判断の基準薬となっている[20]。

著者の所属する医療機関では，一年間の急性期病像の統合失調症入院患者約400名のうち¦精神科病床数375床（認知症治療病棟100床含む）：年間精神科入院患者数約550名¦，最も処方頻度の多い抗精神病薬は RIS および OLZ であり，次に aripiprazole（APZ）および quetiapine（QET）が選択されている。

Ⅷ．統合失調症急性期治療アルゴリズムの紹介

欧米の精神医学会で作成された統合失調症急性期患者に対する治療アルゴリズムを紹介する。

1．初発エピソード

①Maudsley Prescribing Guideline（MPG）2005[24]（抜粋）

患者/介護者と話し合い抗精神病薬を選択，困難であれば非定型薬を開始→有効最小用量まで増量→反応性や認容性に応じて用量を調整（6～8）週間かけて評価→a．反応良好の場合：確立された用量を継続。b．反応不良の場合：変薬し上記過程を行う。c．認容性不良/コンプライアンス不良の場合：患者と相談して変薬する。

②Royal Australian and New Zealand College of Psychiatrists（RANZCP）2005[16]（抜粋）

診断を確定するため24～48時間の観察，不安や睡眠障害にはベンゾジアゼピン系を使用し抗精神病薬は使用しない→非定型薬を低用量から開始し下記の初期目標用量まで増量後3週間かけて評価（RIS 2 mg/OLZ10mg/QET300mg/APZ15mg）→a．反応良好の場合：12ヵ月継続投与。b．反応不良の場合：下記の最大用量まで増量（RIS 4 mg/OLZ20mg/QET600mg/APZ30mg）→a．反応良好の場合：12ヵ月継続投与。b．反応不良の場合：変薬する/副作用評価あるいはアドヒアランス不良を分析する。

③Western Australian Drugs & Therapeutics Committee（WADTC）2003[21]（抜粋）

可能なかぎり診断補助のために48時間の無投薬観察期間→非定型薬低用量（OLZ，QET，RIS）→a．反応良好の場合：最低限12ヵ月の治療継続，その後徐々に中止する。b．反応不良/部分的反応の場合：増量し2～4週経過観察。→反応不良/部分的反応/認容性不良の場合：他の非定型薬に変更し上記a．あるいはb．を繰り返す。

このように初発エピソードでは，正確な診断のための観察期間の設定をはじめ，錐体外路症状を避けるべく薬剤の選択と注意深い用量設定が求められている。

2．再発・再燃エピソード

①MPG：2005[24]（抜粋）

a．服薬コンプライアンスの信頼度ありの場合：社会的・心理的介護者について調査，適切な支援・治療の実施，通常の薬物療法を継続→急性期の薬物療法が必要な場合：短期的に鎮静作用薬物を使用/他の抗精神病薬へ変更し最低6週間かけて評価する。

b．服薬コンプライアンスの信頼度が疑わしい場合：理由を明らかにする。ⅰ病識の欠如/支援者不在：患者との話し合い，服薬コンプライアンス指導，デポ剤の考慮。ⅱ認容性が低い：患者との話し合い，認容できる薬剤に変更。ⅲ混乱・減裂状態：薬剤管理を単純化，抗コリン薬減量，服薬支援システムの利用。

②RANZCP：2005[16]（抜粋）

a．前薬が非定型薬の場合：服薬コンプライアンスを評価し不良の場合：服薬を再開し認容性を評価し，必要に応じて薬剤を変更する。b．前薬が定型薬の場合：多剤併用療法の見直し，用量の最適化。

③WADTC：2003[21]（抜粋）

a．前薬で反応良好で重大な副作用なしの場合：前薬を再投与または非定型　薬を開始し2～4週後に評価する。さらに認容性不良の場合は非定型薬を開始あるいは変更する。b．前薬で反応不十分または重大な副作用ありの場合：非定型薬の開始あるいは変更を行う。

IX. CAFÉ (Comparison of Atypicals in First Episode of Psychosis) 研究[14]の紹介

統合失調症，統合失調感情症，統合失調関連障害の初期患者に対する非定型抗精神病薬3剤（OLZ，QET，RIS）の中断（脱落）率に関する欧米での二重盲検比較試験が実施された。対象患者は16～40歳で，1ヵ月以上5年未満の病歴を持ち，PANSSでの精神病症状項目（妄想，概念の統合障害，幻覚にもとづく行動，誇大性，懐疑性/迫害妄想）のうち少なくとも1項目以上が4（中等度）以上，かつCGIで4（中等度）以上の症例が対象である。

結果：平均投与量はOLZ 11.7mg，QET 506mg，RIS 2.4mgであり，中断（脱落）率はOLZ 68.4％，QET 70.9％，RIS 71.4％で3剤間に統計学的な差異は認められなかった。PANSS総得点での反応性でも3剤間に統計学的な差は認められなかった。この研究で再確認されたことの一つに，反応性が得られた症例においては3剤とも，より少量での有効性が確認されたことである。

X. 急性期治療薬としてのblonanserinの可能性（Blonanserinの急性期臨床効果の予測）

BNSの臨床薬理特性について，また統合失調症急性期病態の特徴と薬物療法の条件について述べてきたが，急性期病態の特徴に対する望ましい薬物療法の観点から，BNSの急性期治療反応性について推考を試みる。上述の臨床薬理特性のほかに，参考資料として以下の3篇の国内での慢性期患者投与臨床試験と1篇の海外での急性期投与臨床試験レポートを引用する。

1．臨床試験からのヒント

①統合失調症に対するblonanserinの長期投与試験[19]

神奈川県内多施設共同オープン試験である。対象の61例は平均年齢42.5歳，罹病期間10年以上が45.9％であるが通院患者70.5％を占める。投与前のPANSS合計点は69.8±22.2で慢性欠陥型47.5％，陰性症状優位67.2％，自発性欠如・感情鈍麻前景例39.3％，幻覚・妄想前景例29.5％であった。

結果：52週以上投与例が62.3％であり，最終評価時のPANSSおよびBPRS合計スコアの減少がみられ陽性及び陰性症状のいずれにも改善効果を認めた。抗精神病薬併用例27.9％，抗パーキンソン剤併用例90.2％，最終投与量は8mg/日群が39.3％を占め，平均値12.8mg/日であった。錐体外路症状については長期試験期間中に増悪の傾向はみられず，プロラクチン値は減少傾向を示した。本試験は，慢性例で多くは陰性症状前景例であるが，70％が通院患者であり，より病状安定度と社会性が確保されている対象といえよう。52週の長期期間中の悪化例は少なく改善率の上昇傾向を認めた。また幻覚妄想前景例が29.5％含まれているが，この群で層別した有効性の記載がなく反応性は不明である。

②Haloperidoleを対象とした二重盲検法による検証的試験[20]

対象の238例は，開始時状態像として興奮状態・昏迷状態を除く10年以上罹病期間患者が約50％以上で，多くは妄想型・破瓜型・残遺型，慢性欠陥型自発性欠如と判断された患者である。開始時病態としては感情鈍麻の前景（慢性経過，症状固定）が両群とも約60％，幻覚，妄想前景が17.4％（BNS群）/23.9％（HPD群）であり陰性症状優位が77.8％以上の患者であった。また抗パーキンソン剤76.0％以上併用歴を有していた。用量設定はBNS群8～24mg/日，HPD群4～12mg/日であった。

結果：BNS用量は8mg/日群23.1％，12mg/日群22.3％，平均は15.8mg/日であった。HPD用量は6mg/日群20.5％，平均8.1mg/日であった。両薬剤間の8週間投与後で陽性症状は2群間で変化がみられず，陰性症状はBNS群で有意な変化を認めた。慢性例ではあるが特に興奮あるいは敵意・疑惑の症状項目についてはBNS群とHPD群は同等の結果であった。安全性については，錐体外路症状やプロラクチン値についてはBNS群に優位な結果がみられた。

③Risperidone を対照とした二重盲検比較試験[17]

対象の301例は開始時状態として興奮・昏迷状態をのぞく罹病期間5年以上が70％を占め，平均年齢約45歳で，75％が陰性症状優位の患者である。また抗パーキンソン剤併用が約50％にみられた。投与量は BNS 8～24mg/日，RIS 2～6 mg/日に設定され，試験終了時の平均投与量は BNS 群が16.3mg/日，RIS 群が4.0mg/日であった。

結果：慢性例ではあるが陽性症状および陰性症状とも RIS とほぼ同様の症状改善率を示した。有害事象としては，BNS 群に血中プロラクチン増加，不眠症，運動緩慢，振戦，アカシジア，傾眠が多くみられ，RIS 群に血中プロラクチン増加，運動緩慢，不眠症，振戦，倦怠感，傾眠が多く認められた。

④Acute phase schizophrenia：blonanserin 2.5, 5, 10mg vs. HPD 10mg randomized, double-blind, placebo study[6]

急性の悪化を伴う患者307例を対象にしており BNS の有効性，安全性および用量反応性について，欧米での一般的な HPD 使用量10mg/日と BNS2.5mg/日，5 mg/日，10mg/日とプラセボを対照として検討した試験である。対象の開始時状態像は妄想型が圧倒的多数であり開始時 PANSS 合計点は平均101.4点であった。陽性症状については BNS10mg/日投与群と HPD10mg/日投与群でほぼ同等な PANSS 改善変化量を認めている。一方，同用量での陰性症状に対する反応性は BNS が HPD に比べ有意であった。また錐体外路症状は HPD に比べ少ないとしているが，HPD の用量が10mg であることと関係があるかもしれない。

以上，これまでの慢性期を中心とした臨床試験から，急性期病態に対する治療反応性を推測すると，幻覚や妄想等の陽性症状が前景の病態に対しては従来の抗精神病薬と同等の治療反応性が，また陰性症状が前景の患者に対しては同等あるいは同等以上の治療反応性が期待できるものと推測される。

また有害事象に関しては，錐体外路症状や起立性低血圧あるいは眠気などの副作用が比較的少ないことが予想され，統合失調症治療薬の第一選択肢の一つになりえる可能性が示唆される。

２．想定される BNS 用量

統合失調症患者の病態あるいは病期と抗精神病薬の用量の関係について，一般に初発エピソード患者においては，再発・再燃（増悪）の患者に比べて低用量での反応性が得られることが多く，かつ錐体外路症状等の副作用を認めやすいとされている[7,9]ことから，最も少量は初発エピソード患者であり，慢性安定状態の通院患者，再発・再燃急性期患者と続き，最も高用量は長期入院の難治性の幻覚妄想状態患者であるといえよう。これらの病態と用量の関係から推測すると，BNS に関しては，これまでの臨床試験報告から慢性期安定状態患者に対する適応用量（維持量）は BNS 8～16mg/日が想定される。急性期例については海外のわずか1つの報告だけであるため推測は著しく困難であるが，BNS10mg での HPD10mg と同様な治療反応性を認めたとしていること，BNS 5 mg での陽性症状群に対する反応性もみられることなどから初発エピソードを除く急性期再燃例での開始用量は 8～12mg/日が想定されよう。また初発エピソード患者の開始用量は 1回量 2 mg を 1～2回/日からとし，4～8mg/日での治療反応性が推定される。

３．想定される急性期使用法

急性期に認めることの多いさまざまな病態に対する BNS の使用法について考察する（図2）。尚，BNS の剤形は 2 mg 錠，4 mg 錠および 2 ％散剤が市販される予定である。

１）初発エピソード患者

用法用量は1回4mg 1日2回より開始となっているが，著者は特に初発エピソードでは慎重に1回量 2 mg を 1 日1～2回から開始し，病状に合わせて用量を調節していく。BNS は薬理学的プロファイルやこれまでの臨床試験成績からも傾眠あるいは眠気は比較的少ないとされており，日中の投与による眠気の訴えは少ないことが予想される。不眠を症状として認める場合は，夕方あるいは就眠前 BNS 2～4 mg に加え flunitrazepam

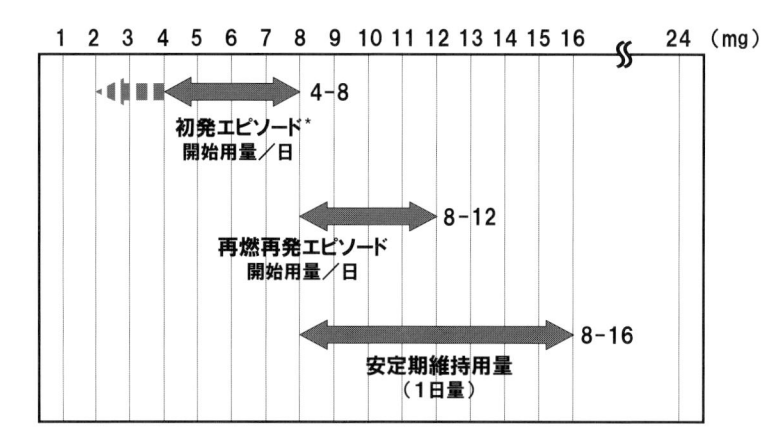

図2 Blonanserin の臨床用量（想定用量）
＊著者は特に初発エピソードでは慎重に開始用量を設定している

などのベンゾジアゼピン系薬物との併用投与が想定される。

2）顕著な幻覚妄想状態患者

1回量4mgを1日2回から開始し，病状に合わせて用量を調整していく。用法用量上の1日最大用量は24mgであり，錐体外路症状を認めないような用量設定が望まれる。従って錐体外路症状を認めた場合は減量し経過観察が必要である。一般に抗精神病薬の治療効果判定期間は最短3週間とされていることから錐体外路症状を認めない用量で十分な観察期間が求められる。

3）幻覚妄想＋精神運動興奮状態患者

病的体験に加え精神運動興奮状態を伴う患者に対しては，BNS は臨床薬理学的なプロファイルから眠気や鎮静作用の比較的少ない薬剤であることから，一時的なベンゾジアゼピン系薬物の併用投与が望ましい。Lorazepam 2～6mg/日が一つの例である。さらに精神運動興奮状態を認める場合はさらに sodium valproate（600～1,200mg/日）などの気分安定剤を一時的に併用する。

4）抑うつ＋自殺念慮患者

BNS は陰性症状に対する効果が確認されているが，同様に統合失調症患者の抑うつ症状に対する効果も期待される。1回量4～8mgを1日2回から開始し用量を調節していく。状態により気分安定剤の併用を行う。

5）緊張病性昏迷状態患者

陽性症状および陰性症状に対する効果と錐体外路症状の少なさから緊張病性昏迷状態患者に対する効果も期待されよう。1回量4～8mgを1日2回から開始し，状態により用量を調整していく。

XI．まとめと課題

新規抗精神病薬である blonanserin の統合失調症急性期患者に対する有用性を検討するにあたり，基礎的な薬理学的プロファイルと行動薬理学的特性，主に慢性例での臨床試験等を参考に考察してみた。これらはあくまでも机上論であり，上市後にわれわれ精神科医による詳細なる検証が必要である。標的症状に対する治療反応性のみならず，錐体外路症状や血中プロラクチン値，代謝性随伴症状を確認し，さらに，過鎮静状態，精神病後抑うつ状態，気分不快症状群あるいは飲み心地などを患者自身に問うことが重要である。このような患者との共同作業を経て BNS の有用性を厳正に評価することが今後の課題である。統合失調症患者を悩ますさまざまな症状が，BNS の適正使用により軽快し，社会参加をより可能にする寛解状態が得られることを期待する。

文　献

1) Andresen, R., Oades, L., Caputi, P. : The experience of recovery from schizophrenia : Opnrenia towards an empiricarry vaiidated stage model. Aust. N Z J. Psychiatry, 37 : 586-594, 2003.
2) Andreasen, N. C., Carpenter, W. T., Kane, J. M. et al. : Remission in schizophrenia : proposed criteria and rationale for consensus. Am. J. Psychiatry, 162 : 441-449, 2005.
3) Carlsson, A., Lecrubier, Y. : Progress in Dopamine Resarch in Schizophrenia. Taylor& Francis, UK, 2004.
4) Carlsson, A., Waters, N., Waters, S. et al. : Network interactions in schizophrenia-therapeutic implications. Brain Res. Rev., 31 : 342-349, 2000.
5) Carlsson, A. et al. : Neurotransmitter interactions in schizophrenia-therapeutic implications. Eur. Arch. Psychiatr. Clin. Neurosci., 249(Suppl. 4) : 37-43, 1999.
6) 大日本住友製薬社内資料
7) Facorra, B. C., Iglesias, R. P., Bonilla, M. R. et al. : A practical trial comparing haloperidol, risperidone, and olanzapine for the acute treatment of first-episode nonaffective psychosis. J. Clin. Psychiatry, 67 : 1511-1521, 2006.
8) Huber, G., Gross, G., Schüttler, R. et al. : Longitudinal studies of schizophrenic patients. Schizophr. Bull., 6 : 592-605, 1980.
9) Kane, J. M., Leucht, S., Carpenter, D. et al. : The Expert Consensus Guideline Series : Optimizing pharmacologic treatment of psychotic disorders. J. Clin. Psychiatry, 84(suppl. 12) : 1-100, 2003.
10) 加藤進昌, 上島国利, 小山 司編 : 新規抗精神病薬のすべて. 先端医学社, 東京, 2004.
11) Kim, J. S., Kornhuber, H. H., Schmid-Burgk, W. et al. : Low cerebrospinal fluid glutamate in schizophrenia patients and a new hypothesis on schizophrenia. Neurosci. Lett., 20 : 379-382, 1980.
12) King, D. J., Burke, M., Lucas, R. A. : Antipsychotic drug-induced dysphoria. Br. J. Psychiatry, 167 : 480-482, 1995.
13) Mayer-Gross, W. : Uber die Stellungsnahme zurabgelaufenden akuten Psychose. Zeitschr Neurolog Psychiatrie, 60 : 160-212, 1920.
14) McEvoy, J. P., Lieberman, J. A., Perkins, D. O. et al. : Efficacy and tolerability of olanzapine, quetiapine, and risperidone in the treatment of early psychosis : a randomized, double-blind 52 week comparison. Am. J. Psychiatry, 164 : 1050-1060, 2007.
15) McEvoy, J. P., Scheifler, P. L. and Frances, A. : The expert consensus guideline series : Treatment of schizophrenia 1999. J. Clin. Psychiatry, 60(Suppl. 11) : 4-80, 1999.
16) McGorry, P., Killackey, E., Elkins, K. et al., Lambart, T. for the RANZCP Clinical Practice Guideline Team for the Treatment of Schizophrenia. Summary Australian and New Zealand clinical practice guideline for the treatment of schizophrenia (2003). Au, 2003.
17) 三浦貞則 : 統合失調症に対するblonanserinの臨床評価―Risperidoneを対照とした二重盲検比較試験. 臨床精神薬理, 11(2) : 297-314, 2008.
18) 宮本聖也 : 統合失調症の本態―脳内で何が起きているのか. 臨床精神薬理, 9 : 377-388, 2006.
19) 村崎光邦 : 統合失調症に対するblonanserinの長期投与試験―神奈川県臨床精神薬理試験グループ多施設共同オープン試験. 臨床精神薬理, 10(12) : 2241-2257, 2007.
20) 村崎光邦 : 統合失調症に対するblonanserinの臨床評価―Haloperidolを対照とした二重盲検比較試験による検証的試験. 臨床精神薬理, 10(11) : 2059-2079, 2007.
21) Psychotropic Drugs Sub-Committee of the Western Australian Drugs & Therapeutics Committee. Antipsychotic Drug Guidelines.
22) Schneider, K. : Clinical Psychopathology(translated by Hamilton, M. W., Anderson, E. W.). Grune and Stratton, New York, 1959.
23) 武田俊彦 : リスペリドン, ペロスピロン, クエチアピン, オランザピンはどこが違うのか. 臨床精神医学, 34(4) : 405-414, 2005.
24) Taylor, D., Paton, C., Kerwin, R. : The Maudsley 2005-2006 Prescribing Guidelines 8th Ediion. Taylor & Francis, London, 2005.
25) 堤祐一郎 : 急性期治療目標と治療方法は変化したか?―急性期治療最前線. 臨床精神薬理, 10 : 27-35, 2007.
26) 堤祐一郎, 高橋晋, 二階堂亜砂子他 : 急性期統合失調症に対するolanzapineの有用性. 臨床精神薬理, 8 : 937-948, 2005.
27) 采輝昭, 久留宮聡 : Blonanserinの薬理学的特徴. 臨床精神薬理, 10(7) : 1263-1272, 2007.
28) Voruganti, L., Awad, A. G. : Neuroleptic dysphoria : towards a new synthesis. Psychopharmacology(Berl), 171(2) : 121-132, 2004.

特集 ─ Blonanserin への期待

ドパミン-セロトニン拮抗薬
──新規統合失調症治療薬 blonanserin の受容体結合特性──

村崎光邦*　西川弘之**　石橋　正**

抄録：新規統合失調症治療薬として導入される blonanserin の特徴付けを行う目的で，その受容体結合親和性を既存薬（risperidone, olanzapine, perospirone, quetiapine, aripiprazole, haloperidol）と同一試験下で比較検討した。その結果，定型抗精神病薬の haloperidol とは異なり，blonanserin は高いドパミン D_2 受容体結合親和性に加え，セロトニン $5-HT_{2A}$ 受容体結合親和性を有していた。一方，既存の多くの非定型抗精神病薬がアドレナリン $α_1$，ヒスタミン H_1，ムスカリン性アセチルコリン M_1 受容体などに結合親和性を有するのに対し，blonanserin はこれらの受容体に対してほとんど結合親和性を示さず，極めてシンプルな受容体結合特性を有していた。従来の非定型抗精神病薬の多くは D_2 受容体よりも $5-HT_{2A}$ 受容体に対して高い結合親和性を有し，セロトニン-ドパミン拮抗薬（Serotonin-Dopamine Antagonist：SDA）と称されるのに対し，blonanserin は D_2 受容体に対する親和性の方が高く，ドパミン-セロトニン拮抗薬（Dopamine-Serotonin Antagonist：DSA）と呼ぶべき特徴を持った新しいタイプの抗精神病薬と考えられた。さらに，副作用に関与する受容体への結合親和性が低いことから，副作用面においても安全性の高い薬剤であると期待された。また，種々の薬理試験データは，blonanserin が DSA というユニークな特徴を持ちながら，SDA と同様に十分な「非定型性」を有することを示している。このように，blonanserin は，その強力な D_2 受容体結合親和性に基づく D_2 受容体拮抗作用を発揮することにより，統合失調症の急性期治療に有用なだけでなく，その優れた効果と高い安全性により，今後，統合失調症治療の first-line drug となることが期待される。

Key words : blonanserin, dopamine-serotonin antagonist, antipsychotic, schizophrenia, receptor binding

I. はじめに

統合失調症は全人口の1％弱に発症し，陽性症状（幻覚，妄想，精神運動興奮など），陰性症状（感情鈍麻，自発性減退，疎通性障害など），認知機能障害などの症状が現れる精神疾患である。

現在の統合失調症の薬物治療は，1952年に chlorpromazine の抗精神病作用が報告されたことから始まった。その後の研究で，chlorpromazine の作用点がドパミン D_2 受容体であることが明らかにされ，統合失調症の病因がドパミン作動性神経の過活動であるとする「ドパミン過剰仮説」に則って，D_2 受容体拮抗作用を有する数多くの薬剤

が開発された。Chlorpromazine, haloperidol に代表される第一世代（定型）抗精神病薬は，陽性症状に対して非常に有効である反面，陰性症状に対しては十分な効果がない。また，副作用としてパーキンソン病に類似した錐体外路症状（extrapyramidal symptoms：EPS）や高プロラクチン血症を高頻度に発現させる。

一方，1972年に導入された clozapine は，第一世代抗精神病薬と同様の抗精神病作用を示し，加えて陽性症状のみならず陰性症状にも有効であった。さらに，副作用面において，第一世代抗精神病薬で問題であった EPS 発現も軽減された。このように，clozapine は主作用，副作用ともに第一世代抗精神病薬の臨床効果とは異なる「非定型性」を示し，以降，今日の非定型抗精神病薬の概念が確立されていくこととなった。やがて，clozapine がセロトニン 5-HT_2 受容体に高い親和性を持つことが明らかとなり，さらに臨床において選択的 5-HT_2 受容体拮抗薬が陰性症状を改善し，抗精神病薬による EPS を軽減することが示され，統合失調症治療における 5-HT_2 受容体の重要性が認識されるようになった。

1990年代になると，clozapine と同様に「非定型性」を有する risperidone, olanzapine などの第二世代抗精神病薬が次々と登場した。これらの非定型抗精神病薬は，D_2 受容体拮抗作用と非常に強い 5-HT_{2A} 受容体拮抗作用を合わせ持つことから，セロトニン-ドパミン拮抗薬（serotonin-dopamine-antagonist：SDA）と称される。非定型抗精神病薬は，その強力な 5-HT_{2A} 受容体拮抗作用により，第一世代（定型）抗精神病薬では不十分であった陰性症状改善作用を示すとともに EPS 発現も軽減されているが，体重増加，耐糖能異常などの副作用が新たにクローズアップされるようになっている。また，一部の薬剤では，依然，高プロラクチン血症，起立性低血圧，QTc 延長などの問題が払拭されずに残っている。

Blonanserin（図1）は，大日本住友製薬株式会社によって創製された新規の非定型抗精神病薬である。本薬は，第3相臨床試験において，主作用面で risperidone と同等の効果が示されている一方，副作用面では，体重増加，耐糖能異常，高

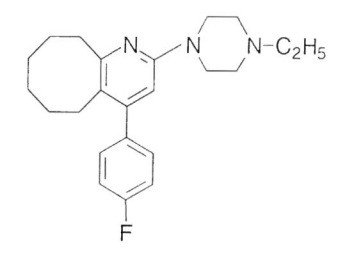

図1　Blonanserin の化学構造

プロラクチン血症，起立性低血圧，QTc 延長などのリスクが低いことが示唆されている[20,22]。本稿では，新規統合失調症治療薬として導入される blonanserin の特徴付けを行う目的で，その受容体結合特性を既存薬（risperidone, olanzapine, perospirone, quetiapine, aripiprazole, haloperidol）と同一試験下で比較検討した結果を報告する。

II. 実験方法

Blonanserin および perospirone hydrochloride は，大日本住友製薬株式会社（大阪）で合成したものを用いた。Risperidone, olanzapine, quetiapine fumarate, aripiprazole は，Toronto Research Chemicals Inc.（North York, Canada）から，haloperidol は Sigma-Aldrich（St. Louis, MO, USA）から購入し，実験に用いた。表1に受容体結合試験条件の概略を記した。実験にはヒト型受容体発現細胞より調製した膜標品を用いた。また，受容体結合試験は，第一化学薬品株式会社薬物動態研究所（茨城）にて実施した。

III. 実験結果

Blonanserin の D_2（$D_{2\,long}$）受容体，5-HT_{2A} 受容体に対する結合親和性は，Ki 値でそれぞれ 0.284 ± 0.068 nM, 0.640 ± 0.018 nM であり，これらの結果は以前の報告[29]とほぼ一致していた（表2）。Blonanserin は，D_2 および 5-HT_{2A} 両受容体に対して非常に高い結合親和性を有しており，特に，5-HT_{2A} 受容体と比べて D_2 受容体に対する結合親和性が高いという特徴を持っていた

表1 各種受容体結合試験条件

Receptors	Radioligand (Conc.; Mean ± SEM)	Non specific (Conc.)	Buffer	Incubation conditions
hD_{2L}	[^{3}H]-Spiperone (0.44 ± 0.00nM)	(+)-Butaclamol (10μM)	50mM Tris-HCl pH7.4, 120mM NaCl, 5 mM KCl, 2 mM $MgCl_2$, 1 mM $CaCl_2$	25℃, 60min
$h5-HT_{2A}$	[^{3}H]-Ketanserin (0.42 ± 0.00nM)	Ketanserin (10μM)	50mM Tris-HCl pH7.4	37℃, 15min
$h5-HT_{1A}$	[^{3}H]-8-OH-DPAT (0.81 ± 0.01nM)	Serotonin (100μM)	50mM Tris-HCl pH7.4, 10mM $MgSO_4$, 0.5mM EDTA	25℃, 60min
$h5-HT_6$	[^{125}I]-LSD (0.02 ± 0.00nM)	Methiothepin (10μM)	50mM Tris-HCl pH7.4, 10mM $MgSO_4$, 0.5mM EDTA	25℃, 90min
$h5-HT_7$	[^{125}I]-LSD (0.02 ± 0.00nM)	Methiothepin (10μM)	50mM Tris-HCl pH7.4, 10mM $MgSO_4$, 0.5mM EDTA	25℃, 90min
$h\alpha_{2C}$	[^{3}H]-Rauwolscine (2.37 ± 0.00nM)	Rauwolscine (10μM)	50mM Tris-HCl pH7.4, 12.5mM $MgCl_2$, 1 mM EDTA	25℃, 60min
$h\alpha_{1A}$	[^{125}I]-HEAT (0.24 ± 0.00nM)	Prazosin (10μM)	50mM Tris-HCl pH7.4, 5 mM $MgCl_2$, 1 mM $CaCl_2$	25℃, 120min
hH_1	[^{3}H]-Pyrilamine (3.22 ± 0.01nM)	Pyrilamine (100μM)	50mM Tris-HCl pH7.4, 250mM Sucrose, 100mM NaCl, 2 mM $MgCl_2$	25℃, 30min
hM_1	[^{3}H]-Methyl-scopolamine (0.45 ± 0.00nM)	Atropine (100μM)	50mM Tris-HCl pH7.4, 10mM $MgCl_2$, 1 mM EDTA	25℃, 60min

8-OH-DPAT：8-hydroxy-2-(di-n-propylamino)-tetraline, LSD：(+)-Lysergic acid diethylamide, HEAT：2-[[β-(4-hydroxyphenyl)ethyl]aminomethyl]-1-tetralone

（表3，図2）。

また，既存の多くの非定型抗精神病薬は，アドレナリンα_1，ヒスタミンH_1，ムスカリン性アセチルコリンM_1受容体などの副作用発現に関連する受容体に対して高い結合親和性を有していたのに対し，blonanserinのこれらの受容体に対する結合親和性は低かった（表2，3，図2）。さらに，抗精神病薬の中には，5-HT_{1A}，5-HT_6，5-HT_7，α_2（α_{2C}）受容体などに比較的高い結合親和性を有するものがあることが知られているが，blonanserinはこれらの受容体に対してほとんど結合親和性を示さなかった（表2，3，図2）。

このように，blonanserinは，D_2，5-HT_{2A}受容体に対して非常に高い選択性を持っており，その他の受容体にはほとんど結合親和性を持たないという極めてシンプルな受容体結合特性を有していた（図2）。

Ⅳ．考 察

1．ドパミンD_2（$D_{2\ long}$）受容体

抗精神病薬のほとんどがD_2受容体拮抗作用を有しており，このD_2受容体拮抗作用が幻覚，妄想および精神運動興奮などの陽性症状の改善に効果を発揮すると考えられている。統合失調症患者においては，特に中脳−辺縁系のドパミン作動性神経が過活動しており，陽性症状の改善には，側坐核のD_2受容体に対する拮抗作用が重要な役割を担うと考えられている。一方，統合失調症患者の黒質−線条体経路，漏斗−下垂体経路のドパミン神経回路は正常な伝達を行っていることから，線条体（尾状核と被殻）でのD_2受容体拮抗作用はEPSを，下垂体前葉部におけるD_2受容体拮抗作用は高プロラクチン血症や乳漏症などの副作用を引き起こす。

今回の検討でblonanserinのD_2受容体に対する

表2 Blonanserinと各種抗精神病薬の受容体結合親和性

		Blonanserin	Risperidone	Olanzapine	Perospirone	Quetiapine	Aripiprazole	Haloperidol
D_2L 抗精神病作用，EPS惹起		0.284±0.068	4.19±0.25	35.4±4.3	0.874±0.121	370±84	0.988±0.103	3.19±0.21
5-HT_{2A} 抗精神病作用，EPS軽減		0.640±0.018	0.227±0.026	0.787±0.023	0.252±0.040	42.8±4.0	6.30±0.64	32.7±5.0
5-HT_{1A} 抗不安作用，EPS軽減，認知機能障害改善		1610±90	114±2	1260±90	0.132±0.005	76.2±3.5	0.238±0.011	1260±70
5-HT_6 認知機能障害改善		11.7±0.3	3930±200	7.51±0.97	1130±170	3430±90	122±17	>10,000[#]
5-HT_7 認知機能障害改善		168±13	0.937±0.007	98.9±2.2	2.25±0.17	128±9	11.0±0.7	233±27
$α_{2C}$ 認知機能障害改善		32.9±9.4	5.34±1.02	111±6	17.5±1.8	47.3±6.3	11.9±4.6	360±91
$α_{1A}$ 鎮静，起立性低血圧		9.44±0.91	1.76±0.18	44.8±2.3	2.21±0.08	14.9±1.1	43.6±1.4	14.3±0.9
H_1 鎮静，肥満，認知機能障害		3660±240	148±25	4.96±0.72	64.0±11.0	15.7±1.3	11.7±0.7	4060±190
M_1 便秘，認知機能障害，EPS軽減		47.5±7.4	>10,000[#]	5.70±0.85	>10,000[#]	149±7	>10,000[#]	>10,000[#]

数値は，Ki値（nM）の平均±標準誤差を表す（n=3）。
[#]IC_{50}値（nM）を表す。

表3 抗精神病薬のD$_2$受容体に対する結合親和性比

	Blonanserin	Risperidone	Olanzapine	Perospirone	Quetiapine	Aripiprazole	Haloperidol
D$_{2L}$ 抗精神病作用,EPS惹起	1	1	1	1	1	1	1
5-HT$_{2A}$ 抗精神病作用,EPS軽減	2.3	0.054	0.022	0.29	0.12	6.4	10
5-HT$_{1A}$ 抗不安作用,EPS軽減,認知機能障害改善	5700	27	36	0.15	0.21	0.24	390
5-HT$_6$ 認知機能障害改善	41	940	0.21	1300	9.3	120	—
5-HT$_7$ 認知機能障害改善	590	0.22	2.8	2.6	0.35	11	73
α$_{2C}$ 認知機能障害改善	120	1.3	3.1	20	0.13	12	110
α$_{1A}$ 鎮静,起立性低血圧	33	0.42	1.3	2.5	0.040	44	4.5
H$_1$ 鎮静,肥満,認知機能障害	13000	35	0.14	73	0.042	12	1300
M$_1$ 便秘,認知機能障害,EPS軽減	170	—	0.16	—	0.40	—	—

数値は,各抗精神病薬のD$_{2L}$受容体のKi値を「1」とした場合の結合親和性比を示す.

Ki値は0.284±0.068nMであり,これは他の非定型抗精神病薬と比較して非常に強いものであった.

行動薬理試験において,blonanserinはラットのapomorphine誘発gnawing行動の抑制作用,methamphetamine誘発運動量亢進の抑制作用,apomorphine誘発プレパルス抑制障害の改善作用を示すことが明らかにされている[29]。ED$_{50}$値で効力を比較した結果では,blonanserinは,haloperidolやrisperidoneより強いD$_2$受容体拮抗作用を有していることが示されている.これら動物実験の結果は,blonanserinの示した強力なD$_2$受容体結合親和性に基づくD$_2$受容体拮抗作用によるものであると考えられた.

このように,blonanserinは,既存の非定型抗精神病薬と比較して,非常に高いD$_2$受容体結合親和性を有し,動物実験においても他剤より強いD$_2$受容体拮抗作用を示すことから,陽性症状に対して既存薬と同等以上の有効性を発揮することが示唆された.さらに,その強いD$_2$受容体拮抗作用により,統合失調症の急性期治療におけるfirst-line drugとしての有用性が期待される.

2. セロトニン5-HT$_{2A}$受容体

Haloperidolに代表される定型抗精神病薬と比較して,EPS発現が弱いrisperidone, olanzapine, perospirone, quetiapineなどの非定型抗精神病薬は,いずれもセロトニン5-HT$_{2A}$受容体拮抗作用を有している.この5-HT$_{2A}$受容体拮抗作用は,Meltzerらの提唱するセロトニン仮説[15,17]の中核をなす薬理作用であり,D$_2$受容体拮抗作用により惹起されるEPS発現を軽減するとともに,感情鈍麻,自発性減退,疎通性障害などの陰性症状の改善作用に寄与していると考えられている.さらに,Meltzerらは,これら非定型抗精神病薬の特徴として,5-HT$_{2A}$受容体に対する結合親和性がD$_2$受容体に対する結合親和性より高いことを挙げており[16],そのような特性を有する一連の薬剤はSDAと称される.

これまでの報告と一致して,risperidone, olanzapine, perospirone, quetiapineの既存の非定型抗精神病薬は,いずれもD$_2$受容体結合親和性と

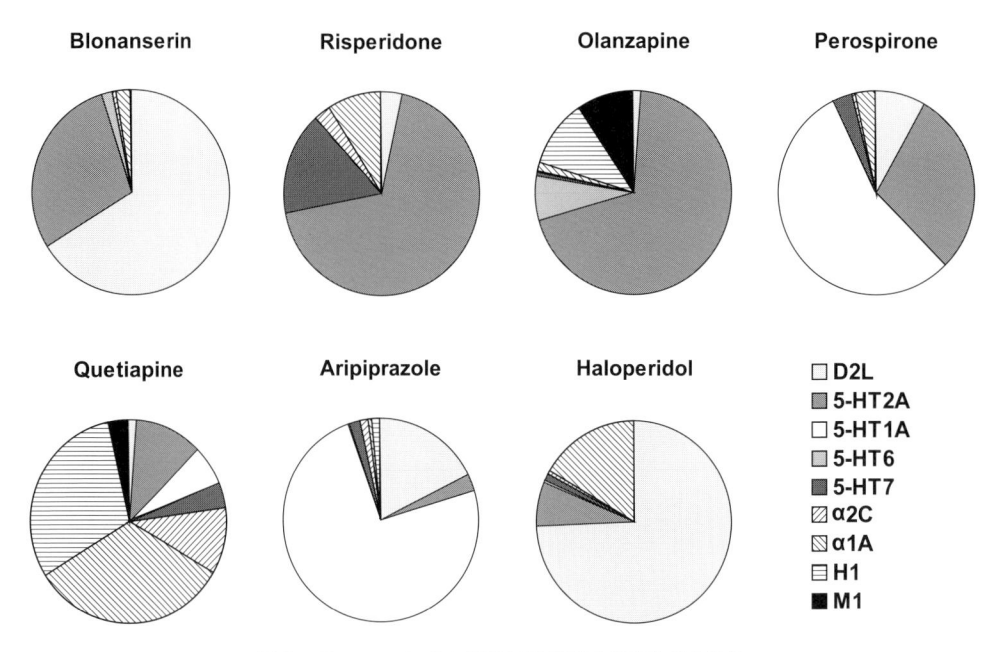

図2 Blonanserinと各種抗精神病薬の受容体結合特性

比較して，数倍以上高い5-HT$_{2A}$受容体結合親和性を有していた（表3）。Blonanserinの5-HT$_{2A}$受容体に対するKi値は0.640±0.018nMであり，既存の非定型抗精神病薬と同程度の5-HT$_{2A}$受容体結合親和性を有していた。しかしながら，その結合親和性はD$_2$受容体と比較すると低く，Meltzerらが提唱する非定型の特徴とは異なる受容体結合特性を有していた。すなわち，blonanserinはD$_2$受容体に対する結合親和性の方が高く，その特性はSDAと言うよりはむしろドパミン-セロトニン拮抗薬（Dopamine-Serotonin Antagonist：DSA）と呼ぶべき性質であった。なお，aripiprazoleはD$_2$受容体に対する結合親和性の方が5-HT$_{2A}$受容体よりも高かったが，D$_2$受容体に対して部分作動薬として作用するため[6]，単純に結合親和性を比較することはできない。

行動薬理試験において，blonanserinは5-HT$_{2A}$受容体関連行動（ラットp-chloroamphetamine誘発首振り行動）を抑制することが報告されている[29]。この5-HT$_{2A}$受容体関連行動拮抗作用とD$_2$受容体関連行動拮抗作用（ラットapomorphine誘発gnawing行動の抑制作用）を比較した場合，haloperidolはD$_2$受容体拮抗優位の作用を示し，risperidoneは，5-HT$_{2A}$受容体拮抗優位の作用を示すのに対して，blonanserinは両受容体拮抗が同程度に反映された作用を示す[29]。これらの結果は，in vivoでの5-HT$_{2A}$受容体，D$_2$受容体拮抗作用を示したものであるが，今回の受容体結合試験から得られた結果とよく一致している。

また，5-HT$_{2A}$受容体拮抗作用は，統合失調症の陰性症状改善作用，EPS発現の軽減に寄与すると考えられているが，blonanserinにおいても陰性症状改善作用，EPS発現の軽減を示唆する報告がされている。Blonanserinは，陰性症状の動物モデル[23]と考えられているマウスphencyclidine（PCP）反復投与後の強制水泳無動時間延長を抑制し，非定型抗精神病薬のrisperidoneに類似の作用を示した[29]。一方，副作用のEPS発現に関して，blonanserinのラットカタレプシー誘発用量は，抗精神病作用（ラット条件回避反応抑制作用）発現用量より約30倍高く，haloperidolと比較しても安全性が高いことが示されている[29]。Blonanserinがrisperidoneと同様に陰性症状の動物モデルに有効であり，さらに，haloperidolよりラットカタレプシー誘発作用が弱いという知見は，blonanserinがSDAと異なる受容体結

合特性を持ちながら「非定型性」を有することを示唆している。

このように in vitro 受容体結合試験において，blonanserin は十分な $5-HT_{2A}$ 受容体結合親和性を示すが，その親和性は D_2 受容体と比較して低く，DSA と呼ぶべき特徴を持っていた。また，SDA と異なる受容体結合特性を有しながら，種々の薬理試験では SDA の risperidone と同等の「非定型性」を示している。すなわち「非定型性」を獲得するには，$5-HT_{2A}$ 受容体に対する結合親和性が D_2 受容体より高い必要はないことを意味している。最近，Meltzer らが提唱するセロトニン仮説に対し，Kapur と Seeman[8]は，clozapine の EPS 発現が少ない理由として，投与直後は D_2 受容体を比較的高率に占拠するが，その後，急速に同受容体より解離する性質を持つことを見出し，「非定型性」の説明として fast-dissociation 仮説を提唱している。Blonanserin が，彼らの fast-dissociation 仮説に従うか否かは今のところ定かではないが，今後の positron emission tomography (PET) 研究等により DSA の blonanserin が「非定型性」を示す理由が明らかにされることが期待される。

3．アドレナリン α_1 (α_{1A}) 受容体

アドレナリン α_1 受容体拮抗作用は，鎮静作用や起立性低血圧などの副作用発現に関与すると考えられている。鎮静作用は，その作用が強すぎる場合に過鎮静や陰性症状の増悪を引き起こす可能性がある。また，起立性低血圧は，抗精神病薬による循環器系副作用の一つとして留意する必要がある。

今回の検討では，risperidone および quetiapine は，D_2 受容体に対する結合親和性と比較して高い α_1 受容体結合親和性を有しており，その Ki 値で比較すると，risperidone で約 2 倍，quetiapine で約 25 倍，α_1 受容体に強く結合した。一方，blonanserin の α_1 受容体結合親和性は，D_2 受容体結合親和性と比べて相対的に低く，およそ 1/30 程度であった。

ラット眼瞼下垂惹起作用を指標とした α_1 受容体拮抗作用の評価試験において，blonanserin，haloperidol および risperidone の ED_{50} 値は，それぞれ，80 mg/kg 以上，17.9 mg/kg および 7.78 mg/kg であると報告されている[29]。この動物実験の結果は，今回の α_1 受容体結合親和性評価の結果とよく一致している。

このように，blonanserin は D_2 受容体結合親和性を基準にした場合の相対的な α_1 受容体結合親和性が他剤に比べ非常に低いことから，臨床においても α_1 受容体拮抗作用に基づく副作用の発現は，他剤よりも弱いと考えられる。

4．ヒスタミン H_1 受容体

ヒスタミン H_1 受容体拮抗作用は，眠気や鎮静の発現に関与すると考えられている。最近では，体重増加や肥満などの副作用発現にもこの受容体が関与することが示唆されており，非定型抗精神病薬の副作用発現に関して注目されている受容体である[10]。さらに，H_1 受容体拮抗薬は，記憶学習機能を障害することが知られており[14]，H_1 受容体拮抗作用が，統合失調症の症状の一つである認知機能障害に対して悪影響を及ぼす可能性も考えられる。

今回の検討において，olanzapine と quetiapine は，D_2 受容体と比較して非常に高い H_1 受容体結合親和性を有していた。一方，risperidone, perospirone の H_1 受容体結合親和性は比較的低く，blonanserin および haloperidol は，極めて H_1 受容体結合親和性が低い薬剤であることが示された。

このように受容体結合特性から判断するに，blonanserin では，H_1 受容体拮抗作用に起因する体重増加や耐糖能異常，認知機能障害誘発などの副作用は他の非定型抗精神病薬よりも弱い可能性が示された。

5．ムスカリン性アセチルコリン M_1 受容体

ムスカリン性アセチルコリン M_1 受容体拮抗作用は，口渇，便秘，頻脈などの自律神経系副作用，学習記憶障害などの中枢神経系副作用に関与すると考えられている。

今回の検討では，olanzapine と quetiapine に D_2 受容体結合親和性と比較して高い M_1 受容体結合親和性が見られた。これらの結果は，Bymasterらの知見[3]と一致していた。Blonanserinを含むその他の抗精神病薬では，D_2受容体結合親和性と比較してM_1受容体結合親和性は低く，両受容体間の結合親和性に100倍以上の乖離が見られた。したがって，blonanserinではM_1受容体拮抗作用に基づく副作用発現の程度は低いと考えられた。

6．その他の受容体

5-HT_{1A}受容体作動薬は，ヒトにおける抗うつ・抗不安作用に関与するだけでなく，抗精神病薬による錐体外路系副作用を軽減し[21]，統合失調症患者の認知機能障害を改善することが報告されている[26,27,28]。さらに，近年，動物実験において，5-HT_6，5-HT_7，$α_2$などの受容体を介して，認知機能障害が改善されることが報告[1,5,19]されており，統合失調症治療におけるこれら受容体の役割が注目されている。今回これまでの報告[6,9,24]と一致して，perospirone, quetiapine, aripiprazoleは，5-HT_{1A}受容体に対して高い結合親和性を有していた。一方，blonanserinのこれらの受容体に対する結合親和性は低く，直接的な関与は少ないと考えられる。なお，aripiprazoleに関しては，これまでにも5-HT_{1A}受容体に高い結合親和性を有すること（Ki値1.65～5.6nM）[7,25]，および同受容体に対して部分作動薬として作用すること[7,13]が報告されている。今回，aripiprazoleの5-HT_{1A}受容体に対する結合親和性がこれまでの報告よりもやや高く評価されているが，実験条件に大きな違いはなく，その詳細は明らかではない。しかしながら，aripiprazoleはD_2受容体に対して部分作動薬であることを特徴としており，受容体結合親和性の評価だけではその薬理学的特性を正確に示すことは困難である可能性が考えられた。

今回実験は行っていないが，これまでの検討によりblonanserinは，D_2受容体と同様にD_3受容体に高い結合親和性（Ki値；0.494nM）を持つことが明らかにされている[29]。その他D_1，D_4，D_5，5-HT_{2B}，5-HT_{2C}，5-HT_3，5-HT_4，5-HT_{5A}，$β$受容体などに対する結合親和性は低く，これら受容体とD_2受容体に対する結合親和性は少なくとも100倍以上乖離している[29]。多くの抗精神病薬はD_2，D_3，D_4受容体に高い結合親和性を持つが，blonanserinは，D_4受容体にはほとんど親和性を示さず，D_2/D_3受容体に高い選択性を有している。これは，benzamide系薬剤の受容体結合特性に類似している。いくつかのPET研究において，benzamide系薬剤は脳部位選択的な受容体遮断をすること[2,30]や，実際の臨床試験において，benzamide系抗精神病薬であるamisulprideが5-HT_{2A}受容体に結合親和性を有さないにもかかわらず「非定型性」を示すことが明らかになっている[12]。これらの作用機序の詳細については明らかではないが，blonanserinもbenzamide系薬剤に似た特性を有している可能性がある。さらに，近年，動物モデルにおいて，D_3受容体拮抗作用が認知機能障害の改善やEPS発現の軽減に関与するとの報告[4,11,18]もされていることから，blonanserinの「非定型性」にD_3受容体結合親和性が関与している可能性も考えられる。

以上のように，blonanserinは，D_2，D_3，5-HT_{2A}受容体に対して非常に選択性の高い薬剤であり，その他の受容体に対する結合親和性はこれらに比べ非常に低い。このblonanserinのシンプルな受容体結合特性から，優れた治療有効性のみならず，副作用面においても高い安全性が期待される。

V．おわりに

今回，新規統合失調症治療薬として導入されるblonanserinの特徴付けを行う目的で，その受容体結合特性を既存薬と同一実験条件下で比較検討した。受容体結合親和性は実験条件によって数値が必ずしも一定せず，異なる施設からの結果を正確に比較することは困難であった。これまで日本国内で使用されている統合失調症治療薬の受容体結合親和性を同一実験条件下で評価した報告はほとんどなく，今回の検討は意義が高いものと思われる。今回の検討で，blonanserinは，risperidoneなどの既存の抗精神病薬と異なり，D_2受容体結合親和性が5-HT_{2A}受容体より高いという，DSAと呼ぶべき特徴を有していた。SDAと異なる受容体結合特性を有しながら，blonanserinの

薬理試験の結果は，SDAと同様に「非定型性」を示していた。さらに，副作用の原因となりうる$α_1$受容体，H_1受容体，M_1受容体などに対する結合親和性はD_2受容体と比較して相対的に低く，安全性の面からも優れた薬剤であることが推察された。

Blonanserinは，D_2，(D_3，)5-HT_{2A}受容体に対して非常に高い選択性を持っており，特にその強力なD_2受容体拮抗作用は，統合失調症の急性期治療において有用である可能性がある。さらに，動物モデルや臨床試験で示された「非定型性」と副作用の弱さから，薬効面，安全面から見ても，統合失調症治療のfirst-line drugになりうると期待される。

文献

1) Björklund, M., Sirviö, J., Sallinen, J. et al. : Alpha 2C-adrenoceptor overexpression disrupts execution of spatial and non-spatial search patterns. Neuroscience, 88 : 1187-1198, 1999.

2) Bressan, R. A., Erlandsson, K., Jones, H. M. et al. : Is regionally selective D_2/D_3 dopamine occupancy sufficient for atypical antipsychotic effect? an in vivo quantitative [^{123}I]epidepride SPET study of amisulpride-treated patients. Am. J. Psychiatry, 160 : 1413-1420, 2003.

3) Bymaster, F. P., Rasmussen, K., Calligaro, D. O. et al. : In vitro and in vivo biochemistry of olanzapine : a novel, atypical antipsychotic drug. J. Clin. Psychiatry, 58(suppl. 10) : 28-36, 1997.

4) Gyertyán, I. and Sághy, K. : The selective dopamine D_3 receptor antagonists, SB 277011-A and S 33084 block haloperidol-induced catalepsy in rats. Eur. J. Pharmacol., 572 : 171-174, 2007.

5) Hedlund, P. B. and Sutcliffe, J. G. : Functional, molecular and pharmacological advances in 5-HT_7 receptor research. Trends. Pharmacol. Sci., 25 : 481-486, 2004.

6) 廣瀬毅，間宮教之，山田佐紀子他：統合失調症治療薬アリピプラゾール(エビリファイ®)．日薬理誌，128 : 331-345, 2006.

7) Jordan, S., Koprivica, V., Chen, R. et al. : The antipsychotic aripiprazole is a potent, partial agonist at the human 5-HT_{1A} receptor. Eur. J. Pharmacol., 441 : 137-140, 2002.

8) Kapur, S. and Seeman, P. : Does fast dissociation from the dopamine D_2 receptor explain the action of atypical antipsychotics? : A new hypothesis. Am. J. Psychiatry, 158 : 360-369, 2001.

9) Kato, T., Hirose, A., Ohno, Y. et al. : Binding profile of SM-9018, a novel antipsychotic candidate. Jpn. J. Pharmacol., 54 : 478-481, 1990.

10) Kroeze, W. K., Hufeisen, S. J., Popadak, B. A. et al. : H1-histamine receptor affinity predicts short-term weight gain for typical and atypical antipsychotic drugs. Neuropsychopharmacology, 28 : 519-526, 2003.

11) Laszy, J., Laszlovszky, I. and Gyertyán, I. : Dopamine D_3 receptor antagonists improve the learning performance in memory-impaired rats. Psychopharmacology (Berl), 179 : 567-575, 2005.

12) Leucht, S., Pitschel-Walz, G., Engel, R. R. et al. : Amisulpride, an unusual "atypical" antipsychotic : a meta-analysis of randomized controlled trials. Am. J. Psychiatry, 159 : 180-190, 2002.

13) Marona-Lewicka, D. and Nichols, D. E. : Aripiprazole (OPC-14597) fully substitutes for the 5-HT_{1A} receptor agonist LY293284 in the drug discrimination assay in rats. Psychopharmacology, 172 : 415-421, 2004.

14) Masuoka, T. and Kamei, C. : Role of hippocampal H1 receptors in radial maze performance and hippocampal theta activity in rats. Brain Res. Bull., 73 : 231-237, 2007.

15) Meltzer, H. Y., Li, Z., Kaneda, Y. et al. : Serotonin receptors : their key role in drugs to treat schizophrenia. Prog. Neuropsychopharmacol. Biol. Psychiatry, 27 : 1159-1172, 2003.

16) Meltzer, H. Y., Matsubara, S. and Lee, J. C. : Classification of typical and atypical antipsychotic drugs on the basis of dopamine D-1, D-2 and serotonin2 pKi values. J. Pharmacol. Exp. Ther., 251 : 238-246, 1989.

17) Meltzer, H. Y. and Nash, J. F. : Effects of antipsychotic drugs on serotonin receptors. Pharmacol. Rev., 43 : 587-604, 1991.

18) Millan, M. J., Di Cara, B., Dekeyne, A. et al. : Selective blockade of dopamine D(3) versus D(2) receptors enhances frontocortical cholinergic transmission and social memory in rats : a parallel neurochemical and behavioural analysis. J. Neurochem., 100 : 1047-1061, 2007.

19) Mitchell, E. S. and Neumaier, J. F. : 5-HT_6 receptors : a novel target for cognitive enhancement.

Pharmacol. Ther., 108 : 320-333, 2005.
20) 三浦貞則：統合失調症に対する blonanserin の臨床評価―Risperidone を対照とした二重盲検比較試験. 臨床精神薬理, 11 : 297-314, 2008.
21) Moss, L. E., Neppe, V. M. and Drevets, W. C. : Buspirone in the treatment of tardive dyskinesia. J. Clin. Psychopharmacol., 13 : 204-209, 1993.
22) 村崎光邦：Blonanserin の薬理学的特徴と臨床的位置付け. 臨床精神薬理, 11 : 461-476, 2008.
23) Noda, Y., Yamada, K., Furukawa, H. et al. : Enhancement of immobility in a forced swimming test by subacute or repeated treatment with phencyclidine : a new model of schizophrenia. Br. J. Pharmacol., 116 : 2531-2537, 1995.
24) Odagaki, Y. and Toyoshima, R. : 5-HT$_{1A}$ receptor agonist properties of antipsychotics determined by [^{35}S]GTPgammaS binding in rat hippocampal membranes. Clin. Exp. Pharmacol. Physiol., 34 : 462-466, 2007.
25) Shapiro, D. A., Renock, S., Arrington, E. et al. : Aripiprazole, a novel atypical antipsychotic drug with a unique and robust pharmacology. Neuropsychopharmacology, 28 : 1400-1411, 2003.
26) Sumiyoshi, T., Matsui, M., Nohara, S. et al. : Enhancement of cognitive performance in schizophrenia by addition of tandospirone to neuroleptic treatment. Am. J. Psychiatry, 158 : 1722-1725, 2001.
27) Sumiyoshi, T., Matsui, M., Yamashita, I. et al. : Effect of adjunctive treatment with serotonin-1A agonist tandospirone on memory functions in schizophrenia. J. Clin. Psychopharmacol., 20 : 386-388, 2000.
28) Sumiyoshi, T., Matsui, M., Yamashita, I. et al. : The effect of tandospirone, a serotonin(1A) agonist, on memory function in schizophrenia. Biol. Psychiatry, 49 : 861-868, 2001.
29) 釆 輝昭, 久留宮聰：Blonanserin の薬理学的特徴. 臨床精神薬理, 10 : 1263-1272, 2007.
30) Xiberas, X., Martinot, J. L., Mallet, L. et al. : In vivo extrastriatal and striatal D$_2$ dopamine receptor blockade by amisulpride in schizophrenia. J. Clin. Psychopharmacol., 21 : 207-214, 2001.

New drug 新薬紹介

Blonanserin の基礎と臨床

村 崎 光 邦*

抄録：Blonanserin（BNS）はわが国創製の抗精神病薬で，強力なドパミン D_2 受容体拮抗作用とその 1/6 のセロトニン 5-HT_{2A} 受容体拮抗作用を有する dopamine-serotonin antagonist（DSA）とも呼ぶべきプロフィールを有する。Haloperidol（HPD）との比較試験は余裕の非劣性検証がなされ，陰性症状では有意差を示し，錐体外路症状（EPS）の誘発も有意に少なく，非定型性が証明された。Risperidone（RIS）との比較試験でも PANSS 合計スコアの変化量で非劣性が検証され，EPS も同程度で，プロラクチン値の推移は RIS と異なり正常方向への変動を示した。この試験の中で検討された認知機能障害への影響でも，言語性記憶の即時・遅延再生と，注意と処理速度に対して改善効果を有する可能性が示唆された。また，長期投与試験では，高い効果の持続と安全性が確認された。これらから，BNS は従来の第二世代抗精神病薬（SGA）とは一線を画して DSA と呼ぶべき新しい SGA で，幅広い臨床効果と安全性から，常に first-line drug として活躍することが期待される。

臨床精神薬理　11：855-868, 2008

Key words：*blonanserin, dopamine-serotonin antagonist(DSA), second generation antipsychotic, schizophrenia, first-line drug*

I．はじめに

わが国では，1955年 chlorpromazine の導入以来，多くの第一世代抗精神病薬（first generation antipsychotics, FGA）が開発され，統合失調症の治療に大いに貢献してきた（図 1）。その中で，抗精神病作用と錐体外路症状（EPS）とを分離すべく開発された第二世代抗精神病薬（second generation antipsychotics, SGA）の第 1 号である risperidone（RIS）が1996年に導入され，さらに2001年の perospirone（PER），quetiapine（QTP），olanzapine（OLZ）が続き，2006年には待望の aripiprazole（APZ）が承認・発売されて 5 剤が出揃った。今日の統合失調症治療の場では，SGA が徐々にではあるが，FGA にとって替りつつあり，とくに急性期エピソードでは SGA の独壇場となって来ている。

今回，6 番目（わが国創薬では 3 番目）の SGA である blonanserin（BNS）が2008年 1 月に承認を取得したので，ここでその基礎と臨床について紹介しておきたい。なお，拙著「Blonanserin の薬理学的特徴と臨床的位置付け」[22]と合わせてお読み戴ければ BNS の立体的理解が得られよう。

II．Blonanserin の誕生と薬理学的プロフィール

RIS を中心とする serotonin-dopamine antagonist（SDA）が新規の非定型抗精神病薬（atypical

---

Preclinical and clinical features of blonanserin.
*CNS薬理研究所
〔〒228-0803　神奈川県相模原市相模大野 3-1-7 エビカビル 3 階〕
Mitsukuni Murasaki：Institute of CNS Pharmacology. 3-1-7, Sagamiohno, Sagamihara, Kanagawa, 228-0803, Japan.

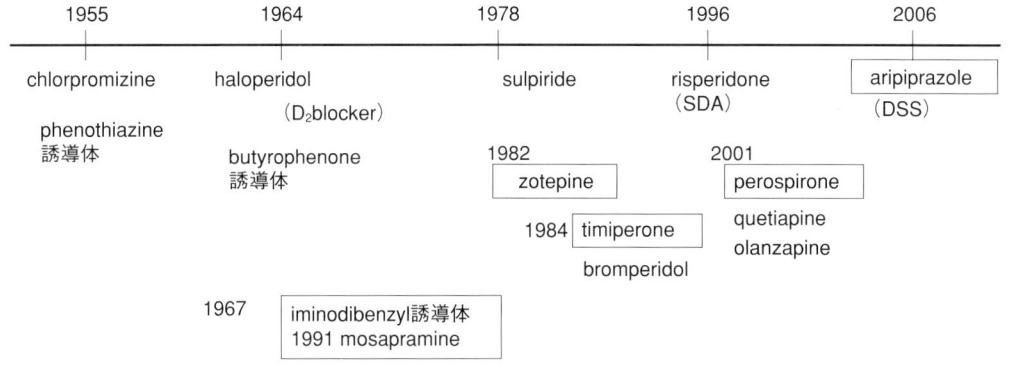

```
  1955          1964           1978          1996         2006
───┼─────────────┼──────────────┼─────────────┼────────────┼────
chlorpromizine  haloperidol   sulpiride    risperidone   aripiprazole
                (D₂blocker)                  (SDA)        (DSS)
phenothiazine
誘導体           butyrophenone        1982          2001
                誘導体               zotepine      perospirone
                              1984  timiperone   quetiapine
                                    bromperidol  olanzapine

        1967    iminodibenzyl誘導体
                1991 mosapramine
```

図1　わが国における主な抗精神病薬の導入
　　　□内，本邦創製

図2　Blonanserin の構造式

antipsychotics, AAP) として華々しい脚光を浴びる中で，大日本製薬（株）総合研究所（現：大日本住友製薬総合研究所）では独自の薬理学的プロフィールを持つ AAP の合成に邁進していた。そして，多くの候補化合物の中から1989年シクロオクタピリジン骨格を有する BNS が期待を込めて合成され，直ちに薬理学的試験に入ったのである（図2）。

1．薬理学的プロフィールの特徴

当時，EPS を軽減させた AAP はいずれもドパミン D_2 受容体への親和性より数倍以上高いセロトニン 5-HT_{2A} 受容体への親和性を有して，SDA と呼ばれ，非定型性は 5-HT_{2A} 受容体への拮抗作用によってもたらされるとの考え方が専らであった[4]。しかし，BNS は表1に示されるように，抗 D_2 受容体作用が 5-HT_{2A} 受容体への拮抗作用より強く，S/D ratio は0.142/0.812で，逆に言えば，D/S ratio が5.7であり，dopamine-serotonin antagonist (DSA) と呼ばれるべきパターンとなっている[27]。Meltzer[12-15]の理論からすると，BNS は SDA からはずれており，非定型性の条件を満たしていないことになるが，これが行動薬理学的特徴や臨床的有用性にどう関連するかはおいおい述べていきたい。

BNS のもう1つの特徴は D_3 受容体親和性の高いことである。ヨーロッパで非定型抗精神病薬として評価の高い benzamide 系の amisulpride は $D_{2/3}$ 受容体拮抗作用を有してその非定型性を確保していると考えられている[23,25]。したがって，BNS の非定型性は $D_{2/3}$・5-HT_{2A} 受容体拮抗作用から説明することも可能で，いずれにしても，従来の SDA と異なり，DSA と呼ぶべき概念の抗精神病薬といえよう。

BNS の3つ目の特徴は，$D_{2/3}$ 受容体および 5-HT_{2A} 受容体への高い親和性に比して，他の脳内各種受容体への親和性が極めて低いことで，副作用として問題となる肥満と耐糖能障害，脂質代謝障害，過度鎮静，QTc 延長，起立性低血圧などの発現が少ない安全性の高い薬物として期待される。

2．行動薬理学的プロフィール[27]

まず，BNS のドパミン D_2 およびセロトニン 5-HT_{2A} 受容体関連行動抑制作用をみてみよう（表2）。BNS では，D_2 受容体関連行動 (apomorphine 誘発 gnawing) 抑制作用と 5-HT_{2A} 受容体関連行動 (p-chloroamphetamine 誘発首振り行

表1 神経伝達物質受容体への親和性 (采と久留宮, 2007[27])

受容体	動物種	受容体親和性 Ki (nmol/L)		
		Blonanserin	Haloperidol	Risperidone
D_1	ヒト	1,070	2,300	761
D_{2long}	ヒト	0.142	2.73	13.2
$5-HT_{2A}$	ヒト	0.812	45.7	1.09
α_1	ラット	26.7	8.75	0.657
D_3	ヒト	0.494		
$5-HT_{2B}$	ヒト	31.8		
$5-HT_{2C}$	ヒト	26.4		
$5-HT_6$	ヒト	41.9		
$D_{4.2}$, $5-HT_{1A}$, $5-HT_{5A}$, $5-HT_7$, α_2, H_1, M_1	ヒト, ラット	≥100		
D_5, β, $5-HT_4$	ヒト, ラット モルモット	>1,000		
		IC_{50} (nmol/L)		
$5-HT_3$	ヒト	>100,000		

Ki；阻害定数, IC_{50}；50％抑制濃度, D；ドパミン, 5-HT；セロトニン, α；アドレナリンα, M；ムスカリン, H；ヒスタミン, β；アドレナリンβ

表2 ドパミンD_2及びセロトニン$5-HT_{2A}$受容体関連行動抑制作用の比較 (采と久留宮, 2007[27])

試験項目	ED_{50}, mg/kg p.o.			
	Blonanserin	Haloperidol	Clozapine	Risperidone
Apomorphine誘発 gnawing抑制 [ラット]	0.292	0.426	41.7	1.52
p-chloroamphetamine誘発 首振り行動抑制 [ラット]	0.434	5.59	5.78	0.0977

ED_{50}；50％作用用量

動）抑制作用はほぼ同じ用量で認められたのに対し，haloperidol（HPD）はD_2受容体関連行動を，また，clozapine（CLZ）とRISは$5-HT_{2A}$受容体関連行動をより低用量で抑制した。したがって，臨床においてもHPDがD_2受容体遮断優位の作用を，CLZとRISが$5-HT_{2A}$受容体遮断優位の作用を発揮すると推定されるのに対し，BNSはそれらの両者が反映された作用を発揮する可能性が高いと考えられている。

次に抗精神病効果に関連する薬理作用をみてみよう。ラットの条件回避反応抑制作用では，図3，表3にみるように，HPDと同等な抗精神病作用が期待される成績が得られている。なお，この条件回避反応抑制作用は14日間の反復投与でもその作用の強さに減弱はみられず，BNSはHPDと同様に耐性が生じ難いことがうかがわれる。

さらに，陰性症状のモデルとされているphencyclidine反復皮下投与後の強制水泳負荷時にみられる無動時間延長の抑制が認められており（図4），この成績からBNSはRISと同様に統合失調症の陰性症状を改善する可能性が示されている。また，統合失調症の認知機能障害モデルと考えら

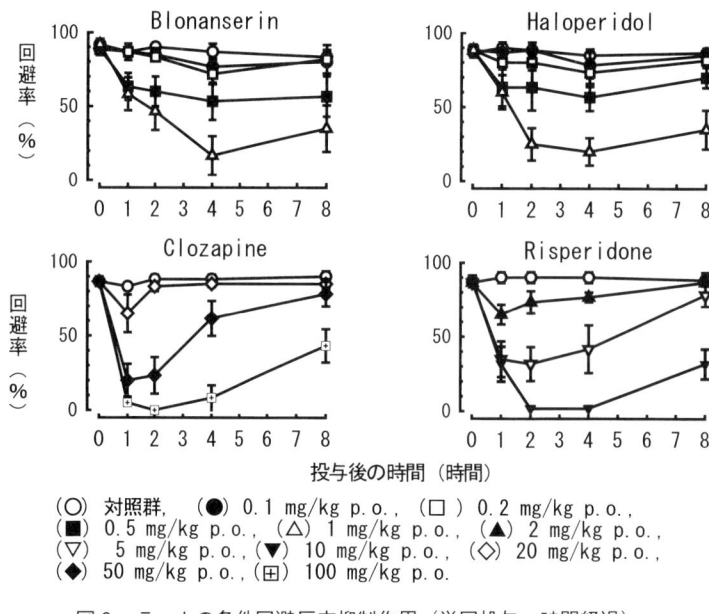

図3 ラットの条件回避反応抑制作用（単回投与，時間経過）
各値は平均値±標準誤差（n=6）（采と久留宮，2007[27]）

(○) 対照群, (●) 0.1 mg/kg p.o., (□) 0.2 mg/kg p.o.,
(■) 0.5 mg/kg p.o., (△) 1 mg/kg p.o., (▲) 2 mg/kg p.o.,
(▽) 5 mg/kg p.o., (▼) 10 mg/kg p.o., (◇) 20 mg/kg p.o.,
(◆) 50 mg/kg p.o., (⊞) 100 mg/kg p.o.

表3 抗精神病効果及び副作用に関連する薬理作用の比較（采と久留宮，2007[27]）

試験項目	ED_{50}, mg/kg p.o.（条件回避反応に対する比）			
	Blonanserin	Haloperidol	Clozapine	Risperidone
条件回避反応抑制 ［ラット］	0.55（1）	0.62（1）	32（1）	3.7（1）
カタレプシー惹起 ［ラット］	16.4（30）	5.63（9.1）		
眼瞼下垂惹起 ［ラット］	>80（>150）	17.9（29）	64.1（2.0）	7.78（2.1）
懸垂行動抑制 ［ラット］	50.9（93）	11.4（18）	17.7（0.6）	7.25（2.0）

ED_{50}；50％作用用量

れるapomorphine誘発プレパルス抑制障害に対しても，BNSはHPDと同様の改善作用を示している。

3．副作用に関連する薬理作用

抗精神病効果と副作用に関連する薬理作用のHPD，CLZ，RISとの比較を一覧表に示した（表3）。BNSでは効果に対するED_{50}値に比べて，カタレプシー惹起（EPS），眼瞼下垂惹起（過鎮静，眠気），懸垂行動抑制（ふらつき）でのED_{50}値は高く，HPDよりもその開きは大きかった。よって，BNSが効果を示す用量では副作用の発現が少ない，すなわち効果と副作用が大きく分離できることが期待される。一方，CLZとRISでは副作用関連試験と抗精神病効果関連試験にみる作用用量が比較的接近しており，効果と副作用が分離できていないと考えられるため，BNSではこれらの副作用の発現がCLZやRISより少ないこと

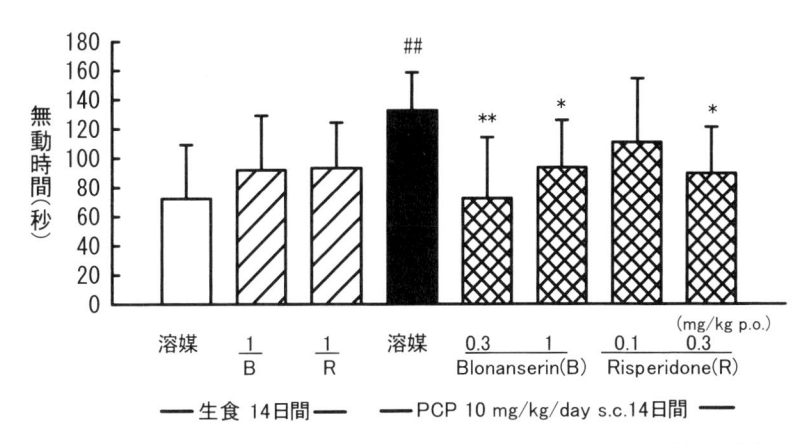

図4 マウスへの phencyclidine 反復投与後における無動時間延長に対する抑制作用（采と久留宮，2007[27]）
各値は平均値±標準偏差（n=12）。
生食；生理食塩液，PCP；phencyclidine
##$p<0.01$（生食反復＋溶媒群との比較，Wilcoxon の順位和検定），*$p<0.05$，**$p<0.01$（PCP反復＋溶媒群との比較，Steel検定）

表4 Blonanserin の薬物動態学的パラメータ
（ロナセンインタビューフォーム，2008）[2]

用量 (mg)	T_{max} (h)[a]	C_{max} (ng/mL)[b]	$t_{1/2}$ (h)[b]	AUC_{last} (ng·h/mL)[b]
4	1.5（1-3）	0.14±0.04	10.7±9.4	0.91±0.34
8	1.5（0.5-2）	0.45±0.22	12.0±4.4	2.82±1.38
12	1.5（1-3）	0.76±0.44	16.2±4.9	6.34±6.34

n=8，a) 中央値（最小値-最大値），b) 平均値±標準偏差

が期待される。

また，遅発性ジスキネジアモデルとされる SKF38393誘発異常口唇運動の増強作用は認められなかった。なお，プロラクチン上昇作用については，抗精神病作用とほぼ同じ用量で示されており，非臨床試験の段階では，その優位性は認められていない。

以上の非臨床試験の成績から，BNS は効果においては，優れた抗精神病作用を含めて，陰性症状や認知機能障害への効果が期待され，副作用においては，EPS も惹起しにくく，過鎮静，眠気，ふらつきなどをきたすことが少なく，優れた非定型抗精神病薬としての期待が大きいとまとめられる。

4．薬物動態に関する項目

第Ⅰ相試験における日本人健康成人男性に BNS を空腹時経口投与したときの薬物動態学的パラメータは表4のようになり，半減期は11～16時間で1日2回投与が適当と考えられる。なお，朝食後30分に単回投与したときの C_{max} および AUC_{last} は空腹時投与と比較してそれぞれ2.68倍および2.69倍上昇し，BNS の薬物動態は食事の影響を受けることが示されている。また，T_{max} の遅延と平均滞留時間の延長はみられたが，消失速度定数（kel）にはほとんど差はみられていない[2]。

代謝経路については，ヒト肝ミクロゾームを用いた in vitro 試験の結果から（図5）[11]，BNS は主として CYP3A4 により代謝され，代謝物として M-1（N-脱エチル体），M-2（N-オキシド体），

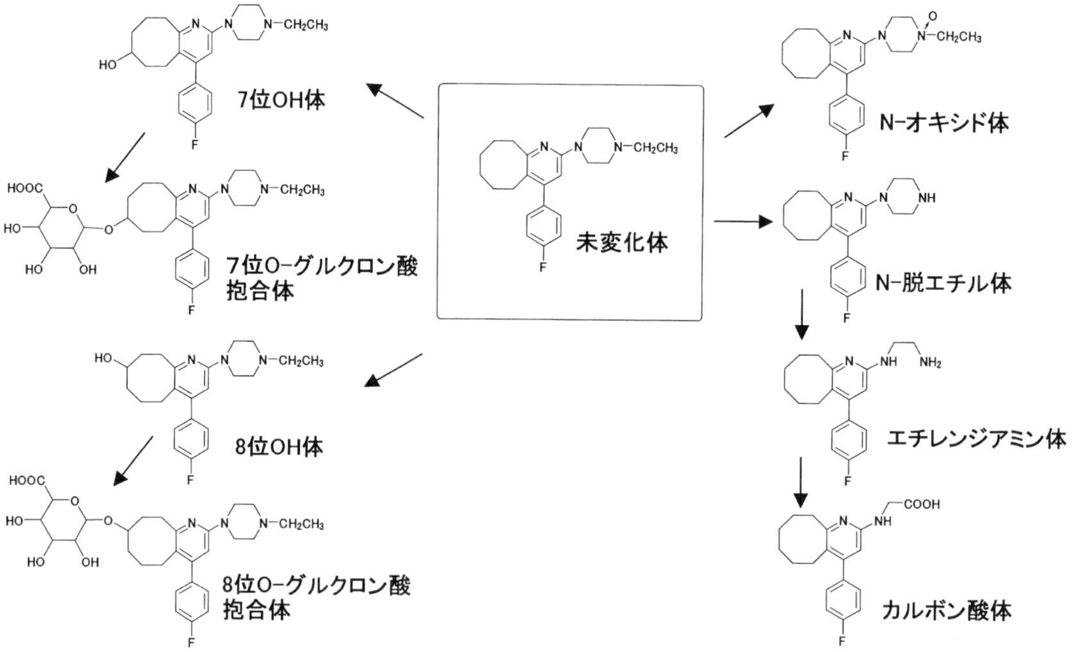

図5 Blonanserinのヒトでの主な推定代謝経路（松本ら，2008）[11]

M-3（7 OH体），M-3（8 OH体）およびM-3（9 OH体）（シクロオクタン環の酸化）などが生成される。M-1は，$D_{2,3}$受容体および$5-HT_{2A}$受容体に高い親和性が認められるが，BNSの主作用は未変化体にあると考えられている。

III．臨床試験成績

抗精神病薬としての承認に必要な各種臨床試験の中から，ここでは，HPDおよびRISを対照薬とした2つの比較試験，RISとの比較試験の中で検討された認知機能障害への影響試験ならびに，2本の長期投与試験の成績を紹介する。

1．Haloperidolを対照とした二重盲検比較試験[20]

統合失調症患者263例（BNS群129例，HPD群134例）を対象としたが，半数以上が10年以上の罹病期間を有し，破瓜型，妄想型，残遺型の慢性経過型が大半を占め，状態像は自発性欠如，感情鈍麻が前景にある場合II（慢性経過，症状固定のもの）が60％を越えている。したがって，90％以上は前治療歴を有しており，PANSS（陽性・陰性症状評価尺度：Positive and Negative Syndrome Scale, PANSS）でも陽性症状優位15％前後，陰性症状優位80％前後となっている。わが国でこれまでに実施されてきた抗精神病薬のほとんどすべての臨床試験の対象者とまったく同じパターンであるといってよい。海外ではほとんどが急性増悪例を対象としているだけに，このパターンはわが国独自のもので，手強い対象者群であるともいえる。

有効性の主要評価項目は最終全般改善度改善率（「著明改善」＋「中等度改善」の割合）でハンディキャップ方式（Δ＝10％）でHPDに対する非劣性を検証した。副次的評価項目としてPANSSとBPRS（簡易精神症状評価尺度：Brief Psychiatric Rating Scale, BPRS）の変動をおいた。用量はBNS 8～24mg/日，HPD 4～12mg/日とし，8週間で行った。

1）有効性

まず，最終全般改善度改善率は，BNS群が61.2％，HPD群が51.3％で，BNSのHPDに対する非劣性が検証された（P＝0.001）（表5）。なお，新鮮例と目される前治療薬なしの対象例で

表5　Haloperidolとの比較試験における最終全般改善度（村崎[20]，2007）

薬剤群	項目	著明改善	中等度改善	軽度改善	不変	軽度悪化	中等度悪化	著明悪化	改善率[#1]	検定[#2]	改善率の差の95%信頼区間
BNS (n=121)	n	14	60	25	8	8	6	0	61.2%	p = 0.001	-2.7〜22.4%
	%	11.6	49.6	20.7	6.6	6.6	5.0	0			
HPD (n=117)	n	13	47	31	11	3	6	6	51.3%		
	%	11.1	40.2	26.5	9.4	2.6	5.1	5.1			

BNS：blonanserin、HPD：haloperidol
#1：「著明改善」＋「中等度改善」の割合、#2：ハンディキャップ方式（△=10%）

表6　Haloperidolとの比較試験におけるPANSS合計スコア変化量と尺度別スコア変化量（村崎[20]，2007）

項目		薬剤群	例数	投与前	投与後	変化量	検定 群内比較[#1]	検定 群間比較[#2]
合計		BNS	114	81.5 ± 21.3	71.5 ± 23.0	-10.0 ± 18.4	p < 0.001	p = 0.215
		HPD	111	82.4 ± 21.6	74.6 ± 23.5	-7.8 ± 18.2	p < 0.001	
尺度	陽性尺度	BNS	114	16.3 ± 5.8	14.3 ± 5.8	-1.9 ± 6.1	p < 0.001	p = 0.818
		HPD	111	17.2 ± 6.4	15.3 ± 6.4	-1.9 ± 5.7	p < 0.001	
	陰性尺度	BNS	114	24.0 ± 7.6	20.6 ± 7.6	-3.4 ± 4.7	p < 0.001	p = 0.025
		HPD	111	24.0 ± 7.3	21.8 ± 7.5	-2.2 ± 5.3	P < 0.001	
	総合精神病理評価尺度	BNS	114	41.2 ± 11.4	36.6 ± 12.0	-4.6 ± 9.5	P < 0.001	p = 0.334
		HPD	111	41.3 ± 12.1	37.6 ± 12.4	-3.7 ± 9.3	P < 0.001	

（平均値 ± 標準偏差）
BNS：blonanserin、HPD：haloperidol
#1：投与前後のスコア変化量についてのWilcoxon符号付き順位検定
#2：投与前後のスコア変化量についてのWilcoxon順位和検定

は，BNS群9/12例（残り3例は軽度改善），HPD群6/9例（残り2例は軽度改善，1例は中等度悪化）で中等度改善以上を示し，BNSの効果の高さが目をひく。

PANSSの合計スコア変化量は，BNS群 -10.0±18.4，HPD群が-7.8±18.2で，尺度別スコアでは全ての尺度で有意な減少を示した。特筆されるのは，薬剤群間の比較において陰性尺度でBNS群がHPD群より減少した点である（P=0.025）（表6）。症状別スコアでも，BNS群で「情動の平板化（P=0.002）」「受動性/意欲低下による社会的引きこもり（P=0.003）」がHPD群より改善し，HPD群がBNS群より改善した症状はなかった。

BPRSの合計スコア変化量でも，-7.0±11.4対-5.1±10.6とBNS群が優れ，クラスター別では「欲動性低下」でBNS群が優れ（P=0.022），症状別スコアでも「情動の平板化」（P=0.002），「心気症」（P=0.044）とBNS群が優れており，HPD群がより改善した症状はなかった。

2）安全性

非定型性を証明するのに大切な安全性では，両群とも錐体外路系症状や精神神経系症状の有害事象および副作用発現割合が他の症状より高かった。症状別の副作用発現割合では振戦，アカシジア，運動能遅延，過度鎮静がHPD群よりBNS群で低く（それぞれ，P=0.010，P=0.009，P=0.009，P=0.030），逆にHPD群よりBNS群で高い副作用はなかった。

①錐体外路症状に対する影響：EPSの発現割合はBNS群が52.7%，HPD群が75.0%とBNS群で有意に低かった（P<0.001）。発現割合が20%以上のEPSはBNS群で振戦（27.9%），アカシジア（25.6%），HPD群で振戦（43.9%），アカシジア（40.9%），運動能遅延（31.1%），筋強剛（25.8%），歩行障害（25.8%），流涎（25.0%）であった。特に，振戦およびアカシジアはHPD群よりBNS群で低かった（P=0.010，P=0.009）（表7）。

抗パーキンソン剤の併用割合は，図6にみるよ

うに BNS 群で数値上低かった。

②血中プロラクチン値に及ぼす影響：両群とも正常方向へ推移しているが，プロラクチン値上昇の副作用発現割合は BNS 群8.5％，HPD 群15.2％と BNS 群が HPD 群の約1/2であった。

③その他：SGA ではとかく問題とされる体重増加については，HPD 群では認めず BNS 群でも1.6％と低かった。臨床検査値に対しては両群とも大きな変動はなく，心電図，脳波，バイタルサインに対する影響でも両群とも大きく変動しなかった。

3）有用度

最終全般改善度と概括安全度を勘案して評価する有用度をみると，有用率（「極めて有用」＋「かなり有用」の割合）は BNS 群45.3％，HPD 群27.1％で，BNS 群が有意に高かった（P＝0.003）（表8）。

以上，BNS は HPD との非劣性試験に成功し，とくに PANSS の「陰性尺度」スコア改善が HPD 群より大きかったことや BPRS での「欲動性低下クラスター」のスコア改善が HPD 群より大きかったことから，BNS は陽性症状に対して HPD と同程度の効果を有し，HPD に代表される FGA では効果が不十分とされる陰性症状にも有効であると考えられた。そして，安全性面でも，EPS の発現割合は HPD 群と比べて有意に低く，二次的な副作用を招くことのある抗パーキンソン剤の併用割合も HPD 群より低く，使用量も少なかったこと，さらにプロラクチン値上昇の副作用発現割合は HPD 群の1/2であることなどから BNS の非定型性が検証されたと考えられる。

表7 Haloperidol との比較試験における錐体外路系副作用（5％以上）（村崎，2007)[20]

	副作用				
	BNS（129例)		HPD（132例)		検定[#1]
	n	%	n	%	p値
振戦	36	27.9	58	43.9	0.010
筋強剛	25	19.4	34	25.8	0.239
アカシジア	33	25.6	54	40.9	0.009
寡動	18	14.0	23	17.4	0.498
流涎	23	17.8	33	25.0	0.176
構音障害	18	14.0	20	15.2	0.861
運動能遅延	22	17.1	41	31.1	0.009
ジストニア	10	7.8	16	12.1	0.302
ジスキネジア	12	9.3	9	6.8	0.502
歩行障害	22	17.1	34	25.8	0.098

BNS：blonanserin、HPD：haloperidol
#1：Fisher の直接確率法

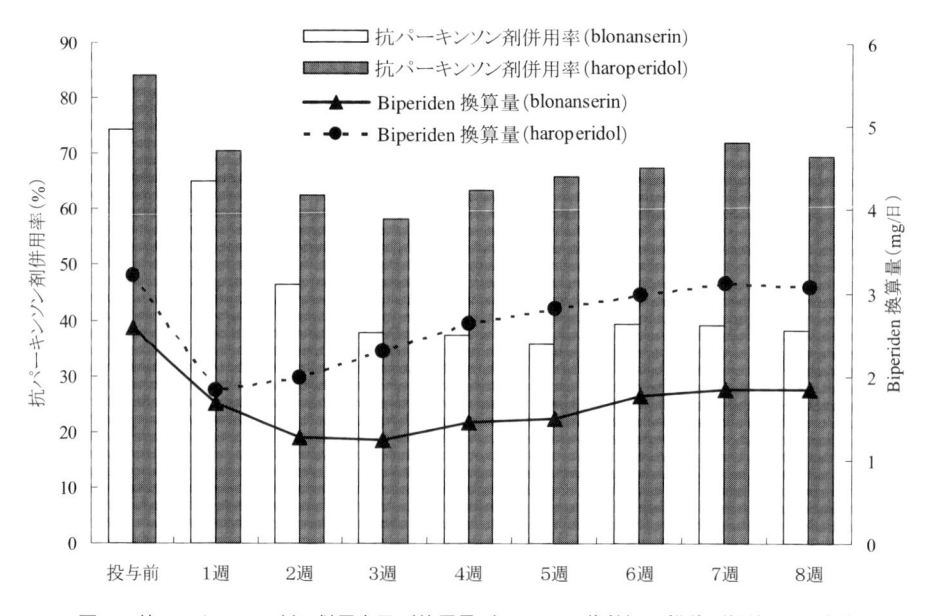

図6 抗パーキンソン剤の併用率及び使用量（biperiden 換算）の推移（村崎，2007)[20]

表8 Haloperidol との比較試験における有用度（村崎，2007）[20]

薬剤群	極めて有用	かなり有用	やや有用	有用とは思われない	やや好ましくない	かなり好ましくない	非常に好ましくない	検定	95%CI[#3]
BNS (n=128)	8 (6.3%)	50 (39.1%)	37 (28.9%)	14 (10.9%)	6 (4.7%)	10 (7.8%)	3 (2.3%)	p=0.004[#1]	6.6～29.7
HPD (n=129)	3 (2.3%)	32 (24.8%)	48 (37.2%)	17 (13.2%)	12 (9.3%)	11 (8.5%)	6 (4.7%)	p=0.003[#2]	

BNS：blonanserin、HPD：haloperidol
#1：Wilcoxon 順位和検定
#2：Fisher の直接確率法（「極めて有用」＋「かなり有用」の割合）
#3：「極めて有用」＋「かなり有用」の割合の差の95%信頼区間

表9 Risperidone との比較試験における PANSS 合計スコア変化量（三浦，2008）[16]

薬剤群	n	試験開始直前のスコア		試験終了時のスコア		投与前後の比較[#1]	変化量		薬剤群間の差[#2]		
		平均値	標準偏差	平均値	標準偏差		平均値	標準偏差	推定値	標準誤差	95%信頼区間
BNS	156	87.1	14.7	76.1	21.4	p<0.001	−11.05	17.27	−0.46	2.00	−4.40～3.48
RIS	144	86.7	15.3	75.2	22.1	p<0.001	−11.51	17.38			

BNS：blonanserin、RIS：risperidone、#1：Wilcoxon の符号付順位和検定、#2：1 way-ANOVA モデル

表10 Risperidone との比較試験における PANSS 尺度別スコア変化量（三浦，2008）[16]

尺度	薬剤群	n	試験開始直前のスコア		試験終了時のスコア		投与前後の比較[#1]	変化量		95% IC		薬剤群間の比較[#2]
			平均値	標準偏差	平均値	標準偏差		平均値	標準偏差	下限	上限	
陽性尺度	BNS	156	18.8	5.2	16.3	6.3	p<0.001	−2.5	5.5	−3.4	−1.6	p=0.984
	RIS	144	19.0	6.2	15.9	6.6	p<0.001	−3.1	5.9	−4.0	−2.1	
陰性尺度	BNS	156	24.3	5.7	20.9	6.3	p<0.001	−3.4	4.6	−4.2	−2.7	p=0.382
	RIS	144	24.6	5.8	21.6	6.7	p<0.001	−3.0	4.3	−3.7	−2.3	
総合精神病理尺度	BNS	156	44.1	8.1	38.9	11.2	p<0.001	−5.1	9.1	−6.6	−3.7	p=0.960
	RIS	144	43.1	7.9	37.6	11.3	p<0.001	−5.5	9.1	−7.0	−3.9	

BNS：blonanserin、RIS：risperidone、95% IC：95%信頼区間
#1：Wilcoxon の符号付順位和検定、#2：Wilcoxon の順位和検定

2．Risperidone を対照とした二重盲検比較試験[16]

本試験は，日本初の RIS を対照とした比較試験で，世界で最も処方頻度が高く，どのガイドラインでも first-line drug として君臨している RIS との試験だけに価値は高い．1群150例で，対象患者は HPD との比較試験と同様に慢性例である．

主要評価項目は試験終了時の PANSS 合計スコア変化量で，両薬剤群間差の両側95%信頼区間下限値が非劣性の許容差「−7」を上回った場合に BNS の RIS に対する非劣性が検証されると定めた．副次的には PANSS と BPRS の変動をおいた．用量は BNS 8～24mg/日，RIS 2～6 mg/日とし，8週間で行った．

1）有効性

PANSS 合計スコアは両群とも減少し（P<0.001），スコア変化量は BNS 群が−11.05±17.27，RIS 群が−11.51±17.38と同程度で（表9），両側95%信頼区間の下限は「−7」を上回っており，BNS 群の RIS 群に対する非劣性が検証された．

両群とも PANSS 合計スコアは同様の推移を示して減少し（図7），PANSS 尺度別スコアは両群ともに三尺度とも減少して，試験終了時の尺度別変化量は両群とも同程度であった．（表10）．BPRS でも同様の減少の推移を示し，BPRS 合計／クラスター別スコア変化量は両群ともほぼ同じであった（図7）．なお，最終全般改善度は BNS 群が51.0%（79/155例），RIS 群が56.6%（81/143

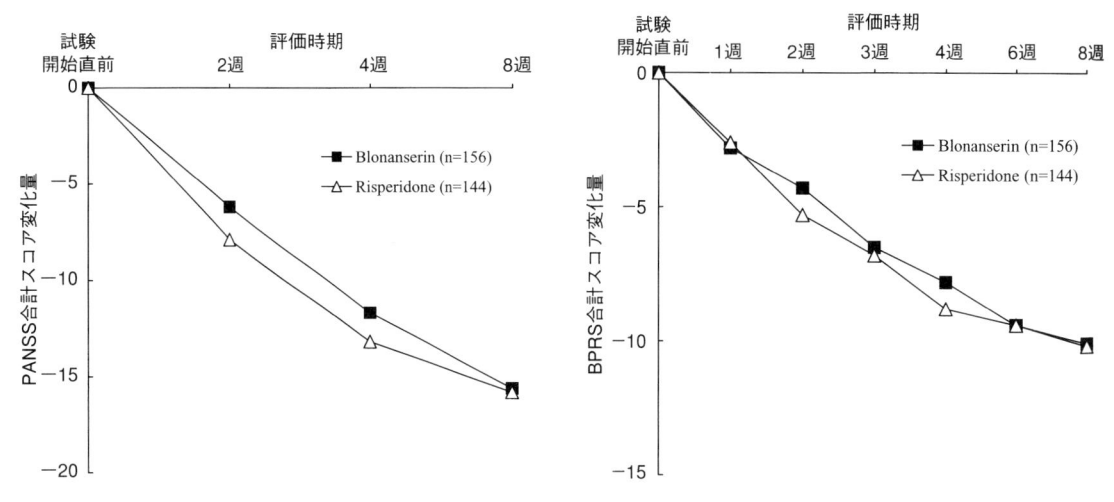

図7 PANSSおよびBPRSの合計スコア変化量の推移（三浦，2008より合成）[16]

表11 Risperidoneとの比較試験における最終全般改善度（三浦，2008）[16]

薬剤群	項目	著明改善	中等度改善	軽度改善	不変	軽度悪化	中等度悪化	著明悪化	判定不能	合計	改善例の割合[#1](%)	改善割合の薬剤群間差の95%信頼区間
BNS	n	27	52	48	14	9	4	1	0	155	51.0	−5.7〜16.9%
	%	17.4	33.5	31.0	9.0	5.8	2.6	0.6	0.0			
RIS	n	21	60	33	20	2	5	2	0	143	56.6	
	%	14.7	42.0	23.1	14.0	1.4	3.5	1.4	0.0			

BNS：blonanserin、RIS：risperidone
#1：「著明改善」+「中等度改善」の割合

例）とほぼ同程度であった（表11）。

2）安全性

①錐体外路症状に対する影響：有害事象の発現割合は両群とも95％前後で差がなく，EPSも2／3の症例に発現して差はなかった。両群とも運動緩慢，振戦，アカシジア，流涎，歩行異常，筋骨格硬直，構音障害，運動低下などが多く発現し，アカシジアで28.8％対17.2％（P＝0.020）とBNS群が高かった（表12）。

DIEPSS（薬原性錐体外路症状評価尺度：Drug-Induced Extrapyramidal Symptoms Scale）のスコア変化量は両群ほぼ同じであり，試験期間中の抗パーキンソン剤の併用割合は，両群とも投与開始直前の約50％から減少し，RIS群がBNS群より低かった。

②血中プロラクチン値に対する影響：プロラクチン値はRIS群でさらに悪化する方向へ推移したのに対してBNS群では正常方向へ推移している（図8）。このことはBNSはRISよりも高プロラクチン血症による副作用のリスクが低いことを示唆している。

③その他：耐糖能に関連する血糖値，HbA1c，インシュリンは両群とも大きな変動なく，体重も変わりなかった。QTc値も両群ともほとんど変動していない。その他，有意差のついたものとしては，食欲亢進（1.3％：2.6％），起立性低血圧（0.6％：4.8％）はBNS群で低く，易興奮性（7.7％：2.1％）はBNS群で高かった。

以上の成績はBNSのRISに対する非劣性が検証され，PANSS尺度別分類，BPRS，最終全般改善度でもRISと同程度の効果を示すものであった。SGAの代表とされるRISの抗精神病薬としての世界的評価は周知なだけに，BNSはRISと同様に統合失調症の広範な精神症状に改善効果を示すと考えられる。安全性でも，2〜6mg/日の

表12 Risperidoneとの比較試験における錐体外路系有害事象の事象別発現割合（三浦，2008）[16]

器官別大分類	基本語	有害事象				検定[#1]
		BNS（156例）		RIS（145例）		
		n	%	n	%	p値
発現例数合計		104	66.7	89	61.4	0.400
眼障害	眼球回転運動			1	0.7	0.482
胃腸障害	嚥下障害	1	0.6	2	0.4	0.610
	流涎過多	31	19.9	26	17.9	0.769
全身障害および投与局所様態	無力症	1	0.6	0	0	1.000
	歩行困難	12	7.7	17	11.7	0.248
	歩行異常	27	17.3	22	15.2	0.642
臨床検査	角膜反射低下			1	0.7	0.482
筋骨格系および結合組織障害	姿勢異常			1	0.7	0.482
	筋骨格硬直	22	14.1	19	13.1	0.867
神経系障害	アカシジア	45	28.8	25	17.2	0.020
	運動緩慢	56	35.9	55	37.9	0.722
	構語障害			1	0.7	0.482
	ジスキネジー	12	7.7	5	3.4	0.137
	構音障害	18	11.5	12	8.3	0.442
	ジストニー	7	4.5	4	2.8	0.544
	運動低下	15	9.6	20	13.8	0.284
	会話障害	2	1.3	1	0.7	1.000
	振戦	48	30.8	35	24.1	0.245
	パーキンソン歩行	2	1.3	1	0.7	1.000

BNS：blonanserin、RIS：risperidone、空欄：該当症例なし、#1：Fisherの直接確率法

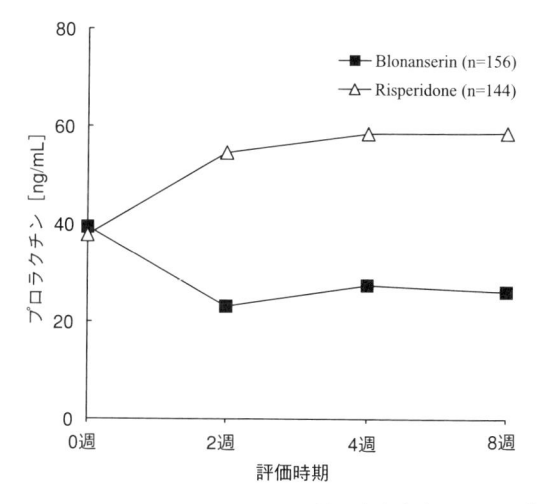

図8 Blonanserinのrisperidone対照比較試験におけるプロラクチン値の推移（三浦，2008）[16]

RISと比較してEPSの発現は同程度であり，BNSのプロラクチン値上昇リスクはRISより低いと考えられ，体重増加，耐糖能，QTcにも問題がないことから，RISに匹敵しうるfirst-line drugとなりうるといえよう。

3．認知機能障害に対する効果

統合失調症では，認知機能が障害されるが，三宅ら[17]はBNSのRISとの比較試験の中で26症例を対象として認知機能障害への影響をみている。両群とも言語性記憶の即時・遅延再生に対する改善効果を有する可能性が示唆され，さらにBNSは注意と処理速度に対しても改善効果を有する可能性が示唆されている。これらは今後の日常臨床の場面で追究すべき問題と考えられる。

4．長期投与試験

統合失調症は進行性で慢性の経過を辿る疾患であり，抗精神病薬は長期間使用される。そこで，BNSが長期投与で有用な薬剤であることを明確にするために，2本の多施設共同オープン試験として長期投与試験が実施されている。

1つは，28週以上48例，52週以上38例を対象とするもので[21]，PANSSおよびBPRSスコアで陽性症状，陰性症状のいずれも改善し，中等度改善以上の最終全般改善度を示したのは，28週時で75.0％，最終時で68.3％と高い改善効果が維持さ

表13 長期投与試験における最終全般改善度（村崎，2007）[21]

評価時期	著明改善	中等度改善	軽度改善	不変	軽度悪化	中等度悪化	著明悪化	合計	改善率[#1] （95%信頼区間）
28週後	14 (29.2)	22 (45.8)	11 (22.9)	0	0	1 (2.1)	0	48	75.0% (60.4〜86.4%)
52〜56週後	12 (31.6)	21 (55.3)	5 (13.2)	0	0	0	0	38	86.8% (71.9〜95.6%)
最終評価時	14 (23.3)	27 (45.0)	7 (11.7)	5 (8.3)	1 (1.7)	3 (5.0)	3 (5.0)	60	68.3%[#2] (55.0〜79.7%)

#1：中等度改善以上の症例の割合
#2：判定不能の1例を除外して算出（41/60例）
例数（％）

表14 Blonanserin長期投与試験の最終全般改善度（木下，2008）[9]

評価時期	著明改善	中等度改善	軽度改善	不変	軽度悪化	中等度悪化	著明悪化	合計	改善率[#1] （95%信頼区間）
28週後	20 (7.6)	117 (44.3)	81 (30.7)	39 (14.8)	5 (1.9)	2 (0.8)	0	264	51.9% (45.7〜58.1%)
52〜56週後	12 (7.7)	74 (47.7)	44 (28.4)	22 (14.2)	2 (1.3)	1 (0.6)	0	155	55.5% (47.3〜63.5%)
最終評価時	24 (7.5)	129 (40.6)	93 (29.2)	47 (14.8)	8 (2.5)	12 (3.8)	5 (1.6)	318	48.1% (42.5〜53.8%)

#1：中等度改善以上の症例の割合
例数（％）

表15 抗精神病薬のプロラクチンへの影響（岸本ら，2002，一部省略）[10]

薬剤名	影響	備考
Sulpiride	＋＋＋	全例で78ng/mLまで↑，15〜20倍まで↑，600ng/mLを超える例あり。
Risperidone	＋＋＋	女性で平均125ng/mLまで↑，45〜80ng/mL↑
Haloperidol	＋〜＋＋	17〜18.3ng/mL↑
Olanzapine	0〜＋	プラセボと差はない。Haloperidolの1/2〜1/3程度。
Quetiapine	0	プラセボと差はない。
Clozapine	0	プラセボと差はない。

れている（表13）。治験期間中の副作用発現率は72.1%で，28週以上投与例でのそれも同じで，長期投与による発現割合の上昇や遅発的に発現した事象はなかった。なお，EPS発現割合は52.5%であった。

もう1つは，28週以上264例，52週以上155例を対象とする大規模試験で[9]，ほぼ同様な成績を示し，中等度以上の最終全般改善度は51.9%，最終評価は48.1%と改善効果が持続している（表14）。副作用の発現割合は68.5%で，28週以上でも同様であり，増加することはなかった。EPSは35.8%にみられている。

両試験とも遅発性ジスキネジアはみられず，プロラクチン値，体重増加，耐糖能などに問題はなく，BNSの長期にわたる効果と安全性が認められている。

なお，非臨床試験で血中プロラクチン値に及ぼす影響について，SGAとしての優位性を見出せないでいたが[27]，その後の臨床試験の中で，プロラクチン値を上昇させる力は弱く，岸本ら[10]の表にあてはめると（表15），olanzapineと同程度のレベルであると考えられる。

表16 各種抗精神病薬の有害事象項目別発現リスクのまとめ
(Tandon ら[26]の報告(一部省略)に blonanserin のデータを加えて作成)

副作用	BNS	HPD	APZ	CLZ	OLZ	QTP	RIS
体重増加	±	±	±	+++	+++	++	+
耐糖能異常	+	+	±	+++	+++	+	+
QT/QTc 延長	±	+	±	++	+	±	±
起立性低血圧	+	+	±	+++	+	++	++
高プロラクチン血症	+	++	±	±	±	±	+++
錐体外路症状	±〜+	+++	±〜+	±	±〜+	±	±〜+

BNS：Blonanserin, HPD：Haloperidol, APZ：Aripiprazole, CLZ：Clozapine, OLZ：Olanzapine, QTP：Quetiapine, RIS：Risperidone

IV. おわりに

わが国に最初に登場した chlorpromazine や HPD などの FGA は優れた抗精神病作用のもとに統合失調症の科学的治療を大きく前進させ、社会復帰への期待を抱かせた。1963年 Carlsson と Lindqvist[1]によるドパミン受容体遮断作用の発見は統合失調症ドパミン仮説の礎となり、以後、抗ドパミン作用を追究した FGA が次々と開発されていった。しかし、抗ドパミン作用に基づく抗精神病作用と EPS などの副作用の分離ができず、いわゆる定型抗精神病薬の時代が40年以上続いた。その中で、SGA の源流となった CLZ が開発され[3]、抗ドパミン作用による効果と副作用を分離する「非定型性」が注目された[18]。ここから新規抗精神病薬として SGA の開発が進み、その旗手となったのが RIS であり、SDA と呼ばれて、D_2 受容体よりも $5-HT_{2A}$ 受容体により強い拮抗作用を有することが EPS の軽減に成功したと考えられてきた[4,12-15]。ドパミン受容体の部分アゴニストとしての APZ[6-8,19]を除けば、わが国に導入されている SGA のいずれもがこの SDA の定義に合致する。

その後、position emission tomography (PET) 研究を通して、fast dissociation 仮説[5]を含めて、「非定型性」の獲得には $5-HT_{2A}$ 受容体拮抗作用の方が強い必要性はないとの考え方が現われた[22]。

これを見事に実証したのが BNS ということになる。BNS の $5-HT_{2A}$ 受容体の拮抗作用は D_2 受容体のそれに対して 1/6 でありながら、非臨床試験、臨床試験を通して「非定型性」が保持されている。このことから、SDA の定義に合致する RIS, PER, OLZ, QTP とは一線を画して dopamin-serotonin antagonist, DSA と呼ぶべき SGA であるといえる。

以上、BNS は効果において SGA に遜色なく、陰性症状や認知機能障害への効果をも示し、安全性でも SGA の有する問題もかなりの点でクリアしている(表16)。今後、BNS は DSA として、常に統合失調症治療の first-line drug として活躍することが大いに期待される。

文 献

1) Carlsson, A., Lindqvist, M. : Effects of chlorpromazine or haloperidol on formation of 3-methoxytyramine and normetanephrine in mouse brain. Acta Pharmacol. Toxicol., 20 : 140-144, 1963.
2) 大日本住友製薬株式会社：ロナセンインタビューフォーム. 2008.
3) 出村信隆：抗精神病薬開発における clozapine 研究の意義. 臨床精神薬理, 10 : 2091-2106, 2007.
4) Kapur, S., Remington, G : Serotonin-dopamine interaction and its relevance to schizophrenia. Am. J. Psychiatry, 153 : 466-476, 1996.
5) Kapur, S., Seeman, P. : Does fast dissociation from the dopamine D2 receptor explain the action of atypical antipsychotics? : A new hypothe-

sis. Am. J. Psychiatry, 158 (3) : 360–369, 2001.
6) Kikuchi, T., Tottori, K., Uwahodo, Y. et al. : 7{4-[4 - (2, 3-Dichlorophenyl) -1-piperazinyl] butyloxy} -3, 4-dihydro-2 (1H) -quinolinone (OPC 14597), a new putative antipsychotic drug with both presynaptic dopamine autoreceptor agonistic activity and postsynaptic D_2 receptor antagonistic activity. J. Pharmacol. Exp. Ther., 274 : 329–336, 1995.
7) 菊地哲朗, 間宮教之：ドパミン自己受容体作動薬の開発—新規抗精神病薬 aripiprazole (OPC-14597). 臨床精神薬理, 2 : 379–385, 1999.
8) 菊地哲朗, 廣瀬 毅, 中井 哲：ドパミンD_2受容体パーシャルアゴニスト—新規抗精神病薬アリピプラゾール. 臨床精神医学, 34 : 461–468, 2005.
9) 木下利彦：統合失調症に対する blonanserin の長期投与試験—多施設共同オープン試験(全国区). 臨床精神薬理, 11(1) : 135–153, 2008.
10) 岸本泰士郎, 渡邊衡一郎：錐体外路症状以外の副作用における定型抗精神病薬と非定型抗精神病薬の比較. 臨床精神薬理, 5 : 185–196, 2002.
11) 松本和也, 安本和善, 中村 洋他：日本人健康成人男子における blonanserin と erythromycin との薬物相互作用の検討. 臨床精神薬理, 11 : 891–899, 2008.
12) Meltzer, H. Y. : Clinical studies on the mechanism of action of clozapine : the dopamine-serotonin hypothesis of schizophrenia. Psychopharmacology, 99 : s18-s27, 1989.
13) Meltzer, H. Y., Matsubara, S. and Lee, J. C. : Classification of typical and atypical antipsychotic drugs on the basis of dopamine D-1, D-2 and serotonin2 pKi values. J. Pharmacol. Exp. Ther., 251(1) : 238–246, 1989.
14) Meltzer, H. Y., Li, Z., Kaneda, Y. et al. : Serotonin receptors : their key role in drugs to treat schizophrenia. Prog. Neuro-Psychopharmacol. Biol. Psychiatry, 27 : 1159–1172, 2003.
15) Meltzer, H. Y. : What's atypical about atypical antipsychotic drugs?. Curr. Opin. Pharmacol., 4 : 53–57, 2004.
16) 三浦貞則：統合失調症に対する Blonanserin の臨床評価—Risperidone を対照とした二重盲検比較試験. 臨床精神薬理, 11 : 297–314, 2008.
17) 三宅誕実, 宮本聖也, 竹内 愛 他：統合失調症の認知機能障害に対する新規抗精神病薬 blonanserin の効果：risperidone との無作為化二重盲検比較. 臨床精神薬理, 11 : 315–326, 2008.
18) 村崎光邦：わが国における clozapine の開発の経緯. 臨床精神薬理, 8 : 1968–1974, 2005.
19) 村崎光邦：Aripiprazole の登場—OPC-4392の意義を称えて. 臨床精神薬理, 9(2) : 259–270, 2006.
20) 村崎光邦：統合失調症に対する blonanserin の臨床評価—Haloperidol を対照とした二重盲検法による検証的試験. 臨床精神薬理, 10(11) : 2059–2079, 2007.
21) 村崎光邦：統合失調症に対する blonanserin の長期投与試験—神奈川県臨床精神薬理試験グループ多施設共同オープン試験. 臨床精神薬理, 10(12) : 2241–2257, 2007.
22) 村崎光邦：Blonanserin の薬理学的特徴と臨床的位置付け. 臨床精神薬理, 11 : 461–476, 2008.
23) Perrault, G. H., Depoortere, R., Morel, E. et al. : Psychopharmacological profile of amisulpride : an antipsychotic drug with presynaptic D_2/D_3 dopamine receptor agonist activity and limbic selectivity. J. Pharmacol. Exp. Ther., 280 : 73–82, 1997.
24) Seeman, P., Tallerico, T. : Rapid release of antipsychotic drugs from D_2 receptors : an explanation for low receptor occupancy and early clinical relapse upon withdrawal of clozapine or quetiapine. Am. J. Psychiatry, 156 : 876–884, 1999.
25) Sokoloff, P., Giros, G., Martres, M. P. et al. : Molecular cloning and characterization of a novel dopamine receptor (D_3) as a target for neuroleptics. Nature, 347 : 146–151, 1990.
26) Tandon, R., Milner, K., Jibson, M. D. : Antipsychotics from theory to practice : integrating clinical and basic data. J. Clin. Psychiatry, 60 (Suppl. 8) : 21–28, 1999.
27) 采 輝昭, 久留宮聰：Blonanserin の薬理学的特徴. 臨床精神薬理, 10(7) : 1263–1272, 2007.

座談会

新規抗精神病薬 blonanserin への期待

村崎光邦
（司会，CNS 薬理研究所）

石郷岡 純
（東京女子医科大学）

久住一郎
（北海道大学）

渡邊衡一郎
（慶應義塾大学）

宮本聖也
（聖マリアンナ医科大学）

武田俊彦
（慈圭病院）

I. はじめに

村崎　本日は，新規抗精神病薬 blonanserin について，各先生に短いプレゼンテーションをいただき，その後ディスカッションを通じて，この薬の特徴や臨床使用の際の手引きとなるような話ができればと考えております。

最初 blonanserin は AD-5423 という名前で臨床試験に入りました。その開発には大分時間がかかりましたが，無事，承認，上市される運びになりました。それではまず石郷岡先生から臨床試験の紹介をお願いします。

II. わが国における blonanserin の臨床試験

石郷岡　表1に挙げた国内臨床試験の一覧のうち，2つの二重盲検試験を紹介します。

まず，村崎先生による haloperidol との比較試験（臨床精神薬理，10：2059-2079，2007）では，最終全般改善度は blonanserin 61.2％，haloperidol 51.3％で同等性が検証されるという結果でした。

PANSS 合計スコア変化量では有意差は出ませんでしたが，陰性尺度では blonanserin −3.4，haloperidol −2.2で blonanserin が有意に優っている（p=0.025）という結果でした。特に「情動の平板化」（p=0.002）と「社会的引きこもり」（p=0.008）の2項目に有意差がついています。Blonanserin の特徴が現れていて興味深い結果です。

有害事象の比較では，振戦やアカシジア，眠気が haloperidol より少なく，下痢と排尿障害も少なく，錐体外路症状（EPS）の発現率も，haloperidol より有意に少なかったという結果です。

次に，三浦貞則先生による risperidone との比較試験を紹介します（臨床精神薬理，11：297-314，2008）。

PANSS スコアでは risperidone，blonanserin と差はなく，週を追ってのスコア推移も，ほとんど同じでした。最終全般改善度も，blonanserin 51.0％，risperidone 56.6％と，やはり同等でした。

有害事象では，アカシジアと易興奮性が blonanserin の方に若干多く，体重増加，食欲亢進，起立性低血圧，プロラクチン血症に関しては少なかったという結果です。プロラクチン値は，risperidone は上がっていきますが，blonanserin はベースラインから比べれば下がっていきます。この辺に blonanserin の特徴が出ていると思います。

以上の2試験の結果から blonanserin の特徴を整理いたします。

Haloperidol との比較試験では，PANSS の陰性

平成20年1月19日，フォーシーズンズホテル（東京）にて録音。

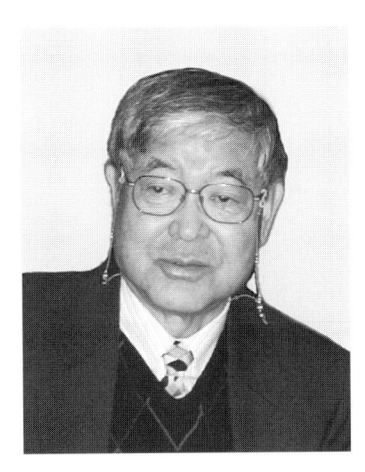

村崎光邦氏

症状尺度で有意に大きな改善を示したこと，EPSは少なかったこと，一方risperidoneとの比較試験では有効性は同等，体重増加，，起立性低血圧は少なく，プロラクチン値の上昇も有意に少なかったことが特筆されます。それから易興奮性は有意に多かったのですが，これは「鎮静が少ない」という利点として見ることができるかもしれません。

以上から，blonanserinは現代の新規抗精神病薬の資格を有する薬剤であると言えると思います。

村崎 ありがとうございました。

宮本 今日のテーマの核心につながると思いますが，今度blonanserinが世に出て国内の非定型抗精神病薬は6剤になるわけで，その使い分けが重要になると思います。今までの5剤は，有効性に関してはほぼ同等であり，副作用の違いがクローズアップされています。今回のblonanserinとrisperidoneの比較試験の結果から，臨床的に重要な違いはいったい何かという問いが臨床現場から出てくるでしょう。EPSの発現率は両者に差がありませんが，blonanserinは若干アカシジア

表1 Blonanserin 国内臨床試験一覧

分類	試験名	デザイン（比較対照薬）	用法・用量	有効性評価例数	投与期間
	第Ⅰ相試験	単回経口投与・反復経口投与（Haloperidol）	0.04～4 mg/回 1 mg/日	22例 8例	1日 7日
8週間投与	一般臨床試験（8週間オープン試験）				
	前期第Ⅱ相試験	オープン（なし）	2～20mg/日 1日2回	80例	8週間
	後期第Ⅱ相試験	オープン（なし）	4～24mg/日 1日2回	140例	8週間
	二重盲検比較試験				
	第Ⅲ相試験（Haloperidol）	無作為化二重盲検（Haloperidol）	8～24mg/日 1日2回	238例	8週間
	第Ⅲ相試験（Risperidone）	無作為化二重盲検（Risperidone）	8～24mg/日 1日2回	300例	8週間
長期投与	長期投与試験（1）	オープン（なし）	4～24mg/日 1日2回	51例	26～60週間[#1]
	長期投与試験（2）	オープン（なし）	4～24mg/日 1日2回	61例	26～56週間
	長期投与試験（3）	オープン（なし）	4～24mg/日 1日2回	321例	26～56週間

[#1]：後期第Ⅱ相試験での投与期間を含む

が多く，プロラクチンに関してはrisperidoneより有利であるとまとめてよろしいでしょうか。Risperidoneとの違いがさらに明確になればいいと思いますが，いかがでしょうか。

　石郷岡　そうですね。今回言えることは，今，先生がおっしゃったとおりです。アカシジアはrisperidoneでも割と困る症状ですが，blonanserinでも，その面では改善はあまりないかもしれません。しかしrisperidoneで一番困っているプロラクチン値の上昇に関してはblonanserinの方が有利と思われます。鎮静や眠気については議論になるところでしょう。易興奮性は有害事象として挙がっていますが，これをポジティブにとらえることが可能かどうかというあたりが，これから注意して検討していかなければならない点でしょう。

　起立性低血圧もrisperidoneでもう1つ困っていた点ですので，これはblonanserinがよかったと思われます。

　渡邊　易興奮性の発現は，早期，あるいは遅くなってから認められるのでしょうか。初回エピソードなどの急性期に用いる場合，易興奮性は医師にとってやや不安を与えるかもしれませんので，伺いたいのですが。

　石郷岡　有害事象は割と早い時期から発現しますが，易興奮性だけを取り上げても同様で，4週までにほぼ7〜8割の発現ですので，かなり早期に発現しているということです。

III．薬理学的特徴からの臨床応用への期待

　久住　私は薬理学的なプロフィールを中心に紹介します。表2はblonanserinの薬理プロフィールです。D_2受容体とD_3受容体に非常に結合が強く，次に5-HT_{2A}受容体が続きますが，一方でα_1受容体への結合はあまり強くなくて鎮静効果が少ないということです。H_1，M_1，α_2受容体に対する親和性も非常に弱いことが特徴です。

　表3にラットにおける薬理作用に関する試験がまとめてあります。抗精神病作用を反映すると言われる条件回避抑制については，blonanserinとhaloperidolのED_{50}がほぼ同じです。

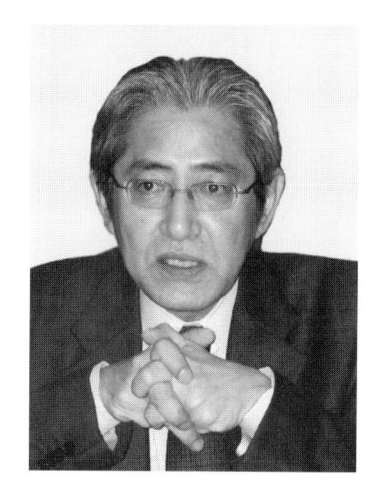

石郷岡　純氏

　EPSの指標であるカタレプシーは，haloperidolよりも約3倍ED_{50}が高く，抗精神病作用発現のED_{50}を1としたときのEPS発現のED_{50}が約30倍ですから，両者がかなり大きく開いています。

　眼瞼下垂惹起は鎮静の指標ですが，ED_{50}はかなり高くなっていて，抗精神病作用との比が150で，haloperidolやclozapine，risperidoneと比べて非常に大きい値です。ですから，鎮静が出にくいという特徴を表しています。

　懸垂行動抑制はめまいの指標ですが，haloperidol，clozapine，risperidoneと比べてみても，抗精神病作用が出る用量からの乖離が1：93と非常に大きいので，これらの副作用は出にくいことが動物実験から推定されます。

　私たちは，薬剤をラットに腹腔内注射し，1時間後に脳内のD_2受容体，5-HT_{2A}受容体がその薬剤によって何％占拠されているかを以前から調べています。表4に第二世代抗精神病薬の結果をまとめました。Aripiprazole以外の薬剤は5-HT_{2A}受容体の占拠率がD_2受容体占拠率を大きく上回っているという一定の傾向があります。しかし，blonanserinでは，D_2受容体占拠率が5-HT_{2A}受容体占拠率を上回るという逆転パターンになっています。

　表5はドパミンD_2受容体に対する結合親和性をKi値で表し，弱いものから強いものまで並べました。Blonanserinはhaloperidolより強く，

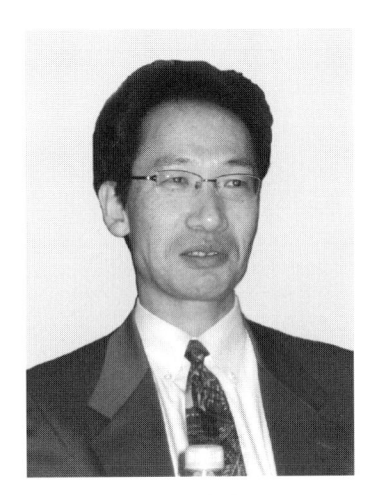

久住一郎氏

SeemanによるいわゆるD_2受容体理論ではEPSがかなり出やすいはずですが，先ほどのデータではhaloperidolよりも有意にEPSが少ないので，この機序では説明はできません．また，5-HT_{2A}，D_2受容体のバランス仮説でも，やはり説明できないことになります．

　第二世代抗精神病薬のいわゆる「非定型性」の薬理学的背景には何があるのでしょうか？（表6）．今まで日本で上市された5剤の第二世代抗精神病薬については，5-HT_{2A}受容体への結合親和性がD_2受容体よりも非常に強いこと，D_2受容体の結合の仕方がゆるくて離れやすいこと，D_2受容体の部分作動薬といった表6の上から3つの薬理作用で全て説明できたのですが，blonanserinはそれらの作用では説明できません．5-HT_{2A}受容体を除いた他の5-HT受容体，ムスカリン受容体，$α_1$，H_1受容体にも結合が弱いので，これでも説明できません．ここからはデータがないので推論になりますが，少なくとも5-HT_{2A}受容体遮断能は強いので，前頭前野におけるドパミン放出を亢進させることは考えられます．D_3受容体に対する親和性も強いので，なんらかの形で「非定型性」にかかわっている可能性はありますが，具体的にどういう役割をしているかはわかりません．今後，PETでの検証が必要ですが，blonanserin

表2　神経伝達物質受容体への親和性

受容体	動物種	受容体親和性　Ki（nmol/L）		
		Blonanserin	Haloperidol	Risperidone
D_1	ヒト	1,070	2,300	761
D_{2long}	ヒト	0.142	2.73	13.2
5-HT_{2A}	ヒト	0.812	45.7	1.09
$α_1$	ラット	26.7	8.75	0.657
D_3	ヒト	0.494		
5-HT_{2B}	ヒト	31.8		
5-HT_{2C}	ヒト	26.4		
5-HT_6	ヒト	41.9		
$D_{4.2}$，5-HT_{1A}，5-HT_{5A}，5-HT_7，$α_2$，H_1，M_1	ヒト，ラット	≥100		
D_5，$β$，5-HT_4	ヒト，ラットモルモット	>1,000		
		IC_{50}（nmol/L）		
5-HT_3	ヒト	>100,000		

Ki；阻害定数，IC_{50}；50%抑制濃度，D；ドパミン，5-HT；セロトニン，α；アドレナリンα，M；ムスカリン，H；ヒスタミン，β；アドレナリンβ
采・久留宮：臨床精神薬理，10：1263-1272, 2007.

には作用部位特異性が推測されます。

それから，PCP（Phencyclidine）を投与したマウスの行動に対する影響があるので，少なくともNMDA受容体機能に対する何らかの作用があるのかもしれません。このように，従来言われてきた薬理学的作用機序ではなかなか説明しきれない部分があるのがこの薬の特徴です。

以上のプロフィールから想像するblonanserinの臨床的特徴として，D_2受容体に対する結合が非常に強いということですから，まず急性期で使われることが想定されます。今ある5剤の第二世代抗精神病薬では急性期の幻覚妄想が十分コントロールできないような症例も少なくありません。それから副作用プロフィールとして体重減少や過鎮静が少ないですから，症例によっては維持期に延長して使われることも予想されます。

村崎 ありがとうございました。薬理学的な特徴から見た非定型性の話で，質問その他，お願いします。

宮本 先ほどのhaloperidolとの比較試験では，陰性症状に対する効果がblonanserinは勝っていましたが，そのメカニズムはまだよくわかっていません。久住先生は少し言及されましたが，前頭前野へのドパミン放出に対する影響を今後マイクロダイアリシスで調べる必要があると思います。鎮静作用が弱いから見かけ上陰性症状がよくなったように見えるのか，blonanserinには本来的に前頭葉のドパミン賦活作用があるのか，薬理学的には重要な課題と考えますが，いかがでしょうか。

久住 そのとおりです。その他に陰性症状に関係ありそうな機序は，NMDA受容体に対する作用あたりだと思いますが，データがないので，今後きちんと検討する必要があります。

村崎 最初に非定型抗精神病薬が出たとき，Meltzerはrisperidoneが出る前から，5-HT_2受容体への作用を重要視してたくさん論文を書いています。その後，久住先生の紹介されたSeemanのPET研究では「そんなに高い抗ドパミン作用が出るよりはるかに少量で十分非定型性を出せるのではないか」としていますが，そういう解釈はあり得ますか。Meltzerの言うように，数倍以上

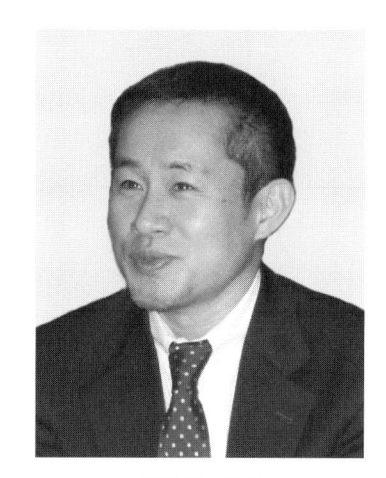

渡邊衡一郎氏

表3　抗精神病効果及び副作用に関連する薬理作用の比較

試験項目	ED_{50}，mg/kg p.o.（条件回避反応に対する比）			
	Blonanserin	Haloperidol	Clozapine	Risperidone
条件回避反応抑制 [ラット]	0.55（1）	0.62（1）	32（1）	3.7（1）
カタレプシー惹起 [ラット]	16.4（30）	5.63（9.1）		
眼瞼下垂惹起 [ラット]	>80（>150）	17.9（29）	64.1（2.0）	7.78（2.1）
懸垂行動抑制 [ラット]	50.9（93）	11.4（18）	17.7（0.6）	7.25（2.0）

ED_{50}；50％作用用量
采・久留宮：臨床精神薬理，10：1263-1272，2007．

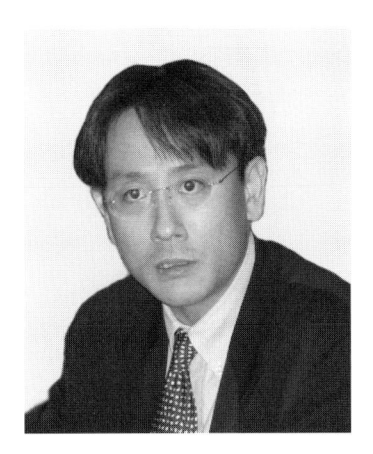

宮本聖也氏

5-HT$_{2A}$の方が強いという当初の話と，そこまで強くなくてもいいのではないかというあたりで，先生のお考えはいかがでしょうか。

久住 「非定型性」発現のために必要な5-HT$_{2A}$受容体遮断の強さは，D$_2$受容体遮断の強さとの相対的な関係で決まる可能性はあります。抗精神病薬によるD$_2$受容体のup-regulationを検討した動物実験では，haloperidolを単独で慢性投与すると，D$_2$受容体はup-regulationしますが，それに5-HT$_{2A}$受容体アンタゴニストを併用すると，そのD$_2$受容体up-regulationは阻止されます。しかし，5-HT$_{2A}$受容体の占拠率が70％以上と，かなり十分量の5-HT$_{2A}$受容体アンタゴニストを併用しないとD$_2$受容体up-regulationが阻止されません。一方で，D$_2$受容体占拠率が高過ぎると，いくら5-HT$_{2A}$受容体を高率に阻害してもD$_2$受容体up-regulationが阻止されないというデータもあります。これは全て動物実験の話ですが，実際に5-HT$_{2A}$受容体遮断がどの程度強ければ，D$_2$受容体up-regulationが阻止されるか，言い換えれば，EPS発現が抑えられるのかをヒトのデータで検証する必要があります。

村崎 KapurやSeemanらのfast dissociation仮説では，ドパミンD$_2$受容体にしっかり結合するものは，そのup-regulationを呈するのに対して，clozapineやquetiapineは結合には早期解離して断続的に作用するので，up-regulationは起こりにくいし，EPSも起こしにくいとして，この仮説を説明しています。そうしたこととこの薬は全く縁がないということになりますか。

久住 ラットの実験ですと，haloperidolはD$_2$受容体にほとんど持続的に結合しますが，そうで

表4 第二世代抗精神病薬によるラット脳内D$_2$，5-HT$_{2A}$受容体占拠率

	mg/kg	D$_2$(%)	5-HT$_{2A}$(%)
risperidone	0.25	12.4	64.6
	0.5	38.3	80.3
	3	61.7	85.2
perospirone	0.1	15.2	34.9
	1	77.8	78.6
	5	81.6	81.3
(ID-15036)	1	10.0	56.3
	5	20.1	64.5
olanzapine	1	29.4	69.7
clozapine	10	10.9	50.5
	20	28.5	72.6
	60	39.8	80.1
quetiapine	60	0	30.9
blonanserin	1	59.2	16.7
	2	84.8	22.9

久住：臨床精神薬理，7：1232-1239，2004のデータを一部改変。

表5 各抗精神病薬のドパミンD$_2$受容体結合親和性：Ki値（nM）

Quetiapine	78
Clozapine	44
ID-15036	16
Olanzapine	3.0
Dopamine	1.5
Ziprasidone	1.2
Chlorpromazine	0.66
Pimozide	0.60
Perospirone	0.60
Thioridazine	0.40
Haloperidol	0.35
Fluphenazine	0.32
Risperidone	0.30
Blonanserin	0.14
Nemonapride	0.068
Spiperone	0.065

Dopamineより弱い＝EPS少ない？
Dopamineより強い＝EPS出やすい？

Seeman（1998）のデータを基に一部改変。

あっても強力な5-HT$_{2A}$アンタゴニストを併用すると，D$_2$受容体up-regulationは阻止されます。動物実験を見る限りでは，Seemanの仮説だけではうまく説明できない気がします。

村崎 KapurやSeemanはPET研究を通して5-HT$_{2A}$の受容体への親和性の重要性をそれほどでなくてもよいと述べています。現に，chlorpromazineは結構5-HT$_2$に結合するという点ですね。それで，fast dissociation仮説を唱えたのだと思います。Meltzerもこの仮説にはいろいろ反論していますね。

あと，表6で理由がつかないのは，mesolimbic selectivityです。これがどうして起こるのか，何かいい説明はありますか。

久住 これはSeemanの仮説で比較的説明しやすいと思います。線条体などのドパミンが豊富な部位で，D$_2$受容体親和性が弱い薬は内在性ドパミンと競合してD$_2$受容体から非常に外れやすくなります。それに対して抗精神病作用に関連する大脳皮質などでは，線条体に比べて内在性ドパミン量は少ないので，quetiapineやclozapineなどD$_2$受容体親和性が弱い薬でもD$_2$受容体に残りやすく，大脳皮質と線条体で薬剤のD$_2$受容体占拠率に差が出やすいと言えます。部位特異性の機序を，Meltzerの仮説によって5-HT$_{2A}$受容体との関連でどう説明するかは，私自身はわかりません。

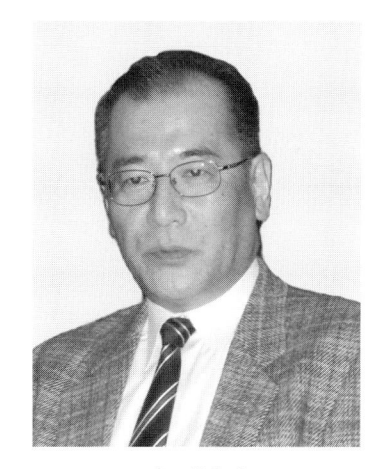

武田俊彦氏

石郷岡 Meltzerは，SD比が1以上だと非定型性が出る，今までの薬がみんなそうだったからと経験的なことから述べていますね。SD比を下げていった場合，たとえばblonanserinよりSD比が高くても，定型薬という例があるか，わかりますか。あるいはそういうものはないのか。

久住 いや，あります。実験系によって異なりますが，SD比がblonanserinより高い定型薬として，chlorpromazine, levomepromazine, mosapramineなどが挙げられます。MeltzerとSeemanは，「非定型性」の機序における5-HT$_{2A}$受容体の関与をめぐって常に論争してきました。Seemanが5-HT$_{2A}$受容体の関与しない非定型薬

表6 「非定型」性の背景にある薬理作用

- High occupancy of 5-HT$_{2A}$ receptor with lower occupancy of D$_2$ receptor
- Low affinity and fast dissociation from D$_2$ receptor
- D$_2$ partial agonist
- Increased dopamine release in medial prefrontal cortex
- Interaction with other dopamine receptors (D$_1$, D$_3$, D$_4$)
- Interaction with other serotonin receptors
  (5-HT$_{1A}$, 5-HT$_{2C}$, 5-HT$_3$, 5-HT$_6$, 5-HT$_7$)
- Interaction with muscarinic receptors (m$_1$ antagonism, m$_4$ agonism)
- Blockade of α-adrenoceptors (α$_1$, α$_2$)
- Blockade of histamine H$_1$ receptor
- Mesolimbic selectivity (A10＞A9)
- Increased NMDA receptor function
- Interaction with σ receptor

久住：臨床精神薬理，7：1232-1239, 2004.

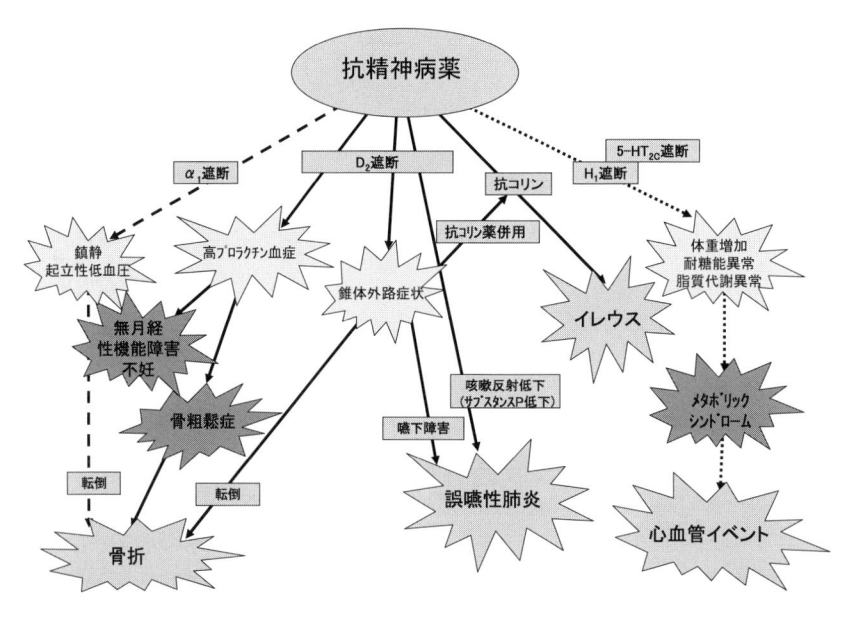

図1 抗精神病薬の受容体特性と主な身体合併症
渡邊衡一郎他：臨床精神薬理, 11：29-41, 2008.

として amisulpride を挙げる一方，Meltzer は D_2 受容体に非常に強い親和性を持って解離しづらい sertindole を反例として挙げています。

宮本　非定型性のメカニズムに関して例外はあっていいと思います。D_2 受容体との結合親和性や解離速度の特性と SD 比の特性とを分けて考えるより，総合的に捉えていかないと，非定型性の問題の答えは出てこない気がします。

久住　私も両者を取り入れた方がよいと考えています。

武田　Blonanserin は臨床治験のときにプロラクチン値が割と上がりません。ところが D_2 親和性は非常に強い。おそらくプロラクチンの日内変動はトランジェントタイプだと思いますが，ピークはそれほど高くありません。不思議ですが，何故でしょうか。

渡邊　理由はまだよくわかりませんが，現段階では脳内移行がかなりいいというぐらいしか説明がつかないのではないかと思います。

村崎　臨床使用上，検証していかなければいけない問題がたくさんありますね。

IV．他の薬剤と比較しての blonanserin への期待

渡邊　抗精神病薬間で効果の違いは，実はさほどありません。結局最も明らかに異なるのが副作用だと思います。最近私どもの研究室では，受容体プロフィールなどに伴い見られる副作用が，実は厄介な合併症を引き起こしてくると考えています（図1）。たとえば抗コリン作用でのイレウス，D_2 遮断作用での嚥下性肺炎，$α_1$ 遮断作用での転倒，骨折の問題等々が考えられます。心血管イベントも精神科病院では結構多く見られます。これもやはり，H_1 遮断，5-HT_{2C} 遮断に伴うメタボリックな問題に伴うと考えられます。副作用は単なる困った症状としてだけではなく，病院で日々困る深刻な合併症を引き起こす深刻な問題であると認識しなければいけないと考えています。

表 7 は DeLeon のデータに blonanserin のプロフィールを加えました。丸をつけたのがそれぞれの受容体に結合が強いものです。Blonanserin は D_2 にかなり結合が強く，また 5-HT_{2A} にも結構強いと言えます。それ以外に，$α_1$ は，risperidone

表7　非定型抗精神病薬の受容体結合親和性（値は ki (nM)）

	Haloperidol	Clozapine	Risperidone	Olanzapine	Quetiapine	Aripiprazole	Blonanserin
D_2	0.7	126	4	11	160	0.45	0.1
$5-HT_{2A}$	45	16	0.5	4	295	3.4	0.8
$5-HT_{2C}$	1,500	16	25	23	1,500	15	26.4
α_1	6	7	0.7	19	7	57	26.7
H_1	440	6	20	7	11	61	765
M_1	>1,500	1.9	>10,000	1.9	120	>10,000	100

DeLeon, A et al., Clin Ther, 2004 より改変引用。

が一番強いのに対して，blonanserin は1桁低くなっています。H_1 も，clozapine, olanzapine, quetiapine に対して blonanserin は2桁低くなっています。また自律神経や中枢に影響する M_1 受容体では clozapine, olanzapine が強く blonanserin は弱いです。$5-HT_{2C}$ に関しては，clozapine や aripiprazole よりも結合が弱くなっています。この様に $5-HT_{2C}$，α_1，H_1，M_1，M_3 などに関して受容体の結合性が弱い，つまりさほど影響を与えないということがわかります。

Blonanserin は D_2 遮断が非常に強いのですが，プロラクチン値を risperidone より上げず，さらに第一世代薬よりも上げません。この理由について，脳内移行性が関係するのではと考えています。下垂体は blood brain barrier の外にあるので，結果的に脂溶性が高い薬が移行性が強くなります。Risperidone は測定した pH でもちろん違いはありますが，基本的にかなり $\log P$ が低いようです（表8）。そのため脳内移行が悪く，このことがプロラクチンを上げると考えられています。Blonanserin がプロラクチン値を上げない一因は脳内移行がよい，脂溶性が高いからではないかと推察しています。プロラクチン値は，性機能，骨密度，循環器系，最近では乳がんにも影響を及ぼしうるため，結構深刻な問題となります。

表9はイギリスの Maudsley のガイドラインです。いろいろな身体合併症がある際にどの薬が推奨されているか記載されています。Blonanserin が推奨される可能性のあるものに矢印をつけてみました。まず先ほどのように高プラクチン血症で困ったときに使えるでしょう。耐糖能障害も弱い

表8　抗精神病薬の分子量，$\log P$

一般名	分子量	$\log P^\#$
Risperidone	410.48	0.98 (pH6.1)
Olanzapine	312.44	0.26 (pH5.0)
Perospirone 水和物	499.07 （フリー体：427）	2.34 (pH 6)
Quetiapine	883.09 （フリー体：384）	1.49 (pH5.0) 2.59 (pH7.0)
Blonanserin	367.50	3.43 (pH5.5) 4.59 (pH8.3)

#：1-オクタノール/水（または緩衝液）分配比の常用対数値
臨床精神薬理，10：1679-1688，2007を一部改変。

ので，amisulpride, ziprasidone, aripiprazole と並んで使える可能性があります。他にも QT 延長，体重増加，過鎮静，起立性低血圧などの副作用で困っているケースにおけるスイッチングの選択肢の1つとして blonanserin の使用が今後考えられていくと思われます。

図2はメタ解析で有名な Davis の N. Engl. J. のデータを改変したものです。上半分が副作用，下半分が効果の強弱を表しています。Blonanserin の効果は risperidone と同じで3，有害事象として EPS はこれも risperidone と同じで2，体重増加，プロラクチンは1というプロフィールになるでしょうか。Olanzapine, risperidone と効果は同じで，副作用も EPS はちょっと心配ですが，それ以外は使いやすく，非常に期待できる薬だと思います。

こうして考えてみると現在，何の禁忌も考えず

表9-1 Maudsley Prescribing Guidelines 2005-2006における現在の抗精神病薬に不耐性の際の変薬ガイドライン

有害作用	推奨薬物	関係するメカニズム
急性EPS	Quetiapine Olanzapine Aripiprazole	D_2遮断
高プロラクチン血症	Quetiapine Olanzapine Aripiprazole	D_2遮断 ←?
遅発性ジスキネジア	Clozapine	D_2遮断
耐糖能障害	Amisulpride Ziprasidone Aripiprazole	H_1・$5-HT_{2c}$遮断 ←
QT延長	Amisulpride Aripiprazole	M_1・α_1遮断 ←

Taylor, D. et al.: The Maudsley Prescribing Guidelines 2005-2006, 8th Edition, 2005を改変し引用。

表9-2 Maudsley Prescribing Guidelines 2005-2006における現在の抗精神病薬に不耐性の際の変薬ガイドライン

有害作用	推奨薬物	関係するメカニズム
体重増加	Amisulpride Haloperidol Trifluoperazine Aripiprazole	H_1・$5-HT_{2c}$遮断 ←
過鎮静	Amisulpride Risperidone Sulpiride Haloperidol Aripiprazole	α_1・H_1遮断 ←
起立性低血圧	Amisulpride Sulpiride Haloperidol Trifluoperazine Aripiprazole	α_1遮断 ←

Taylor, D. et al.: The Maudsley Prescribing Guidelines 2005-2006, 8th Edition, 2005を改変し引用。

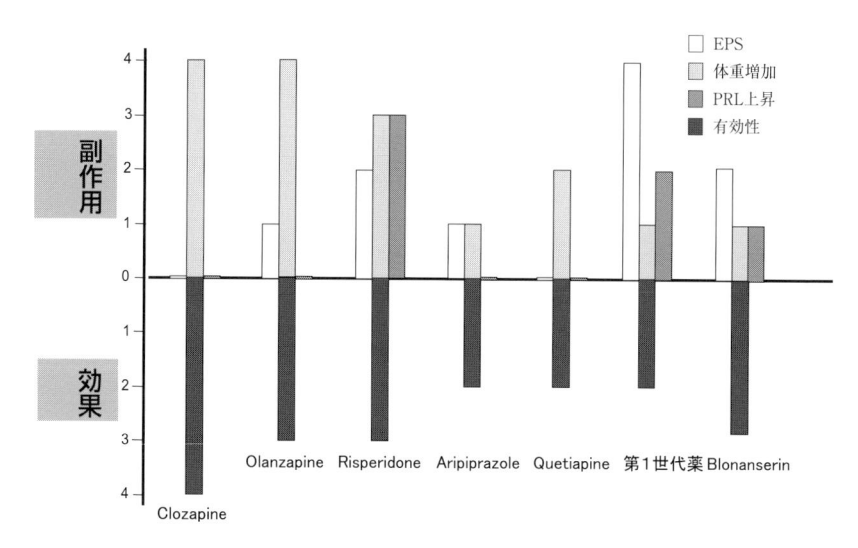

図2 抗精神病薬における効果，副作用における比較
Davis, J. M.: N. Engl. J. Med., 2006を一部改変。

にとりあえず処方できるファーストラインドラッグは今のところrisperidone, perospirone, aripiprazoleですが，ここにもしかしたらblonanserinが今後加わってくるではないかと思います。

武田　プロラクチン値は末梢ではやはりトランジェントではないでしょうか。ところが中枢はPETで見るとピークの70%までしか下がらないので，中枢ではsustainedタイプに近いと思います。ただ，sustainedタイプと言いきれるかはわかりません。緩やかな日内変動があるsustainedタイプかもしれません。微妙なところです。

石郷岡　前治療薬がなくてどれくらいプロラク

チン値が上がるのかわかりますか。切り替えだと下がっているように見えますが，実際はどれぐらい上げるのでしょうか。

　武田　Blonanserin のプロラクチン値のピークは，同じ transient タイプの perospirone より低いでしょうね。しかも，ピークの後は比較的速やかにプロラクチン値は下がるので，臨床治験のように翌朝測ると値はかなり下がっていると思います。

　石郷岡　非臨床でははっきりしませんでしたが，臨床試験に入ってみると，思ったよりプロラクチン値の上昇が低かったということです。

　武田　D_2阻害は，末梢で一過性で，中枢である程度持続する。急性期治療では理想的なパターンですね。

　石郷岡　渡邊先生が言われたように，脳内移行が速いということも考えられます。

V．長期投与，認知機能の面からの期待

　宮本　長期投与と認知機能に関して，我々のデータを紹介します。聖マリアンナ医科大学病院で blonanserin の長期投与試験を行った患者のうち，いまだに9症例が継続投与されています。平均年齢は40歳，男性3例，女性6例です。発病平均年齢は26歳で約14年の罹病期間になっています。前治療薬は risperidone 換算で3.3mg／日，前治療抗パーキンソン薬（抗パ薬）は7.3mg／日で，比較的高用量の抗パ薬が投与されていました。Blonanserin の投与期間は平均8.6年，長い人で約10年です。現在の blonanserin の平均投与量は13.3mg／日です。現在の抗パ薬は biperiden 換算で4.1mg／日，3名の方は全く使用していません。

　Blonanserin の平均投与量に関して，haloperidol, risperidone との8週間の比較試験ではそれぞれ15.8mg／日，16.3mg／日ですが，長期投与になってくると，村崎先生の試験（臨床精神薬理，10：2241-2257, 2007）で12.8mg／日，木下先生の試験（臨床精神薬理，11：135-153, 2008）では13.0mg／日と，3mg 程度少ない数値になっています。我々の症例はわずか9例ですが，長期投与では13mg／日あたりで落ち着いてくる点は興味深いと思います。Risperidone 1 mg が blonanserin 4 mg に相当すると推定されていることから，risperidone 3.3mg／日に換算できる用量です。

　9症例の副作用は，高プロラクチン血症6名，口渇6名，アカシジア，不眠，不安・焦燥感，中性脂肪高値，排尿困難は2名で，体重増加はありませんでした。就労状況は1日8時間労働を週5日の方が2名います。そのうち1人は私が主治医ですが，1日も欠かさず9年間飲み続けて，しっかり仕事もできています。パート勤務でも，週4日の方が1名，週2日の方が1名。5名は勤務していませんが，9名中4名が社会復帰に早期に成功し，今も継続されている事実は，機能改善と長期維持効果という点で期待が持てると思います。服薬感をある患者さんに聞いたところ「頭がすっきりして飲みやすい」と良好な感想を述べています。

　以上から，blonanserin は，長期投与面から見ると忍容性と飲み心地に優れ，陰性症状に対する改善効果が期待できます。ただし，blonanserin の国内臨床試験では，抗パ薬の併用率のばらつきが大きいです。本薬剤のベネフィットを相殺する可能性のある抗パ薬に関して，適正な使用法が望まれます。

　次に認知機能に関する研究を紹介します。我々は risperidone との二重盲検比較試験で，blonanserin の認知機能への効果を知るために，認知機能検査を施行しました。対象は比較試験にエントリーした26名の患者で，男性16名，女性10名です。平均年齢34.5歳，教育歴12.8年，罹病期間は8.7年です。

　治験スケジュールに認知機能検査を加えました。MMSE で全般的認知機能を検査し，WMS-R で論理的記憶，言語性記憶の即時再生と遅延再生を評価しました。Wisconsin Card Sorting Test で実行機能，WAIS-R の符号問題で注意・処理速度，WAIS-R の類似問題で抽象言語理解を，8週間の試験終了時点，あるいは投与中止時に評価しました。

　26例中22名が認知機能の評価解析対象になりました。背景因子は全く有意差がなく，前治療薬の

注意・処理速度

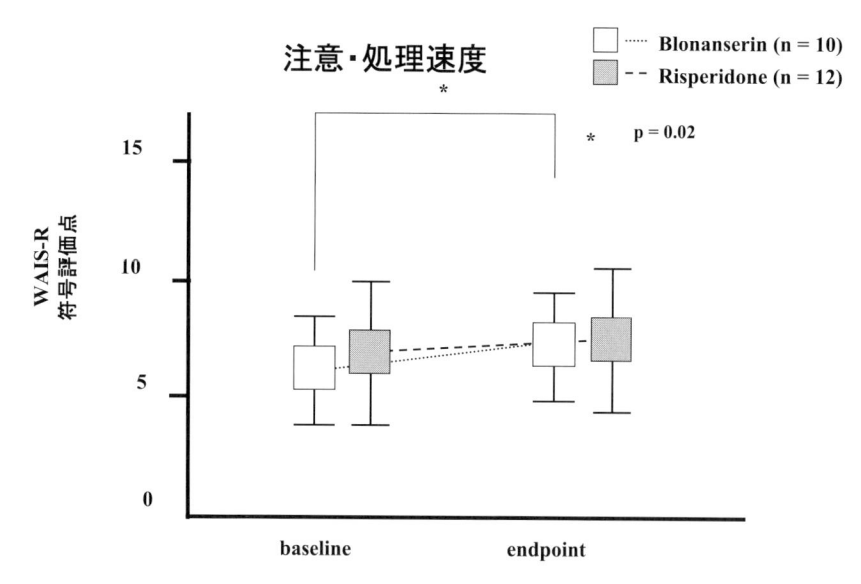

図3 抗精神病薬投与前後における認知機能検査成績
統計解析：Wilcoxon符号付順位和検定
臨床精神薬理，11：315-326, 2008のデータより作成。

用量はblonanserin群がやや高めでしたが，有意差はありませんでした。抗パ薬では，「抗パ薬前治療あり」がblonanserin群で10名中8名，risperidone群が12名中4名とblonanserin群で多かったですが，用量的にはrisperidone群と差はありませんでした。開始時のPANSS得点も差はありませんでした。

ベースラインとエンドポイントにおける抗精神病薬と抗パ薬の投与量の比較では，両薬剤群で差はなく群間差もありませんでした。ただし，blonanserin群はベースライン，エンドポイントともに抗パ薬の投与がやや多い傾向にありました。これは認知機能改善効果に関係してきますので，ここで強調しておきます。

MMSEで評価できる全般的認知機能に関しては，薬剤投与前後で両群とも変化はありませんでした。WMS-Rの論理的記憶ⅠとⅡで評価される言語性記憶の即時再生と遅延再生では，両群とも改善していましたが，群間差はありませんでした。Wisconsin Card Sorting Testで評価できる実行機能とWAIS-Rの類似評価点は，両群で変化はありませんでした。唯一差が出たのは，WAIS-Rの符号評価点です（図3）。Risperidoneでは有意な変化を認めませんでしたが，blonanserin群は有意に改善しています。しかし，両者の群間差はありませんでした。

PANSS得点の比較では，総得点と総合精神病理尺度得点では，どちらも改善しましたが群間差はありませんでした。陽性症状に関してはrisperidone群のみ有意に改善しました。陰性症状に関しては，blonanserin群のみ有意に改善しました。

以上のことから，blonanserinはrisperidoneと同等の臨床効果を持ち，両薬剤とも言語性記憶の即時・遅延再生に対する改善効果を持つ可能性が示唆されます。また，blonanserinは特に注意と処理速度に対して改善効果を有する可能性があります。非定型抗精神病薬の中ではquetiapineが同様の認知機能改善効果を持つことから，blonanserinはquetiapineに近いプロフィールの認知機能改善効果を示す可能性があります。先に述べたとおり，抗パ薬の使用がblonanserin群はrisperidoneより高かったのですが，もし抗パ薬の投与量が同一，あるいは低ければ，blonanserinの言語性記憶機能および注意・処理能力の改善効果はさらに高まる可能性があります。急性期に抗パ薬

表10 抗精神病薬の副作用

薬物	EPS・遅発性ジスキネジア	プロラクチン上昇	体重増加	糖異常	脂質異常
Perphenazine	++	++	+	+?	+?
Haloperidol	+++	+++	+	0	0
Clozapine	0	0	+++	+++	+++
Risperidone	+	+++	++	++	++
Olanzapine	0	0	+++	+++	+++
Quetiapine	0	0	++	++	++
Ziprasidone	0	+	0	0	0
Aripiprazole	0	0	0	0	0
Blonanserin	+	++	0	++	++

薬物	QTc延長	過鎮静	低血圧	抗コリン性副作用
Perphenazine	0	+	+	
Haloperidol	0	++	0	0
Clozapine	0	+++	+++	+++
Risperidone	+	+	+	0
Olanzapine	0	+	+	++
Quetiapine	0	++	++	0
Ziprasidone	++	0	0	0
Aripiprazole	0	+	0	0
Blonanserin	0?	+?	0	0

2004年版APA統合失調症の治療ガイドライン:Lehman, A. F. et al.;Am. J. Psychiatry, 161:1-56, 2004に加筆。

を使っても必要最小限にとどめ,長期漫然投与しないということが,この薬のよさを際立たせるために非常に重要になってくると考えます。

表10は,blonanserinのRCT(Randomized Controlled Trial)の結果から副作用に関して私がまとめたものです。EPSはrisperidoneと同等で,プロラクチンはrisperidoneを+++としたら++。体重増加は0,糖と脂質はrisperidoneと同等。QTcは0に近く,過鎮静はrisperidoneと同等,低血圧は0,抗コリン性副作用も0ですが,抗パ薬を併用すると,blonanserinの利点は減少してしまうでしょう。

石郷岡 認知機能の改善度とPANSS得点との相関性を見ていますか。

宮本 一応見ましたが,どの項目とも相関はありませんでした。陰性症状と相関する報告もありますが,今回はなかったです。

久住 確認ですが,blonanserin群は,risperidone群に比べて,抗パ薬用量が多かったにもかかわらず,認知機能は同等以上の成績であったということですね。

宮本 その通りです。抗パ薬の投与量は,risperidoneはベースラインから低くて,blonanserinの方が約2倍多かったです。エンドポイントでもrisperidone群では0.3mg/日と低用量でしたが,両群間で統計学的には有意差はありませんでした。

村崎 全体の試験では,risperidone群よりもblonanserin群の方が若干抗パ薬の平均投与は低かったのです。我が国の場合,抗パ薬を多く使うという問題はありますが,現実にこういう比較試験の際に厳密に実施しても,どうもばらつきが多いという特徴があります。だから,もう少しうまく抗パ薬を減らす工夫をすれば,もっと利点が生

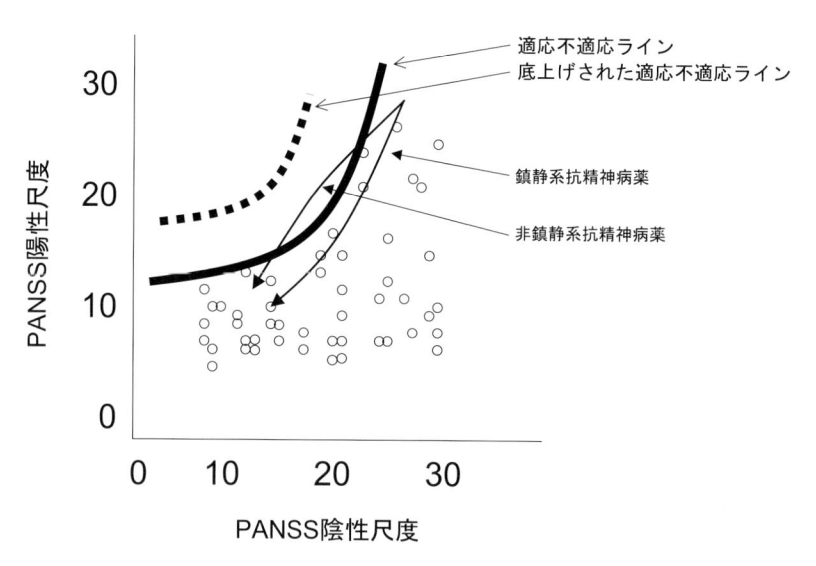

図4 デイケア長期利用者の症状分布：適応不適応ラインと抗精神病薬効果
武田：精神科治療学，1998を改変

かせると思います。

Ⅵ．精神科病院における期待

武田　現在，統合失調症の薬物療法の目標は，急性期からの「美しい回復」をしていただくこと，そのためには患者さんの生活を重視することです。これは入院生活においてもやはり重視されなければいけません。そのためには，エビデンスやコンセンサスガイドラインの重視するとともに，利用者や家族に積極的に治療に参加していただく，そのために，普遍的でわかりやすい治療を行うことが必要です。「情報の共有」が合理的になされなければなりません。

精神科病院の動向として，長期在院者を少なくして急性期治療に徐々に重心が移動してきています。同時に外来利用者のみならず，在院者のQOLに高い関心がもたれてきています。ところが，病院を中心とした急性期治療を考えると，症状や機能よりも，病院内での適応が重視される傾向がまだ見られます。その場合，「鎮静作用」を持つ薬が，まだ多用される傾向があります。また鎮静系薬剤の一時的併用もよく行われています。鎮静作用を最小限に抑えるには，技術と環境が必要であって，そういう処方技術を我々は磨いてい

かなくてはなりません。もちろんその場合，急性期療法から維持療法への連続性を意識しないといけませんが，まだまだ不十分です。

維持療法は，急性期に較べていっそう機能，QOL，アドヒアランスが重視されています。そして薬物療法や心理社会療法はじめ，リハビリテーションなどの包括的医療がなされる傾向にあります。維持療法期で機能やQOL，アドヒアランスを高いレベルで維持できる薬を，急性期から用いることは重要なことです。

本日お話が出ている，陰性症状，陽性症状と治療，あるいは病院内適応を考えるために，慈圭病院のデイケアを長期間利用している方々の症状分布を示します（図4）。縦軸に陽性症状，横軸に陰性症状を示しています。当然ですが，就労されているような機能の高い方は，陽性症状，陰性症状ともに症状は少ないエリアに多いです。また，陽性症状，陰性症状ともに結構強い人でもデイケアに適応できている一方で，陰性症状が弱くて陽性症状が強いところには適応できている人はいません。デイケアであろうと病棟であろうと，一定の社会では，概念的に適応不適応ラインが図4に示すようにおおよそ設けられるわけです。

どの病棟でもある一定の適応不適応ラインが存在して，治療が適応ゾーンの中で行われている時

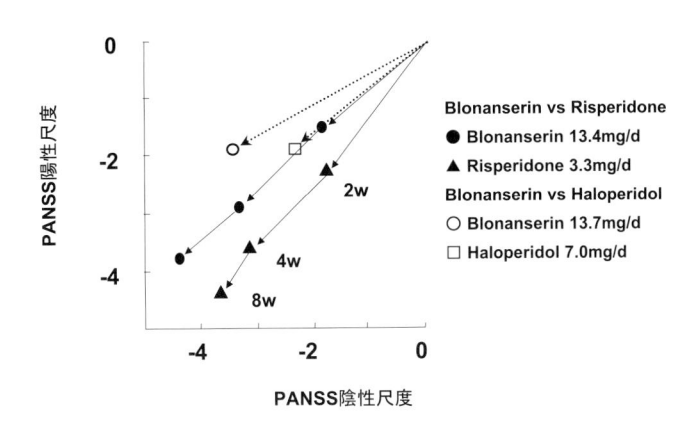

図5 Blonanserin と risperidone, haloperidol の症状変化
第Ⅲ相比較試験から。

には病棟適応という点では問題はありません。最近の薬の中には，陽性・陰性症状の改善のバランスが，従来薬と較べて陰性症状がより早い段階で改善してくる薬剤があります。いわゆる非鎮静系の薬剤です。そうなると，PANSS得点では改善しているにもかかわらず，適応が悪い利用者が出てきます。こういう利用者を薬で治療していくときに，いろいろな技術や工夫が必要となります。適応不適応ラインをぐっと底上げする工夫をしないといけないのです。たとえばマンパワーの充足，職員の教育，あるいは個室化をはかるなどのハード面の改善，もちろんソフト面も充実させます。夜，しっかり寝ていただくのも底上げになるでしょう。そういう工夫によって，適応不適応ラインを底上げして，安全なエリアで治っていただくことが必要です。その場合に，なるべく無駄な鎮静をかけずに，矢印が直線に近づくように治っていただく方が治り方として美しいのではないかということです。鎮静をかけるほど，二次性陰性症状が生じて右向きのベクトルが加わる，その結果として矢印が右下方向へ凸にたわむのです。

図5はblonanserinとrisperidone，haloperidolの症状変化を示してあります。Blonanserinでは，治験段階で有意差がなくても，やはりより陰性症状が早い段階で改善する利用者が出てきています。Blonanserinを用いる上で，そういう利用者をどのように適切に処遇していくかが今後問われてきます。なるべく薬のいいところを生かして，むだな鎮静をかけずに治していく方法を編み出していかなければなりません

図6は，我が国で行われた第Ⅲ相比較試験における錐体外路症状の出現率を統計し直したものです。すべてhaloperidolを対象としていますので，データを一度プールして各薬剤とhaloperidolの関係が再現されるように計算し直してあります。つまりこのグラフでは，薬剤間の比較も可能です。Blonanserinの錐体外路症状出現率はどちらかと言うと，quetiapineやolanzapineよりもrisperidoneに近い感じです。

最後にblonanserinの臨床特性を予想しますと，まず非鎮静系ですからより利用者には負担の少ない急性期治療薬だと思います。しかし鎮静が必要な場合は，工夫が必要になります。それから鎮静系からスイッチングするときにも工夫が必要でしょう。

錐体外路症状の問題は先ほどからいろいろ話が出ていますが，抗パーキンソン薬の使用を含めて考えなければなりません。せっかく利用者の生活に役に立つ薬なのに，それを殺さないようにしたいものです。

全般的な特性では，副作用面から長期投与に適していると思います。急性期から維持療法までを連続して使用できる薬ですが，難治や治療抵抗例に関しては今後議論が要るでしょう。

宮本　スイッチングに関して，この薬が市販されると大部分の臨床家はまず難治例に上乗せして

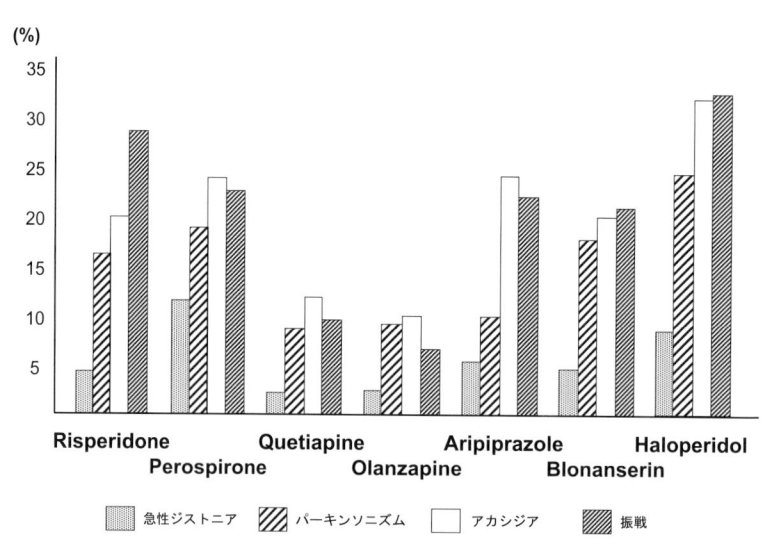

図6 我が国での第Ⅲ相比較対照試験における錐体外路症状出現率（Haloperidolに対する相対出現率）
武田俊彦他：抗精神病薬の臨床，2007を改変。

凡例：急性ジストニア／パーキンソニズム／アカシジア／振戦

みるという方法が想像されます。その場合薬理特性を考えてどのような問題が予想されるでしょうか。

武田 上乗せしたときに，問題の1つは錐体外路症状が増えるかもしれない点です。それと，上乗せする分にはよいのですが，スイッチングするときに，やはり上手にしないと，鎮静系からの急速な開放による問題が出てくる感じはします。私も治験に参加して，前薬からのスイッチ後に不眠が生じた場合には何か工夫がいると思いました。

それから用量設定で，どの辺がblonanserinの一番の的中領域かということです。ブロードバンドかナローバンドか，今はちょっとわかりません。その辺がもうすこしわかってくると，症例をきちんと選んで間違いなく治療効果が期待できる薬と思います。いきなり，難しい症例に使うと解釈を間違えると思います。やはり最初は成功しそうな症例からきちんと使用していくというのが正しい理解につながると思います。

宮本 新薬が出た場合，臨床医は過剰な期待を抱きがちです。その一方で最初の3，4例がうまくいかないと，その薬の印象が決定的になってしまうことがよくあります。やはり最初の症例をしっかり選ぶということが大事ですね。

武田 そうです。

石郷岡 スイッチングはそんなに難しくなくて，我々がrisperidoneで積んできた経験が生かせると考えてよいでしょうか。

武田 そう思います。あとは鎮静，非鎮静の問題です。D_2阻害に関する問題は比較的扱いやすいでしょうし，抗コリン薬はおそらく最後に減量するという技術でいけると思います。

村崎 そうすると，鎮静と不眠の問題ということで，aripiprazoleに近いようなところがありますか。

武田 あるかもしれません。

村崎 Risperidoneが出たとき，最初我々が戸惑ったようなことが起こるかもしれませんね。

石郷岡 先生のお話と直接関係ないのですが，用量をもうすこし下げられればもう少しよい面を引き出せるかもしれないという気がします。

武田 同感です。維持療法でならもっと適切な用量設定がされて，用量は下がってくると思います。しかし治験のときに処方頻度で，13～14mgと24mgとピークが2つありましたが，あの上限のピークがちょっと曲者かなと思います。要するに「抗パーキンソン薬さえ入れておけば，たくさん出しても問題がない」という薬になってしまう

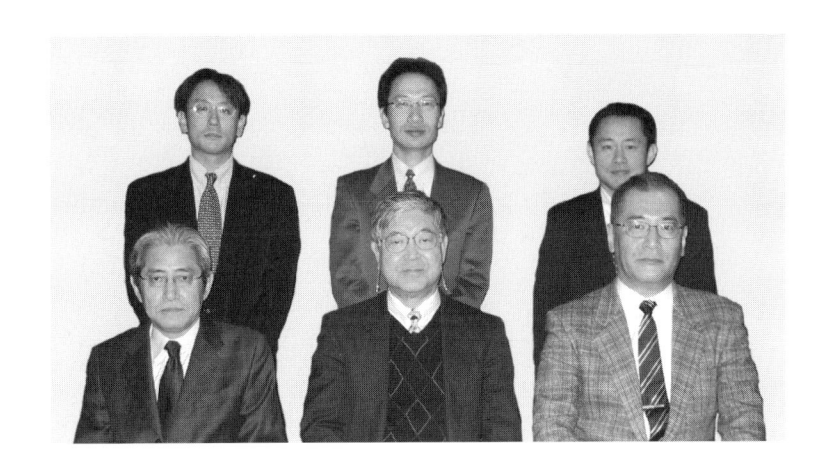

と，適正化されにくくなるという感じはします。

石郷岡　用法はどうでしょうか．1回投与とかの可能性です．

武田　PET から見ると，1日1回投与でいけると私は思います．1回投与の方が抗パーキンソン薬も結局減らさざるをえませんから，なるべく回数を少なく処方する方が blonanserin には望ましいと思います．

村崎　日本の臨床試験は，判で押したように慢性期の古い患者を対象にして，ほんのごく一部に急性期の人が入っています．どの試験も急性期の人だけを洗い直してみると，みんなとてもよいのです．やはり本来，ファーストエピソードで実際にやってみたら成績も上がるし，その後も引き続いて使えると思います．

Ⅶ. 全体のディスカッション

渡邊　宮本先生のグループは多くの症例を経験されていますが，患者さんにとって blonanserin の飲み心地というか，他剤と比較してよい点，悪い点などどういった感想を述べられたか教えていただけませんでしょうか．

宮本　現在まで長期維持されている9名の患者は，前薬が risperidone の方が多く，それに比べると眠気がなくて頭がすっきりするという感想が多いと思います．就労されている方は，意欲的にできており，就労されていない方でも，家庭の中で趣味を楽しんだりしています．興味，関心が維持されている，つまり陰性症状に関する効果は良好で，眠気やだるさは少ないと述べています．むしろ，抗パ薬の副作用である口渇が不快と言われる方が多いです．もちろん，アドヒアランスがよいから10年も継続して飲み続けているわけで，主観的ウェルビーイングは良好である可能性が高いと思います．

久住　結局，治験を終わった後も引き続き服用を継続して，今日に至るまで安定しているということですね．Clozapine の治験でも同じパターンを経験していますが，やはり継続するにあたっては患者さんの強い希望があったということでしょうか，それとも主治医が判断して前薬に比べてよいから勧めたということでしょうか．

宮本　長期の治験継続となると，薬剤費用の面などで経済的メリットがあると思います．主治医との関係が良好に保たれているということもあります．しかし一番大きいのは，患者が blonanserin を飲み続けたいという強い意志であると思います．

久住　長期で何例ぐらい入ったうち9例が残ったのですか．

宮本　全体で21名です．私の施設では18例投与されていて，そのうち半分がまだ続いているということです．

村崎　久住先生に質問です．Blonanserin は D_3 受容体への親和性傾向は高いので，これが臨床の面でどのように生きてくるでしょうか．D_2/D_3 受容体への作用のあり方は amisulpride に似ていま

す。Clozapineの薬理学的プロフィールから，Seemanは最初D_4へ飛びました。それで私たちも随分D_4の薬をやって，結局全部だめで，Seemanのおかげで随分むだをさせられたと思っています。今D_3の薬がいくつか臨床試験に入っていて日本にも来る可能性があります。D_3の謳い文句はより limbic system への分布が厚いということで非定型性が出ると言われています。先生のご意見はいかがでしょうか。

久住　ご指摘のように，sulpirideやamisulprideの非定型性にD_2/D_3受容体が関与している可能性もありますので，非常に興味を持っていますが，一方で，D_2/D_3受容体に親和性の強いnemonaprideのような定型薬も存在します。それに，D_3受容体自体の役割については基礎的な面ではまだ明確になっていない点も多く，現時点では評価が難しいというのが正直なところです。

村崎　ありがとうございました。

Ⅷ．おわりに

村崎　Blonanserinの臨床試験のデータから言えば，少なくともhaloperidolより陽性症状は同等以上であるし，陰性症状に有意に効くという点で非常にすぐれた効果があること，またEPSをいかに少なくできるかが決め手になることでしょうか。

Risperidoneとの比較では有意差は出ませんでしたが，同等性検証ができたということで，blonanserinへの期待は非常に高まると考えています。

薬理学的な特徴として，第二世代の薬 aripiprazole を除いたセロトニン・ドパミンアンタゴニスト作用を持った薬からすると，大いに異なり，「DSA」とでも呼ぶべき特徴があり，しかも非定型性が証明できているということで，今後たくさんの臨床経験から再度フィードバックしなければいけない問題と考えます。

副作用はきわめて少なく，どのグループでもファーストラインドラッグとして使えるということです。体重増加や過鎮静，起立性低血圧がないこと，プロラクチンは非臨床試験で心配されたほどは高くないことで，使いやすいという面もあると思います。

宮本先生からは長期使用の症例を報告いただき，しかも認知機能まで計って苦労されたと思います。抗パ薬の使い方を工夫して認知機能への効果を生かすような使い方を心がければ，もっとよい結果が出てくる可能性があるとのことでした。

武田先生には「Blonanserinは急性期から維持期あるいは慢性期にかけてバランスのとれた薬で，この薬の使いやすさを引き出して上手に使いましょう」と述べられました。またスイッチングの際の興奮性，不眠をうまく切り抜けられれば非常に使いやすい薬であるとのことです。

Blonanserinは，急性期のファーストエピソードの人からまず使ってほしいと私は考えます。また慢性期でもうまく切り替えることによって，この薬のよさを生かしていってほしいと思います。今後の臨床の中で，さらに検証していく問題も多々ありますが，ぜひとも先生方，今後とも臨床で第二世代抗精神病薬の中でblonanserinの臨床的な位置づけについて，またいろいろ経験を積んで，ご報告いただければ幸いです。

今日は各先生から貴重なお話を伺うことができました。この座談会によりblonanserinへの理解がさらに深まることを期待しています。大変ありがとうございました。

シリーズ❖向精神薬の等価換算❖❖❖❖❖❖❖❖❖❖❖❖❖❖❖❖❖❖❖❖❖❖❖❖❖❖❖❖❖❖

第21回：新規抗精神病薬の等価換算（その5）：Blonanserin

稲垣　中* 　稲田　俊也**

Ⅰ．Blonanserinの概要

　大日本住友製薬株式会社が開発したblonanserin（以下，BNS）はシクロオクタピリジン骨格を有する新しいタイプの抗精神病薬である。BNSは，ドパミンD_2受容体とセロトニン$5-HT_{2A}$受容体を選択的に遮断するという点においてrisperidone（以下，RIS）やperospironeなどといった既存の新規抗精神病薬（以下，新規薬）と類似しているが，セロトニン$5-HT_{2A}$受容体よりドパミンD_2受容体に対する親和性が高いという点でこれまでの新規薬と異なっており，この他にもアドレナリン$α_1$受容体，セロトニン$5-HT_{2C}$受容体，ヒスタミンH_1受容体，ムスカリンM_1受容体に対する親和性が弱いという特徴を有するために起立性低血圧，眠気，体重増加，消化器系障害，記憶障害などといった有害事象を起こしにくい可能性があると言われ[3]，わが国と海外で実施された合計4つの実薬対照二重盲検試験の結果に基づいて，わが国におけるBNSの製造および販売が承認された段階にある。今回，われわれはBNSの等価換算に関する検討を行った。

Dose equivalence of psychotropic drugs. Part XXI : Dose equivalence of novel antipsychotics : Blonanserin.
*慶應義塾大学大学院健康マネジメント研究科
〔〒252-8530　神奈川県藤沢市遠藤4411〕
　Ataru Inagaki : Keio University Graduate School of Health Management.4411Endo, Fujisawa, Kanagawa Prefecture, 252-8530, Japan.
**財団法人神経研究所附属晴和病院
　Toshiya Inada : Seiwa Hospital.

Ⅱ．Blonanserinの二重盲検比較試験

　これまでに統合失調症を対象としたBNSの実薬対照二重盲検試験は，国内で3試験，海外で1試験実施されている。ただし，これらのうち三宅らによって行われた臨床試験[5]は三浦ら[4]の試験の一部の症例について認知機能を評価したもので，対象患者数も少なかった。そこで，本稿では三宅らの試験を除いた3試験の結果（表1）に基づいてBNSの換算値を決定した。

1．村崎らの試験[6]

　この試験はhaloperidol（以下，HPD）を対照薬として実施された，はじめての実薬対照二重盲検試験である。この試験では，BNSの力価はHPDの半分と仮定して，8〜24mg/日のBNSと4〜12mg/日のHPDの薬効が比較されていた。試験期間は8週間であり，BNSが投与される群（以下，BNS群）とHPDが投与される群（以下，HPD群）の患者数はそれぞれ121名，117名であった。試験終了時の平均投与量（±標準偏差）はBNS群が15.8±6.1mg/日，HPD群が8.1±2.9mg/日であった。最終全般改善度で中等度以上の改善の見られた率（以下，中等度以上改善率）はBNS群が61.2％，HPD群が51.3％と，BNS群の方が数字の上で約10％多かったが，最終全般改善度の上で著明な改善が見られる率（以下，著明改善率）についてはそれぞれ11.6％，11.1％で概ね等しかった。陽性陰性症状評価尺度（以下，PANSS）の総得点の平均改善度はそれぞれ10.0

表1　Blonanserinの二重盲検試験

発表者 (発表年)	治療薬	対象患者数	投与量幅 (mg/日)	平均投与量 (mg/日)	試験期間	治療反応率[*1]	PANSS改善度 (点)	BPRS改善度 (点)
村崎(2007)[6]	BNS	121	8〜24	15.8±6.1	8 w	61.2%	−10.0±18.4[*2]	−7.0±11.4[*2]
	HPD	117	4〜12	8.1±2.9		51.3%	−7.8±18.2	−5.1±10.6
三浦(2008)[4]	BNS	156	8〜24	16.3±6.2	8 w	51.0%	−11.05±17.27[*2]	−7.2±11.0[*2]
	RIS	144	2〜6	4.0±1.5		56.6%	−11.51±17.38	−7.4±11.2
Garcia Gil(2008)[1]	BNS	61	2.5	—	6 w	20.0%[*1]	−20.60±3.01[*3]	−13.31±1.80[*3]
	BNS	58	5	—		19.3%	−27.19±3.07	−17.19±1.84
	BNS	64	10	—		38.7%	−30.18±2.99	−18.68±1.79
	HPD	60	10	—		24.1%	−28.16±3.05	−17.93±1.83
	PL	64	—	—		16.4%	−12.58±2.97	−8.86±1.78

BNS：blonanserin，HPD：haloperidol，RIS：risperidone，PL：placebo
*1：村崎らの試験と三浦らの試験では最終全般改善度が中等度改善以上，Garcia Gilの試験ではPANSS総得点が40%以上改善した患者の割合
*2：平均値±標準偏差
*3：平均値±標準誤差

±18.4点，7.8±18.2点，簡易精神症状評価尺度(以下，BPRS)の総得点の平均改善度もそれぞれ7.0±11.4点，5.1±10.6点で，有意な差はないもののBNSの治療成績の方がやや上回っていた。

すなわち，村崎らの試験は，BNSがHPDの半分の力価を有するものと仮定して実施されたわけであるが，実際にはそれより強力である可能性を示唆している。稲垣・稲田の等価換算表[2]ではchlorpromazine(以下，CPZ)100mgと同じ力価を有する抗精神病薬の量のことをその抗精神病薬の『換算値』と呼ぶが，2mgのHPDは100mgのCPZと等価と見なされているので，村崎らの試験よりBNSの換算値は『4，あるいはそれ以下』と推測できる。

2．三浦らの試験[4]

この試験ではRISの力価はBNSの4分の1と仮定して，8〜24mg/日のBNSと2〜6mg/日のRISの薬効が比較された。試験期間は村崎らの試験と同じ8週間であり，BNSが投与される群(以下，BNS群)とRISが投与される群(以下，RIS群)の患者数はそれぞれ156名，144名であった。試験終了時の平均投与量はBNS群が16.3±6.2mg/日，RIS群が4.0±1.5mg/日であった。

この試験における中等度以上改善率はBNS群が51.0%，RIS群が56.6%とややRIS群の方が上回っていたものの，著明改善率ではそれぞれ17.4%，14.7%と逆にBNS群の方が若干上回っていた。PANSS総得点の平均改善度はBNS群が11.05±17.27点，RIS群が11.51±17.38点，BPRS総得点の平均改善度はそれぞれ7.2±11.0点，7.4±11.2点と，ほぼ等しかった。

すなわち，三浦らの試験ではBNSがRISの4分の1の力価を有するという仮定のもとに実施され，概ねそれを裏付ける結果が得られたことになる。稲垣・稲田の等価換算表[2]によると，RISの換算値は『1』，すなわち，1mgのRISと100mgのCPZの力価は等しいとされているので，三浦らの試験結果からは，BNSの換算値は『4』と結論できる。

3．海外で実施された試験[1]

この試験は急性増悪期の統合失調症患者の入院患者を対象に，2.5mg/日，5mg/日，10mg/日のBNSと，10mg/日のHPD，そしてプラセボの薬効を比較する6週間の用量探索試験である。そして，2.5mg/日，5mg/日，10mg/日のBNSが投与される群(以下，それぞれ2.5mg群，5mg群，10mg群)と，HPDとプラセボが投与される

表2　抗精神病薬の等価換算表―稲垣・稲田2008年版―

aripiprazole	4	perphenazine	10
blonanserin	4	pimozide	4
bromperidol	2	pipamperone	200
carpipramine	100	prochlorperazine	15
chlorpromazine	100	propericiazine	20
clocapramine	40	quetiapine	66
clotiapine（発売中止）	40	reserpine	0.15
clozapine（本邦未発売）	50	risperidone	1
fluphenazine	2	spiperone	1
haloperidol	2	sulpiride	200
levomepromazine	100	sultopride	200
moperone	12.5	thioridazine（発売中止）	100
mosapramine	33	tiapride	100
nemonapride	4.5	timiperone	1.3
olanzapine	2.5	thiothixene（発売中止）	3.3
oxypertine	80	trifluoperazine	5
perazine（発売中止）	100	zotepine	66
perospirone	8		

群（以下，それぞれ HPD 投与群とプラセボ群）の患者数はそれぞれ61名，58名，64名，60名，64名であった。

　PANSS 総得点の平均改善度（±標準誤差）は，2.5mg 群では20.60±3.01点，5mg 群では27.19±3.07点，10mg 群では30.18±2.99点，HPD 群では28.16±3.05点，プラセボ群では12.58±2.97点，BPRS 総得点の平均改善度はそれぞれ13.31±1.80点，17.19±1.84点，18.68±1.79点，17.93±1.83点，8.86±1.78点，PANSS 総得点の40%以上改善率はそれぞれ20.0%，19.3%，38.7%，24.1%，16.4% であり，実薬の投与を受けていた群は全てプラセボ群より治療成績が有意に良好であり，BNS の投与量が増えるに従って，治療成績がよくなる傾向が見られた。

　この試験では，BNS 10mg/日の治療成績は他の4群より優れ，HPD 10mg/日の治療成績は BNS 5mg/日と10mg/日の治療成績の中間に概ね相当しているので，BNS 7.5mg/日程度と HPD 10mg/日はほぼ同じ力価，すなわち BNS の換算値は『1.5』前後と考えることができる。この換算値は村崎ら[6]や三浦ら[4]の試験で得られた値である『4，あるいはそれ以下』や『4』とは大きく食い違っている。

　このような食い違いが見られた背景として考えられることは，1）村崎ら[6]の試験と三浦ら[4]の試験では flexible-dose 法が採用されていたのに対し，この試験では fixed-dose 法が採用されていたこと，2）わが国で実施された2つの試験では BNS の投与量は最高で24mg/日まで許容され，平均最終投与量も16mg/日前後であったが，この試験では10mg/日までしか使用されていなかったことなどが関係していた可能性が考えられる。これらの限られた臨床試験の結果から BNS の最適用量を把握することは困難であるが，1990年代に報告されたさまざまな用量探索試験によって，6mg/日や4～8mg/日の RIS の治療成績よりも10mg/日以上の RIS の治療成績が劣る[3,7]ことや，8mg/日の HPD の治療成績の方が16mg/日の HPD より優れていることが示された[9]のと同様に，BNS についても10mg/日投与群の治療成績の方が15mg/日投与群よりも優れている可能性は十分考えられる。

Ⅲ．ま　と　め

　以上の議論の結果をまとめると，以下のようになる。

1）村崎ら[6]の試験からは，BNSの換算値は『4』，あるいは『4以下』と推測できる。
2）三浦ら[4]の試験からはBNSの換算値は『4』と推測できる。
3）海外における試験[1]からは，BNSの換算値は『1.5』前後と推測できる。

　国内と海外で実施された臨床試験の間で，得られる換算値にこのように大きな乖離が見られる理由としては，臨床試験の用量設定などの問題も関与していた可能性が考えられる。BNSの等価換算値に関して確定的な結論を出すためには，10mg/日以下と10mg/日以上のBNSの薬効を比較した臨床試験など，よくデザインされた臨床試験によるさらなるエビデンスの集積が必要と思われる。

　しかしながら，現段階では，原則としてわが国における臨床試験データを主たる資料に，また海外における臨床試験データを従たる資料とする稲垣・稲田の等価換算表の原則に則って，現段階ではBNSの換算値を『4』とみなすこととした。表2はBNSを追加した稲垣・稲田（2008）の抗精神病薬等価換算表である。

文献

1) 大日本住友製薬株式会社：AD-5423治験薬概要書 第16版. 2007.
2) 稲垣 中, 稲田俊也, 藤井康男他：向精神薬の等価換算. 星和書店, 東京, 1999.
3) Marder, S. R. and Meibach, R. C.: Risperidone in the treatment of schizophrenia. Am. J. Psychiatry, 151: 825-835, 1994.
4) 三浦貞則：統合失調症に対するblonanserinの臨床評価―Risperidoneを対照とした二重盲検比較試験. 臨床精神薬理, 11: 297-314, 2008.
5) 三宅誕実, 宮本聖也, 竹内 愛他：統合失調症患者の認知機能障害に対する新規抗精神病薬blonanserinの効果―Risperidoneとの無作為化二重盲検試験. 臨床精神薬理, 11: 315-326, 2008.
6) 村崎光邦：統合失調症に対するblonanserinの臨床評価―Haloperidolを対照とした二重盲検法による検証的試験. 臨床精神薬理, 10: 2059-2079, 2007.
7) Peuskens, J. and the Risperidone Study Group: Risperidone in the treatment of patients with chronic schizophrenia: a multi-national, multi-centre, double-blind, parallel-group study versus haloperidol. Br. J. Psychiatry, 166: 712-726, 1995.
8) 采 輝昭, 久留宮聰：Blonanserinの薬理学的特徴. 臨床精神薬理, 10: 1263-1272, 2007.
9) Zimbroff, D. L., Kane, J. M., Tamminga, C. A. et al.: Controlled, dose-response study of sertindole and haloperidol in the treatment of schizophrenia. Am. J. Psychiatry, 154: 782-791, 1997.

原著論文

Blonanserin の薬理学的特徴

采 輝昭[*]　久留宮 聰[**]

抄録：Blonanserin はドパミン D_2 受容体に加えてセロトニン 5-HT_{2A} 受容体を遮断するという，第二世代抗精神病薬に特徴的な性質を有している化合物であり，現在，抗精神病薬として開発中である。Blonanserin は統合失調症の陽性症状，陰性症状，認知障害などへの効果を裏付ける代表的な薬理試験において，強い作用を示した。一方，錐体外路症状，過鎮静・眠気，ふらつきなどの副作用を評価する試験において，その作用は軽度であった。また，D_2 受容体及び 5-HT_{2A} 受容体に対する選択性が既存の第二世代抗精神病薬に比べて高く，起立性低血圧，眠気，体重増加，消化器系障害，記憶障害などの副作用に関与するアドレナリン $α_1$，セロトニン 5-HT_{2C}，ヒスタミン H_1 あるいはムスカリン M_1 受容体への親和性は低かった。以上の結果は，blonanserin が統合失調症の陽性及び陰性症状を改善し，錐体外路症状の誘発頻度が低く，既存の抗精神病薬よりも眠気，起立性低血圧，体重増加などの副作用発現が少ない薬物であることを示すものであり，このことは臨床試験の結果と一致するものであった。本論文では，blonanserin の薬理学的特徴についてまとめた。

臨床精神薬理 10：1263-1272, 2007

Key words：*blonanserin, second-generation antipsychotics, D_2 receptor antagonist, 5-HT_{2A} receptor antagonist, schizophrenia*

はじめに

統合失調症は人口の約1％が罹患している非常に深刻な精神疾患である。臨床上この疾患では，陽性症状（幻覚・妄想・興奮など），陰性症状（感情鈍麻・意欲欠如・無為・引きこもりなど），不安・抑うつなどの多彩な症状が認められる[10]。また，比較的患者数が多いにもかかわらず，その発症原因はいまだにはっきりとはわかっていない。

統合失調症の薬物療法としては，chlorpromazine が1952年に臨床に導入され，1958年に haloperidol が登場し，その後，「ドパミン神経過剰仮説」（ドパミン神経の過剰興奮が統合失調症の病因の一つとする仮説）に基づいて多くのドパミン D_2 受容体拮抗薬が開発されてきた[5,28,29,32]。しかし，これらの第一世代抗精神病薬（First-generation antipsychotics）と呼ばれる薬物は，統合失調症の陽性症状には優れた効果を示すものの，陰性症状に対して有効性が低く，治療抵抗性の患者が存在するなどの問題を有していることが明らかになってきた[15]。さらに，安全性の面では錐体外路系の副作用としてパーキンソン症候群や遅発性ジスキネジアなど多くの副作用を発現させることが問題とされている[2]。一方，1972年に導入された clozapine は chlorpromazine などの薬物と同等またはそれ以上の抗精神病効果を示し，陽性症状のみならず陰性症状にも有効である上に，錐体外路

2007年5月8日受理
Pharmacological profile of blonanserin.
[*]大日本住友製薬株式会社薬理研究所
〔〒564-0053　大阪府吹田市江の木町33-94〕
Teruaki Une : Pharmacology Research Laboratories, Dainippon Sumitomo Pharma Co., Ltd. 33-94, Enoki-cho, Suita, Osaka, 564-0053, Japan.
[**]大日本住友製薬株式会社第2学術企画部
Satoshi Kurumiya : Product Management & Promotion Planning II, Dainippon Sumitomo Pharma Co., Ltd.

系の副作用を起こしにくいことから大いに期待されたが，無顆粒球症[16]による死亡が頻発したことより我が国での開発は中止された。しかし，その後，clozapine がセロトニン5-HT₂受容体に対して高い親和性を示すことが見出され，さらに臨床において選択的な5-HT₂受容体拮抗薬が陰性症状を改善し，抗精神病薬による錐体外路系の副作用を軽減することがわかり，統合失調症治療における5-HT₂受容体の重要性が認識されるようになった。1980年代に入って，D₂受容体及び5-HT₂受容体遮断作用を併せ持つ risperidone の臨床試験が開始され，この薬物が haloperidol をはじめとする第一世代抗精神病薬より優れた陰性症状改善作用を有し，錐体外路系の副作用の発現も少ないことが示された[6]。これ以降，D₂受容体及び5-HT₂受容体遮断作用を併せ持つ第二世代抗精神病薬（Second-generation antipsychotics）と呼ばれる薬剤の開発が急速に進められ，本邦においても risperidone をはじめとして，olanzapine，quetiapine が臨床において広く使用されるようになってきた。しかし，それら第二世代抗精神病薬の中には過鎮静，起立性低血圧，体重増加，耐糖能異常，脂質代謝異常，プロラクチン上昇などの副作用を呈するものがあることから，より安全で忍容性に優れた抗精神病薬の開発が望まれている。

我々は，新しい作用プロファイルを有する抗精神病薬の創製を目指して一連の4-phenyl-2-(1-piperazinyl) pyridine 誘導体を合成し，blonanserin [2-(4-ethyl-1-piperazinyl)-4-(4-fluorophenyl)-5,6,7,8,9,10-hexahydro-cycloocta[b] pyridine]（図1）を見出した。前臨床の薬理試験において，本化合物が D₂ 及び 5-HT₂ 受容体に高い親和性を有し，各種の統合失調症の動物モデルにおいて有効であったことより[20,23-25]，現在，抗精神病薬として開発中である。以下に，blonanserin の薬理学的性質について述べたい。

I. 作用機序（神経化学的性質）

1. In vitro 受容体結合試験

表1に各種受容体に対する blonanserin の親和

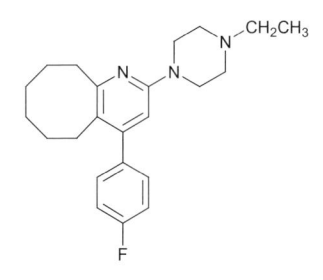

図1 Blonanserin の化学構造式

性を示した。Blonanserin はドパミン D₂ 及びセロトニン5-HT₂A 受容体に高い親和性を示した（それぞれの Ki; 0.142 及び 0.812nmol/L）。これらの作用は，それぞれ，統合失調症の陽性症状及び陰性症状改善と関連し，5-HT₂A 受容体への作用は錐体外路症状の軽減化にも寄与していると推定される[11]。また，blonanserin は他の抗精神病薬と同様に D₂受容体サブファミリーである D₃受容体にも比較的高い親和性を有していたが（Ki; 0.494nmol/L），その他の受容体に対する親和性は低かった。Haloperidol は，D₂受容体に対して高い親和性を示し，5-HT₂A 受容体に対する親和性は低かった。Risperidone は D₂ 及び 5-HT₂A 受容体のみならず，アドレナリン α₁受容体に対しても高い親和性を示した。種々の受容体結合試験報告によると[4,11,19,26]，clozapine や olanzapine は D₂及び5-HT₂A 受容体に加えて 5-HT₆, α₁, ムスカリン M₁及びヒスタミン H₁受容体に，risperidone は 5-HT₇, α₁, α₂ 及び H₁受容体に，比較的低濃度で結合することが明らかにされている。これらの結果より，blonanserin は既存の第二世代抗精神病薬と比較して D₂及び5-HT₂A 受容体に対する選択性が高いだけでなく，D₂受容体に対する親和性がより高い薬物と位置付けられる。

2. In vivo ドパミン D₂ 及びセロトニン5-HT₂A 受容体関連行動抑制作用

ラットを用いた行動薬理学的試験において，blonanserin が経口投与（p.o.）においても D₂ 及び 5-HT₂A 受容体を遮断することが確認された。ラットにおける blonanserin の D₂受容体関連行動（apomorphine 誘発 gnawing）抑制作用と 5-HT₂A 受容体関連行動（p-chloroamphetamine 誘発首振

表1 神経伝達物質受容体への親和性

受容体	動物種	受容体親和性 Ki (nmol/L)		
		Blonanserin	Haloperidol	Risperidone
D_1	ヒト	1,070	2,300	761
D_{2long}	ヒト	0.142	2.73	13.2
$5-HT_{2A}$	ヒト	0.812	45.7	1.09
α_1	ラット	26.7	8.75	0.657
D_3	ヒト	0.494		
$5-HT_{2B}$	ヒト	31.8		
$5-HT_{2C}$	ヒト	26.4		
$5-HT_6$	ヒト	41.9		
$D_{4.2}$, $5-HT_{1A}$, $5-HT_{5A}$, $5-HT_7$, α_2, H_1, M_1	ヒト, ラット	≥100		
D_5, β, $5-HT_4$	ヒト, ラット モルモット	>1,000		
		IC_{50} (nmol/L)		
$5-HT_3$	ヒト	>100,000		

Ki;阻害定数,IC_{50};50%抑制濃度,D;ドパミン,5-HT;セロトニン,α;アドレナリンα,M;ムスカリン,H;ヒスタミン,β;アドレナリンβ

表2 ドパミン D_2 及びセロトニン $5-HT_{2A}$ 受容体関連行動抑制作用の比較

試験項目	ED_{50}, mg/kg p.o.			
	Blonanserin	Haloperidol	Clozapine	Risperidone
Apomorphine誘発 gnawing抑制［ラット］	0.292	0.426	41.7	1.52
p-chloroamphetamine誘発 首振り行動抑制［ラット］	0.434	5.59	5.78	0.0977

ED_{50};50%作用用量

り行動) 抑制作用はほぼ同じ用量で認められた (それぞれの ED_{50};0.292及び0.434mg/kg p.o.)。一方,haloperidol は D_2 受容体関連行動を,また,clozapine 及び risperidone は $5-HT_{2A}$ 受容体関連行動をより低用量で抑制した (表2)。したがって, 臨床においても, haloperidol が D_2 受容体遮断優位の作用を, clozapine や risperidone が $5-HT_{2A}$ 受容体遮断優位の作用を発揮すると推察されるのに対し, blonanserin はそれらの両者が反映された作用を発揮する可能性が高いと考えられる。

II. 抗精神病効果に関連する薬理作用

1. 条件回避反応抑制作用

条件回避反応は,抗精神病薬の効力を予測しうる試験として広く用いられており[8,9,17],第一世代, 第二世代のいずれの抗精神病薬によっても抑

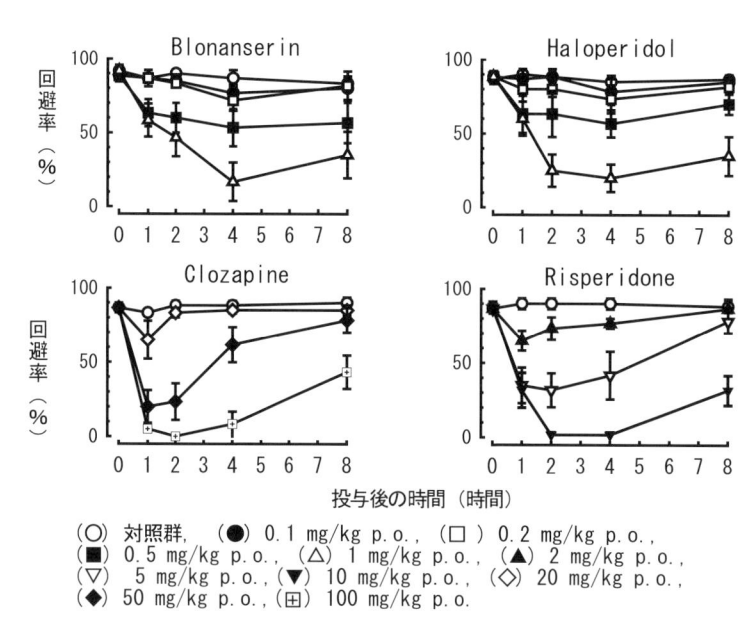

図2 ラットの条件回避反応抑制作用(単回投与,時間経過)
各値は平均値±標準誤差(n=6)

(○)対照群,(●)0.1 mg/kg p.o.,(□)0.2 mg/kg p.o.,
(■)0.5 mg/kg p.o.,(△)1 mg/kg p.o.,(▲)2 mg/kg p.o.,
(▽)5 mg/kg p.o.,(▼)10 mg/kg p.o.,(◇)20 mg/kg p.o.,
(◆)50 mg/kg p.o.,(田)100 mg/kg p.o.

表3 ラットの条件回避反応抑制作用(単回投与、ED_{50})

薬物	条件回避反応抑制作用 ED_{50}, mg/kg p.o.(95%CI)
Blonanserin	0.55 (0.33〜0.76)
Haloperidol	0.62 (0.42〜0.83)
Clozapine	32 (21〜44)
Risperidone	3.7 (2.7〜4.8)

ED_{50};50%作用用量,95%CI;95%信頼区間,n=6/用量

制されることが確認されている。そこで,blonanserinを単回及び反復投与し,ラット条件回避反応に及ぼす効果を対照薬と比較検討した。Blonanserinは,用量依存的にラットの条件回避反応を抑制した。この作用は,投与4時間後にピークに達し,8時間後にはやや減弱する傾向を示した(図2)。この作用のED_{50}値は0.55mg/kg p.o.で,haloperidolとほぼ同等であった。また,clozapine及びrisperidoneと比べると,それぞれ58倍及び6.7倍強力であった(表3)。このことより,blonanserinはhaloperidolと同等で,clozapineやrisperidoneより強い抗精神病効果を発揮する可能性が示唆された。また,blonanserin(0.5及び1 mg/kg/day p.o.)の14日間反復投与期間中,条件回避反応抑制作用の強さに減弱はみられなかった。Haloperidol(0.2及び0.5mg/kg/day p.o.)の場合も同様であり(図3),blonanserinの抗精神病効果にはhaloperidolと同様に耐性が生じ難いことがうかがえた。

2.Phencyclidine反復投与による無動時間延長に対する抑制作用

NMDA受容体アンタゴニストのphencyclidineをヒトに投与すると,統合失調症の陽性症状のみならず陰性症状に似た精神症状が惹起されるといわれている[14,18]。類似の行動変化はマウスにおい

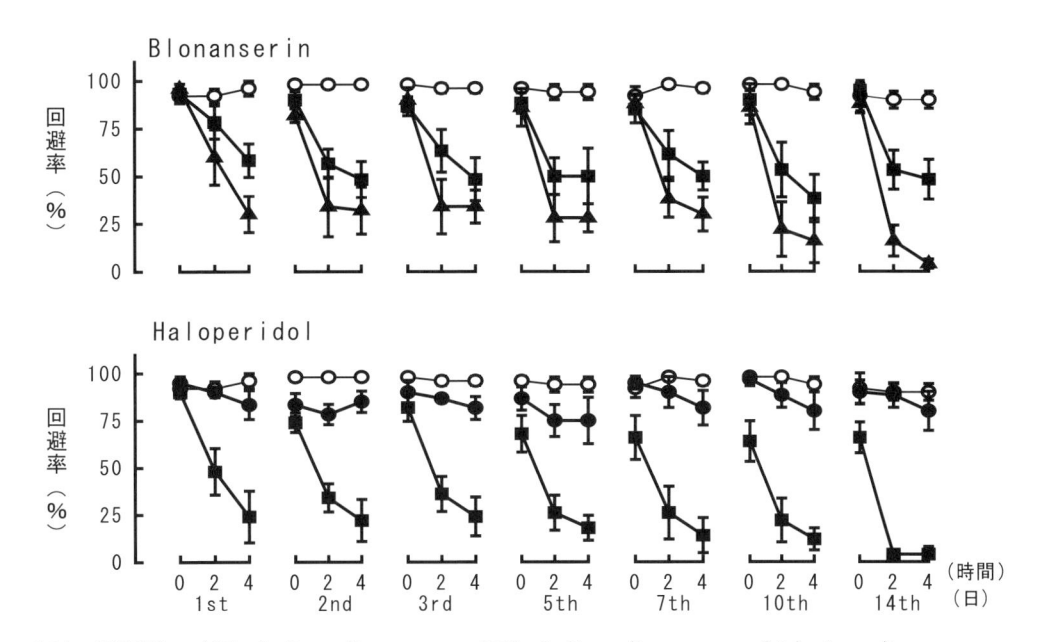

(○) 対照群, (●) 0.2 mg/kg p.o., (■) 0.5 mg/kg p.o., (▲) 1 mg/kg p.o.

図3　ラットの条件回避反応抑制作用（反復投与）
各値は平均値±標準誤差（対照群及び両薬物の高用量群はn=5，低用量群はn=6）

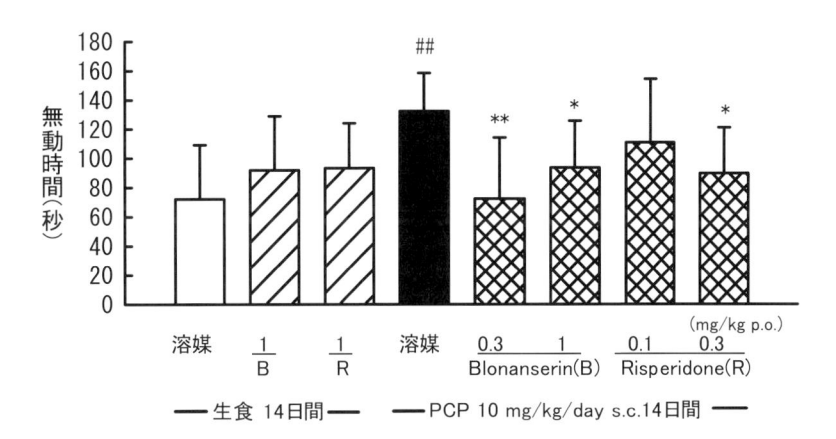

図4　マウスへのphencyclidine反復投与後における無動時間延長に対する抑制作用
各値は平均値±標準偏差（n=12）。
生食；生理食塩液，PCP；phencyclidine
$^{\#\#}p<0.01$（生食反復＋溶媒群との比較，Wilcoxonの順位和検定），$^{*}p<0.05$，$^{**}p<0.01$（PCP反復＋溶媒群との比較，Steel検定）

ても観察され，phencyclidine反復皮下投与（s.c.）後の強制水泳負荷時にみられる無動時間延長は陰性症状のモデルとして提唱されている[12,21,22]。そこで，マウスにphencyclidine 10mg/kgを14日間反復投与した時に生じる無動時間の増加に対するblonanserinの作用をrisperidoneと比較検討した。Phencyclidine（10mg/kg s.c.）を反復投与したマウス（phencyclidine反復＋溶媒群）の無動時間は，コントロール群の約2倍に延長した。Blonanserin（0.3及び1 mg/kg p.o.）

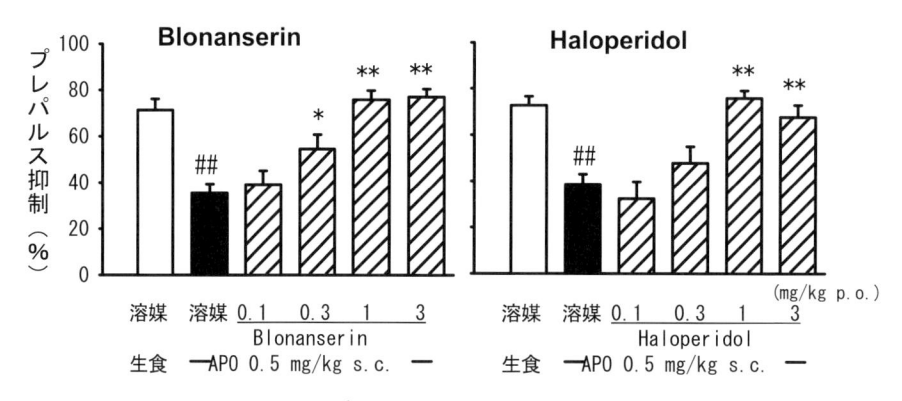

図5 ラットの apomorphine 誘発プレパルス抑制障害に対する改善作用
各値は平均値±標準誤差（n=12）。
生食；生理食塩液，APO；apomorphine
##p＜0.01（生食＋溶媒群との比較，Student の t 検定），*p＜0.05，**p＜0.01（APO＋溶媒群との比較，Dunnett の多重比較検定）

は，phencyclidine の反復投与による無動時間の延長に対して抑制作用を示した。Risperidone（0.3mg/kg p.o.）でも同様の作用が認められた（図4）。これらの結果より blonanserin が risperidone と同様に統合失調症の陰性症状を改善する可能性が示された。

3．Apomorphine 誘発プレパルス抑制障害に対する改善作用

驚愕反応（驚いて体をびくっと動かす反応）を誘発する音刺激（パルス刺激）に先行して微弱な音刺激（プレパルス刺激）を負荷すると，この反応が抑制される。この現象はプレパルス抑制（prepulse inhibition）と呼ばれ，統合失調症患者では減弱していることが知られている。このような障害は不必要な情報を遮断する能力の低下とみなされ，統合失調症の認知障害に関係すると考えられている[1,30]。ドパミン受容体アゴニストのapomorphine を投与されたラットにおいてもプレパルス抑制障害が観察されることから，この障害に対する blonanserin の作用を検討した。Apomorphine を投与したラットでは，プレパルス抑制率の低下が認められ，blonanserin は0.3，1及び3 mg/kg p.o. にてプレパルス抑制率低下を改善したことより（図5），blonanserin が haloperidol と同様に統合失調症における認知障害に有効であることが示唆された。

III．副作用に関連する薬理作用

Blonanserin は，マウスやラットへの経口投与により，抗精神病効果関連試験（条件回避反応抑制など）においては haloperidol と同等の用量効力を示したが（最小作用用量あるいは ED_{50}；0.3〜0.55mg/kg p.o.），副作用の指標とされているカタレプシー惹起[31]，眼瞼下垂惹起[13]及び懸垂行動抑制作用[3]（それぞれ急性期錐体外路症状，過鎮静・眠気及びふらつきの指標）は，用量効力において haloperidol より弱く，抗精神病効果関連作用よりもかなり高用量で発現した（それぞれの ED_{50}；16.4，＞80及び50.9mg/kg p.o.）。一方，clozapine や risperidone においては，副作用関連試験（眼瞼下垂惹起及び懸垂行動抑制作用）と抗精神病効果関連試験（条件回避反応抑制作用）における作用用量が比較的近接していた（表4）。また，blonanserin をラットに反復投与（10mg/kg/日 p.o.，21日間）しても，遅発性ジスキネジアの指標といわれている SKF38393誘発異常口唇運動の増強作用[7,27]は認められなかった（図6）。以上より，blonanserin は，既存の第一世代抗精神病薬に比べて錐体外路症状を惹起しにくく，過鎮静，眠気，ふらつきなどの副作用を発現する可能性が既存薬（第一世代及び第二世代）より低いことが期待される。また，副作用に関連する他の

表4 抗精神病効果及び副作用に関連する薬理作用の比較

試験項目	ED$_{50}$, mg/kg p.o.（条件回避反応に対する比）			
	Blonanserin	Haloperidol	Clozapine	Risperidone
条件回避反応抑制 [ラット]	0.55 (1)	0.62 (1)	32 (1)	3.7 (1)
カタレプシー惹起 [ラット]	16.4 (30)	5.63 (9.1)		
眼瞼下垂惹起 [ラット]	>80 (>150)	17.9 (29)	64.1 (2.0)	7.78 (2.1)
懸垂行動抑制 [ラット]	50.9 (93)	11.4 (18)	17.7 (0.6)	7.25 (2.0)

ED$_{50}$；50％作用用量

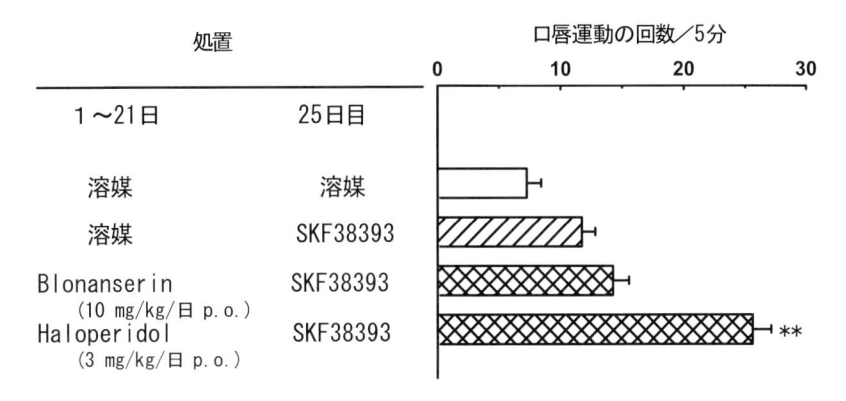

図6 ラットへの反復投与後におけるSKF38393誘発異常口唇運動増強作用
各値は平均値±標準誤差（n＝8）。
**p＜0.01（溶媒反復＋SKF38393群との比較，Wilcoxonの順位和検定）

作用として，blonanserinは，ラットにおける血中プロラクチン上昇作用を抗精神病効果関連作用とほぼ同じ用量で示した（表5）。

おわりに

これまでに，統合失調症の病因や発症についての精神薬理学的研究が著しく進展し，抗精神病薬の治療効果や副作用に関与する脳部位，神経機構などが徐々に明らかとなってきた。それに伴い，様々な新規作用機序を有する抗精神病薬の開発が試みられてきた。我々はドパミンD$_2$受容体及びセロトニン5-HT$_2$受容体を強力に遮断することが統合失調症の治療に有効であるという仮説に基づいて創薬研究を進め，blonanserinを見出した。

受容体結合試験において，blonanserinはD$_2$受容体に対する親和性より5-HT$_{2A}$受容体に対する親和性が高いrisperidoneやperospironeなどの第二世代抗精神病薬と異なり，5-HT$_{2A}$受容体に対する親和性よりD$_2$受容体に対する親和性が高いという特徴を有していた。In vivoにおいて，blonanserinは統合失調症の陽性症状に対する効果と相関するとされる各種動物モデルにおいてhaloperidolと同等の作用を示した。また，マウス強制水泳試験において，陰性症状の動物モデルとされるphencyclidine誘発無動をrisperidoneと同様に抑制した。さらに，認知障害を反映するとされるapomorphine誘発プレパルス抑制障害に

表5 ラット血中プロラクチン濃度上昇作用

薬物	用量 (mg/kg p.o.)	動物数	血中プロラクチン濃度 (ng/mL)
対照	—	8	11.62±2.38
Blonanserin	0.03	8	17.22±3.58
	0.1	8	27.53±1.93*
	0.3	8	44.90±4.29*
	1	8	51.23±6.04*
Haloperidol	0.03	7	10.03±0.84
	0.1	8	12.58±1.82
	0.3	8	26.77±4.22*
	1	8	44.78±6.31*

各値は平均値±標準誤差。
*$p<0.05$,（対照群との比較, Dunnett の多重比較検定）

も効果を示した。これらの結果より，blonanserin は統合失調症の陽性症状に対しては haloperidol, 陰性症状には risperidone と同様の有効性を示し，認知障害に対しても有効であることが推定された。

一方，錐体外路症状，過鎮静・眠気，ふらつきなどの副作用を評価するいくつかの試験（カタレプシー, 眼瞼下垂, 懸垂など）において, blonanserin の作用は軽度であった。Blonanserin は他の第二世代の抗精神病薬に比べ，D_2受容体及び5-HT_{2A}受容体に対して選択的に高い親和性を示すことより，アドレナリンα_1, セロトニン5-HT_{2C}, ヒスタミンH_1あるいはムスカリンM_1受容体を介した起立性低血圧，眠気，体重増加，消化器系障害，記憶障害なども惹起しにくいと考えられ，このことは臨床試験の結果と概ね一致した。

以上のように，blonanserin はこれまでの第二世代の抗精神病薬と同様にD_2受容体及び5-HT_{2A}受容体を強力に遮断するが，5-HT_{2A}受容体に対する親和性よりD_2受容体に対する親和性が高いという，これまでの第二世代の抗精神病薬とは異なる性質を有していた。この性質が，どのような臨床的特徴として現れるかを捉えて行くことが今後の検討課題であり，上市後，より明らかになっていくものと思われる。

統合失調症の病因，発症機序については，双生児研究をはじめとした遺伝学的研究，リスクファクターなどについての疫学的研究，ドパミン，セロトニンやグルタミン酸を中心とした神経化学的研究，病理形態学的研究など広範囲における検討がなされてきているにもかかわらず，未だにはっきりとしたメカニズムの解明はされていない。さらに，統合失調症は，原因の異なる複数の疾患が含まれる多因子疾患である可能性が高く，診断基準として利用できる生物学的指標も確立されていない。このような背景の中，blonanserin は本邦で6番目の第二世代抗精神病薬となる。しかし，同じ第二世代抗精神病薬という範疇にあっても，blonanserin は既存の第二世代抗精神病薬と比較して異なる性質・特徴を有しており，様々な症状を呈する統合失調症の治療において貢献するものと考える。Blonanserin が，統合失調症に苦しむ患者さんに福音をもたらすことを期待する。

文献

1) 秋山一文：精神分裂病動物モデルの有効性と限界. 精神科治療学, 12：625-632, 1997.
2) Baldessarini, R. J.: Drugs and the treatment of psychiatric disorders. In: The Pharmacological Basis of Therapeutics (eds. by Gilmann, A. G., Rall, T. W., Nies, A. S. et al.), pp. 383-435, Pergamon Press, New York, 1990.
3) Boissier, J. R. and Simon, P.: L'utilisation du test de la traction Test de (Julou-Courvoisier) pour l'etude des psycholeptiques. Thérapie, 15：1170-

1174, 1960.
4) Bymaster, F. P., Calligaro, D. O., Falcone, J. F. et al.: Radioreceptor binding profile of the atypical antipsychotic olanzapine. Neuropsychopharmacology, 14: 87-96, 1996.
5) Carlsson, A. and Lindqvist, M.: Effect of chlorpromazine or haloperidol on the formation of 3-methoxytyramine and normethanephrine in mouse brain. Acta Pharmacol. Toxicol., 20: 140-144, 1963.
6) Castelao, F., Ferreira, L., Gelders, Y. G. et al.: The efficacy of the D2 and 5-HT2 antagonist risperidone(R 64766) in the treatment of chronic psychosis: An open dose-finding study. Schizophr. Res., 2: 411-415, 1989.
7) Clark, D. and White, F. J.: D1 dopamine receptor — the search for a function: a critical evaluation of the D1/D2 dopamine receptor classification and its functional implications. Synapse, 1: 347-388, 1987.
8) Clody, D. E. and Beer, B.: Conditioned avoidance: a predictor of efficacy and duration of action for long-acting neuroleptic agents. In: Predictability in Psychopharmacology: Preclinical and Clinical Correlations (eds. by Sudilovsky, A., Gershon, S. and Beer, B.), pp. 213-224, Raven Press, New York, 1975.
9) Cook, L. and Kelleher, R. T.: The interaction of drugs and behavior. In: Neuropsychopharmacology Vol. 2 (ed. by Rothlin, E.), pp. 77-92, Elsevier Publishers, Amsterdam, 1961.
10) Crow, T. J.: Molecular pathology of schizophrenia: more than one disease process? Br. Med. J., 280: 66-68, 1980.
11) 入澤 聡, 木下利彦: 非定型抗精神病薬の使い分け. 臨床精神薬理, 4: 1625-1631, 2001.
12) 石川和宏, 山田清文, 鍋島俊隆: 第4節 モデル動物の利用と評価—脳—. 非臨床試験マニュアル (野村 護, 堀井郁夫, 吉田武美編), pp. 377-386, エル・アイ・シー, 東京, 2001.
13) Janssen, P. A. J., Van Bever, W. F. M.: Advances in the search for improved neuroleptic drugs. In: Current Developments in Psychopharmacology. Vol. 2 (eds. by Essman, W. B. and Valzellli, L.), pp. 165-184, Spectrum Publisher Inc., New York, 1975.
14) Javitt, D. C. and Zukin, S. R.: Recent advances in the phencyclidine model of schizophrenia. Am. J. Psychiatry, 148: 1301-1308, 1991.

15) Johnstone, E. C., Crow, T. J., Frith, C. D. et al.: Mechanism of the antipsychotic effect in the treatment of acute schizophrenia. Lancet, 1: 848-851, 1978.
16) Krupp, P. and Barnes, P.: Clozapine-associated agranulocytosis: risk and aetiology. Br. J. Psychiatry, 160(suppl. 17): 38-40, 1991.
17) Kuribara, H. and Tadokoro, S.: Correlation between antiavoidance activities of antipsychotic drugs in rats and daily clinical doses. Pharmacol. Biochem. Behav., 14: 181-192, 1981.
18) 久住一郎, 小山 司: 神経化学. 臨床精神医学講座 第2巻 精神分裂病Ⅰ. (松下正明編), pp. 149-167, 中山書店, 東京, 1999.
19) 宮本聖也, Lieberman, J. A., 青葉安里: 第二世代抗精神病薬による急性期治療のあり方. 臨床精神薬理, 4: 1633-1641, 2001.
20) Noda, Y., Kurumiya, S., Miura, Y. et al.: Comparative study of 2(4-ethyl-1-piperazinyl)-4-(4-fluorophenyl)-5, 6, 7, 8, 9, 10-hexahydro-cycloocta [b] pyridine (AD-5423) and haloperidol for their pharmacological activities related to antipsychotic efficacy and/or adverse side effects. J. Pharmacol. Exp. Ther., 265: 745-751, 1993.
21) Noda, Y., Yamada, K., Furukawa, H. et al.: Enhancement of immobility in a forced swimming test by subacute or repeated treatment with phencyclidine: a new model of schizophrenia. Br. J. Pharmacol., 116: 2531-2537, 1995.
22) Noda, Y., Yamada, K., Komori, Y. et al.: Role of nitric oxide in the development of tolerance and sensitization to behavioural effects of phencyclidine in mice. Br. J. Pharmacol., 117: 1579-1585, 1996.
23) Oka, M. and Hino, K.: AD-5423, 2(4-ethyl-1-piperazinyl)-4-(4-fluorophenyl)-5, 6, 7, 8, 9, 10-hexahydro-cycloocta [b] pyridine. Drugs Future, 17: 9-11, 1992.
24) Oka, M., Noda, Y., Ochi, Y. et al.: Pharmacological profile of AD-5423, a novel antipsychotic with both potent dopamine-D2 and Serotonin-S2 antagonist properties. J. Pharmacol. Exp. Ther., 264: 158-165, 1993.
25) 岡 眞: AD-5423の前臨床薬理. 神経精神薬理, 17: 729-736, 1995.
26) Schotte, A., Janssen, P. F. M., Gommeren, W. et al.: Risperidone compared with new and reference antipsychotic drugs: in vitro and in vivo receptor binding. Psychopharmacology, 124: 57-

27) See, R. E. and Ellison, G. : Comparison of chronic administration of haloperidol and the atypical neuroleptics, clozapine and raclopride, in an animal model of tardive dyskinesia. Eur. J. Pharmacol., 181 : 175-186, 1990.
28) Seeman, P., Lee, T., Chau-Wong, M. et al. : Antipsychotic drug doses and neuroleptic/dopamine receptors. Nature, 261 : 717-719, 1976.
29) Seeman, P. : Dopamine receptors and dopamine hypothesis of schizophrenia. Synapse, 1 : 133-152, 1987.
30) Swerdlow, N. R. and Geyer, M. A. : Using an animal model of deficient sensorimotor gating to study the pathophysiology and new treatments of schizophrenia. Schizophr. Bull., 24 : 285-301, 1998.
31) VanRossum, J. M., Janssen, P. A. J., Boissier, J. R. et al. : The Neuroleptics. In : Modern Problem of Pharmacology, Vol. 5 (eds. by Bobon, D. P., Janssen, P. A. J. and Bobon, J.), pp. 23-70, Karger, Basel, 1970.
32) Waddington, J. L. : Implication of recent research on dopamine D-1 and D-2 receptor subtypes in relation to schizophrenia and neuroleptic drug action. Curr. Opinion Psychiatry, 2 : 89-92, 1989.

---

abstract

Pharmacological profile of blonanserin

Teruaki Une*, Satoshi Kurumiya**

Blonanserin is a combined dopamine D_2 and serotonin 5-HT_{2A} antagonist currently in development as an antipsychotic agent. Blonanserin exhibited potent pharmacodynamic effects in major nonclinical pharmacology studies conducted to demonstrate its efficacy against the positive and negative symptoms and cognitive dysfunction in schizophrenia. In contrast, blonanserin showed only minimal effects in the studies conducted to evaluate blonanserin's potential for adverse reactions, such as extrapyramidal symptoms, sleepiness and lightheadedness, although it was associated with prolactin elevation at clinically effective doses. Blonanserin has greater selectivity for dopamine D_2 and serotonin 5-HT_{2A} receptors than other second-generation antipsychotics (SGA), the blockage of which are thought to contribute to improvement of the positive symptoms, and improvement of the negative symptoms and mitigation of extrapyramidal symptoms, respectively. Blonanserin, has low affinity for adrenaline $α_1$, serotonin 5-HT_{2C}, histamine H_1 and muscarinic M_1 receptors that are known to be associated with orthostatic hypotension, sleepiness, weight gain, gastrointestinal disorders and memory disorders.

In conclusion, blonanserin is expected to improve the positive and negative symptoms of schizophrenia with a low tendency to cause extrapyramidal symptoms, and a lower incidence of adverse reactions such as sleepiness, orthostatic hypotension and weight gain than existing SGA.

Jpn. J. Clin. Psychopharmacol., 10 : 1263-1272, 2007

Pharmacology Research Laboratories, Dainippon Sumitomo Pharma Co.,Ltd. 33-94, Enoki-cho, Suita, Osaka, 564-0053, Japan.
**Product Management & Promotion Planning II, Dainippon Sumitomo Pharma Co., Ltd.*

原著論文

統合失調症に対する blonanserin の臨床評価
――Haloperidol を対照とした二重盲検法による検証的試験――

村崎光邦[*,#]

抄録:Blonanserin(BNS)の統合失調症に対する有効性及び安全性を,haloperidol(HPD)を対照薬とした多施設共同無作為化二重盲検比較試験で検討した。有効性解析対象238例での最終全般改善度改善率(「著明改善」+「中等度改善」の割合)は,BNS群が61.2%,HPD群が51.3%であり,ハンディキャップ方式($\Delta=10\%$)でBNSのHPDに対する非劣性が検証された($p=0.001$)。PANSS及びBPRSの合計スコアは両群ともに試験薬投与前より減少し,PANSS陰性尺度及びBPRS欲動性低下クラスターではBNSがHPDより高い改善効果を示した(それぞれ$p=0.025$, $p=0.022$)。有害事象及び副作用発現割合は両群でほぼ同じであったが,錐体外路系の有害事象及び副作用発現割合はHPDよりBNSが低かった($p<0.001$)。また,HPDよりBNSの発現割合が低かった副作用($p<0.05$)は,錐体外路系症状の振戦,アカシジア,運動能遅延,精神神経系症状の過度鎮静であり,HPDより発現割合の高い副作用はなかった。以上の結果から,BNSは陰性症状を含む広範な精神症状を改善するとともに,既存の抗精神病薬で問題となる副作用の軽減が期待できる有用な統合失調症治療薬であると考えられた。

臨床精神薬理 10:2059-2079, 2007

Key words:*blonanserin, haloperidol, serotonin-dopamine antagonist, schizophrenia, randomized controlled trial*

はじめに

統合失調症は,幻覚や妄想などの陽性症状,情動の平板化や意欲の欠如などの陰性症状,遂行機能の低下や情報処理能力の低下などの認知機能障害といった多様な精神症状を有する疾患であり,中脳辺縁系や中脳皮質のドパミン神経が発症に関連していると考えられている[18]。統合失調症の治療に使用される phenothiazine 系,butyrophenone 系などの従来型抗精神病薬{第一世代抗精神病薬:first generation antipsychotics(FGA)}の多くはドパミン D_2 受容体遮断作用を主作用として陽性症状に良好な効果を示し,統合失調症の治療を大いに進展させてきたが,反面,陰性症状への効果は不十分で,アカシジアや振戦といった錐体外路系症状や過度鎮静,血圧低下等の副作用によって使用が制限されることが少なくない[2,3]。

1990年代に入って,FGAの欠点を克服しようとする研究の中から,セロトニン 5-HT_2 受容体遮断作用が統合失調症の陰性症状を改善する可能性に着目し[17],risperidone をはじめとしたドパミン D_2 及びセロトニン 5-HT_{2A} 受容体の両方に遮断作用を有する抗精神病薬が開発された。この第二世代抗精神病薬(second generation antipsychotics:SGA)は,FGAで効果不十分であった陰性症状にも効果を示し,錐体外路症状の発現も少な

2007年9月12日受理
Clinical evaluation of blonanserin for schizophrenia-A randomized controlled study comparing blonanserin with haloperidol.
*CNS 薬理研究所
〔〒228-0803 神奈川県相模原市相模大野3-1-7 エピカ京屋ビル3F〕
Mitsukuni Murasaki:Institute of CNS Pharmacology.Epikakyoya Bldg. 3F 3-1-7, Sagamiohno, Sagamihara, Kanagawa, 228-0803, Japan.
#治験総括医師 Chief Investigator.

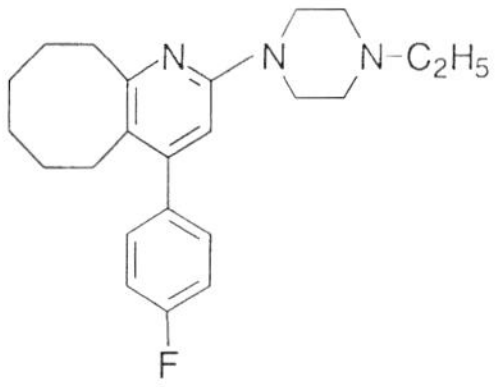

図1 Blonanserin の構造式

く，現在の統合失調症薬物療法の主役となっている。導入が遅れたわが国でも抗精神病薬市場に占める割合は年々増加しているが，一方で耐糖能異常，体重増加，あるいはプロラクチン値上昇等の重篤又は重要な副作用の報告もあり[11]，より安全性の高い薬剤の開発が望まれている。

大日本住友製薬株式会社が開発した blonanserin（BNS）は，シクロオクタピリジン骨格を有し（図1），ドパミン D_2 及びセロトニン 5-HT_{2A} 受容体を選択的に遮断するが，既存の SGA とは異なりセロトニン 5-HT_{2A} よりドパミン D_2 受容体に対する親和性が高いという特徴を有する（それぞれの Ki 値：0.812及び0.142nmol/L）[21]。更には，アドレナリン $α_1$，セロトニン 5-HT_{2c}，ヒスタミン H_1，ムスカリン M_1 受容体への親和性は弱いという薬理プロフィールを持つ。これらのことから，BNS は統合失調症の広範な精神症状を改善するとともに，錐体外路症状，起立性低血圧，眠気，体重増加，消化器系障害等の副作用が少ない抗精神病薬として有用性が期待される。

国内の統合失調症患者を対象とした前期第Ⅱ相臨床試験及び後期第Ⅱ相臨床試験では，陰性症状を含む精神症状に幅広く有効であることが確認されたことから，BNS の臨床的有用性を客観的に検証するため，標準的な抗精神病薬である haloperidol（HPD）を対照とした二重盲検比較試験を実施した。

Ⅰ. 試験方法

1997年3月から2000年9月に83医療機関（表1）で実施した。

1．対象

ICD-10研究用診断基準（DCR-10）のF20に属する16歳以上64歳以下の統合失調症患者を対象とし，以下に該当する患者は除外した。

1) 本試験開始前3ヵ月以内に試験薬又は他の開発中の薬剤を投与された患者
2) 開始時の主たる状態像が興奮状態・昏迷状態の患者及び荒廃例，難治例の患者
3) 前治療薬として持効性製剤を投与された患者
4) 高度な肝臓，腎臓，心臓，血液，消化器疾患の合併症を有する患者
5) がんの合併又は既往を有する患者
6) てんかん等のけいれん性疾患，脳器質性疾患等の合併又は既往を有する患者
7) 血圧が著しく低い患者及び抗精神病薬で起立性低血圧を生じた既往を有する患者
8) パーキンソン病の患者
9) 悪性症候群及び類似症状，水中毒の既往を有する患者
10) 薬物過敏症を有する患者
11) アルコール濫用歴，薬物濫用歴を有する患者
12) 妊娠又は妊娠している可能性のある女性，授乳婦
13) Haloperidol の禁忌又は慎重投与にあたる患者
14) その他，試験担当医師が不適当と判断した患者

2．GCPの遵守及びインフォームドコンセント

本試験は，「医薬品の臨床試験の実施に関する基準（平成元年10月2日薬発第874号厚生省薬務局通知）」から「医薬品の臨床試験の実施の基準に関する省令（平成9年3月27日厚生省令第28号）」への移行期を含むため，各々の時期に適用されるGCPを遵守して実施した。

試験の実施に際して，事前に患者に同意説明文書を手渡し十分に説明し，質問する機会と試験に参加するか否かを判断する時間を十分に与えた上で，自由意志による同意を文書で得ることとした。患者本人から同意を得ることとしたが，同意能力を欠く患者を対象とする場合は代諾者（家族等患者の最善の利益をはかりうる人）の同意を得

表1　試験実施医療機関及び試験担当医師

実施医療機関	担当医師
溪明会支笏湖病院	片岡憲章
苫小牧緑ケ丘病院	成田　元
北海道大学医学部附属病院	小山　司 [a)]　大森哲郎　鈴木衣穂子　井上猛
札幌花園病院	伊藤公一 [a)]
芙蓉会三楽病院	村上　惇　三浦隆男
弘前大学医学部附属病院	兼子　直　篠崎直子
愛成会弘前愛成会病院	渡辺俊三
むつ総合病院	堀内雅之
国立療養所南花巻病院	平野敬之　三浦伸義　平井茂夫
秋田大学医学部附属病院	三島和夫　鎌田光宏
緑陽会笠松病院	稲村　茂　金山隆夫
興生会横手興生病院	高橋一志　吉田契造　松添貴一　樋之口潤一郎
医療法人慧眞会協和病院	穂積　慧
福島県立医科大学附属病院	丹羽真一　宮下伯容
栄仁会大平下病院	藤沼仁至　吉川順
群馬大学医学部附属病院	三國雅彦　町山幸輝
西熊谷病院	吉田則昭　巽新吾　巽研三
福島会上武病院	中島　顕
埼玉精神神経センター	三浦宗克
埼玉医科大学附属病院	山内俊雄 [a)]
国立下総療養所	織田辰郎
医療法人社団健仁会船橋北病院	永矢　洋　赤澤滋　池田國義　浅井逸朗
成増厚生病院	新貝憲利　高田治　市川一郎
東京都立墨東病院	米澤洋介　山城尚人　深見悟郎
慈雲堂内科病院	藤田英親　木原潮
日本医科大学付属病院	遠藤俊吉　木村真人　坂本博子　下田健吾
東京慈恵会医科大学附属病院	牛島定信 [a)]　宮田久嗣　館直彦
恵友会三恵病院	長谷川洋一
医療法人社団根岸病院	小島　忠　中村美帆　矢野淑子　野村重友
碧水会長谷川病院	佐中　徹　木代眞樹
医療法人社団雄心会山崎病院	諸岡智行　山崎潤　田村由江　新井一郎
久留米ヶ丘病院	中野嘉樹　荒井圭介　葉田道雄
医療法人社団寿光会青梅坂本病院	川上保之　宮川道夫　田邊純一
昭和大学病院附属東病院	上島国利 [a)]　大坪天平
昭和大学藤が丘病院	宇内康郎　巽雅彦
社団秦和会秦野病院	笠原友幸
聖マリアンナ医科大学病院	青葉安里　諸川由実代　上村誠
北里大学東病院	村崎光邦 [a)]　大谷義夫　石川正博
国立金沢病院	近澤茂夫　佐野　譲　坂井尚登
金沢大学医学部附属病院	越野好文　東間正人
公立能登第二病院	平松　茂　中野博之　岸沢進
金沢大学医学部	地引逸亀　鳥居方策
福井医科大学附属病院	福谷祐賢　伊崎公徳　坂本和雅　村田哲人
山梨県立北病院	藤井康男　稲垣中
社団法人岐阜病院	山村　均
浜松医科大学医学部附属病院	武井教使　森則夫　伊豫雅臣　河合正好　岩田泰秀　石垣達也　鈴木勝昭
南富士病院	窪田幸久　高橋千佳子　伊藤達彦　三宮正久
形外会三島森田病院	深澤裕紀　内山彰　南條幸弘
南山会河津浜病院	奥脇和夫　葛生洋房
大阪医科大学附属病院	米田　博　堺俊明
長尾会寝屋川サナトリウム	長尾喜一郎　鯉田秀紀　宮本歩
天心会小阪病院	東　司　速水めぐみ
関西医科大学附属病院	木下利彦　斎藤正己
兵庫県立光風病院	岩尾俊一郎　渡邉敦司　見野耕一　福島春子
仁厚会倉吉記念病院	田中　潔
慈圭会慈圭病院	藤田英彦　堀井茂男　武田俊彦　藤本康之
財団法人河田病院	宮前文彦　平尾明彦
岡山県立岡山病院	秋元　潔　田邊研二
川崎医科大学附属病院	權　成鉉　渡辺昌祐　青木省三
梁風会高梁病院	和気　章
国立呉病院	岡本泰昌　大森信忠　皆川英明
医療法人社団和恒会ふたば病院	早川　浩
医療法人あかね会土谷総合病院	松原久雄
広島第一病院	松岡征夫　小林正弘　岩本裕子
広島大学医学部附属病院	黒崎充勇　山脇成人　高畑紳一
国立療養所賀茂病院	児玉秀敏　池田正国

表1 試験実施医療機関及び試験担当医師（つづき）

実施医療機関	担当医師
山口大学医学部附属病院	秋元隆志　山田通夫　兼行浩史　末次正知
下関病院	水木　泰　峰松則夫　瀬戸口豊　土屋健　青木岳也
徳島大学医学部附属病院	永峰　勲　石元康仁
高知県立芸陽病院	山下元司
久留米大学病院	前田久雄　坂本哲郎　福山裕夫
雪ノ聖母会聖マリア病院	向笠広和　辰元愛乃
芳英会宮の陣病院	児玉英嗣
医療法人和光会今宿病院	深堀元文
森本病院	森本　博
長崎大学医学部附属病院	中根允文[a]
長崎県立大村病院	松永文保　林田健太郎　菊池美紀
国立長崎中央病院	高橋克朗　園田裕香　嶋長正樹
琉球大学医学部附属病院	小椋　力[a]　大田裕一
晴明会糸満晴明病院	稲冨洋町
卯の会新垣病院	大田郁也
沖縄県立精和病院	玉城国哉　仲宗根泰昭　山村博
厩橋病院*	町山幸輝[a]
慶応義塾大学*	八木剛平
東京医科歯科大学*	融道男
松原病院*	山口成良
浅香山病院*	工藤義雄[a]
川崎医療福祉大学*	渡辺昌祐[a]
医療法人社団志誠会平和病院	金城みづえ

＊：幹事としてのみ参加の施設　　a) 幹事

た。また，患者が未成年の場合は本人だけでなく必ず代諾者からも同意を得ることとした。

3．試験薬

被験薬としてBNS 2，4mg錠，対照薬としてHPD 1，3mg錠及びそれぞれと外観が識別不能であるプラセボ錠を用いた（すべて大日本住友製薬株式会社製造）。試験薬はBNS群及びHPD群が1：1になるように1ブロック4例でコントローラー委員会〔コントローラー：三浦貞則（北里大学名誉教授），廣津千尋（明星大学理工学部教授）〕が割付けた。

4．試験方法

1）試験薬の投与方法

適格性を確認した後，被験者を無作為に割付け，BNS 8〜24mg/日又はHPD 4〜12mg/日を1日2回，朝食後及び夕食後に8週間経口投与した。開始用量はBNS 8mg/日又はHPD 4mg/日とした。試験開始時に前治療抗精神病薬を使用していない場合は試験薬の単独投与を開始し，前治療抗精神病薬からの切り替えの場合は前治療抗精神病薬をすべて中止した上で試験薬の単独投与を開始することとした。また，原則として週別全般改善度が「軽度改善」以下でかつ忍容性に問題がなければ増量（増量幅：BNS 4mg/日，HPD 2mg/日）することとし，忍容性に問題があれば減量を可とした。

本試験でのBNSの用量は，後期第Ⅱ相試験（開始用量：4又は8mg/日，最高用量：24mg/日，漸増法）で4mg/日から開始した症例の症状悪化による中止率が高かったこと，至適用量の検討で90％以上の症例が8〜24mg/日の範囲に含まれていたこと，最高用量24mg/日でも安全性に特に問題は認められなかったことから8〜24mg/日と設定した。また，BNSの非臨床試験成績及び第Ⅰ相試験成績から，等力価臨床用量比がBNS：HPD＝2：1と推定されたことから，対照薬であるHPDの用量は4〜12mg/日と設定した。

2）併用禁止薬

試験薬以外の抗精神病薬，epinephrine，terfenadine及びastemizoleは併用禁止とした。

3）併用制限薬

（1）抗パーキンソン薬

抗パーキンソン薬の予防投与は禁止し，試験開始前から使用していた場合は原則として投与2週後までに中止することとした。なお，錐体外路症

表2　前治療抗精神病薬がある場合の全般改善度，最終全般改善度の判定基準

試験薬の有効性	改善度の判定基準
試験薬 ≒ 前治療抗精神病薬	前治療抗精神病薬の改善度を試験薬の改善度とする
試験薬 ＞ 前治療抗精神病薬	前治療抗精神病薬の改善度より1段階以上あげる
試験薬 ＜ 前治療抗精神病薬	前治療抗精神病薬の改善度より1段階以上さげる

状が発現または増悪した場合は併用を可とした。
（2）睡眠薬
　睡眠薬は試験開始前より使用していた場合には継続使用してもよいこととした。なお，試験開始後に不眠の出現や増強があった場合は追加投与してもよいこととした。
（3）抗不安薬，抗うつ薬等
　抗不安薬及び抗うつ薬等については，試験開始後の追加投与を禁止した。
　4）併用可能薬
　併用禁止薬及び併用制限薬以外の薬剤は併用可能とし，試験中はできる限り処方を変更しないこととした。

5．症例の取り扱い及び開鍵
　試験終了後，治験総括医師とコントローラーからなる症例検討会で試験実施計画書からの逸脱例，中止・脱落例などの問題症例の取り扱いや判定の妥当性などを検討した。症例検討会の検討結果に基づき治験担当医師への確認が必要となった場合は，確認が行われた後にデータベースを固定した。データベース固定後に総括医師及びコントローラーが盲検性維持を確認して開鍵した。

6．評価方法
　有効性は，最終全般改善度を主要評価項目とし，全般改善度，陽性・陰性症状評価尺度（Positive and Negative Syndrome Scale：PANSS）日本語版[23]，簡易精神症状評価尺度（Brief Psychiatric Rating Scale：BPRS）日本語版（慶応義塾大学精神神経科臨床精神薬理研究班訳）[10,16]も評価した。なお，全般改善度と最終全般改善度は，試験開始直前の状態と比較して「著明改善」「中等度改善」「軽度改善」「不変」「軽度悪化」「中等度悪化」「著明悪化」の7段階又は「判定不能」のいずれかに評価し，前治療抗精神病薬の使用があった場合は表2に示した基準に従った。
　安全性は，錐体外路系副作用発現割合を主要評価項目とし，有害事象，副作用，薬原性錐体外路症状評価尺度（Drug Induced Extra-Pyramidal Symptoms Scale：DIEPSS）[5]，臨床検査（血液学的・血液生化学的・尿），生理学的検査（血圧・脈拍数・体温・体重），安静時12誘導心電図検査，脳波検査，概括安全度及び有用度を評価した。

7．解析方法
　有効性は試験実施計画書に適合した解析対象集団（Per Protocol Set：PPS）での解析を主要な解析とした。非劣性検定の有意水準は片側2.5％，有意差検定の有意水準は両側5％，改善率などの両群間の差の信頼区間係数は95％とし，患者背景の一様性の検定は両側15％とした。
　1）有効性
（1）主要評価項目
　最終全般改善度の改善率（「著明改善」＋「中等度改善」の割合）について，ハンディキャップ方式（Δ＝10％）でHPDに対する非劣性を検証した。
（2）副次的評価項目
　PANSS及びBPRSについて，それぞれ症状別，合計スコア，PANSS尺度[23]別スコア，BPRSクラスター[4]別スコアを，試験薬投与前後の比較では薬剤群別にWilcoxon符号付き順位検定で，薬剤群間の比較では試験終了時のスコア変化量をWilcoxon順位和検定で検討した。全般改善度では改善率を薬剤群別にWilcoxon順位和検定で，最終全般改善度では改善率を薬剤群間差の両側95％信頼区間で検討した。
　2）安全性
　有害事象，副作用，錐体外路系有害事象，錐体外路系副作用（主要評価項目）の発現割合及び概

```
                          無作為化例 (n=265)
                         ┌──────┴──────┐
                         ▼             ▼
```

BNS 群 (n=129)
投与例：129 例
未投与例：0 例

HPD 群 (n=136)
投与例：134 例
未投与例：2 例
《未投薬となった理由》
　服薬前の同意撤回：1 例
　除外基準違反：1 例

完了例：98 例
中止例：31 例
《中止理由》
　①症状悪化：4 例
　②有害事象発現：7 例
　③被験者又は代諾者の申し出：6 例
　④担当医師の判断：3 例
　⑤患者都合：1 例
　①+②：2 例
　①+④：1 例
　①+②+③：3 例
　①+②+④：1 例
　②+③：2 例
　③+④：1 例

完了例：95 例
中止例：39 例
《中止理由》
　①症状悪化：4 例
　②有害事象発現：12 例
　③被験者又は代諾者の申し出：4 例
　④担当医師の判断：4 例
　①+②：3 例
　①+③：1 例
　①+②+④：1 例
　②+③：8 例
　②+④：2 例

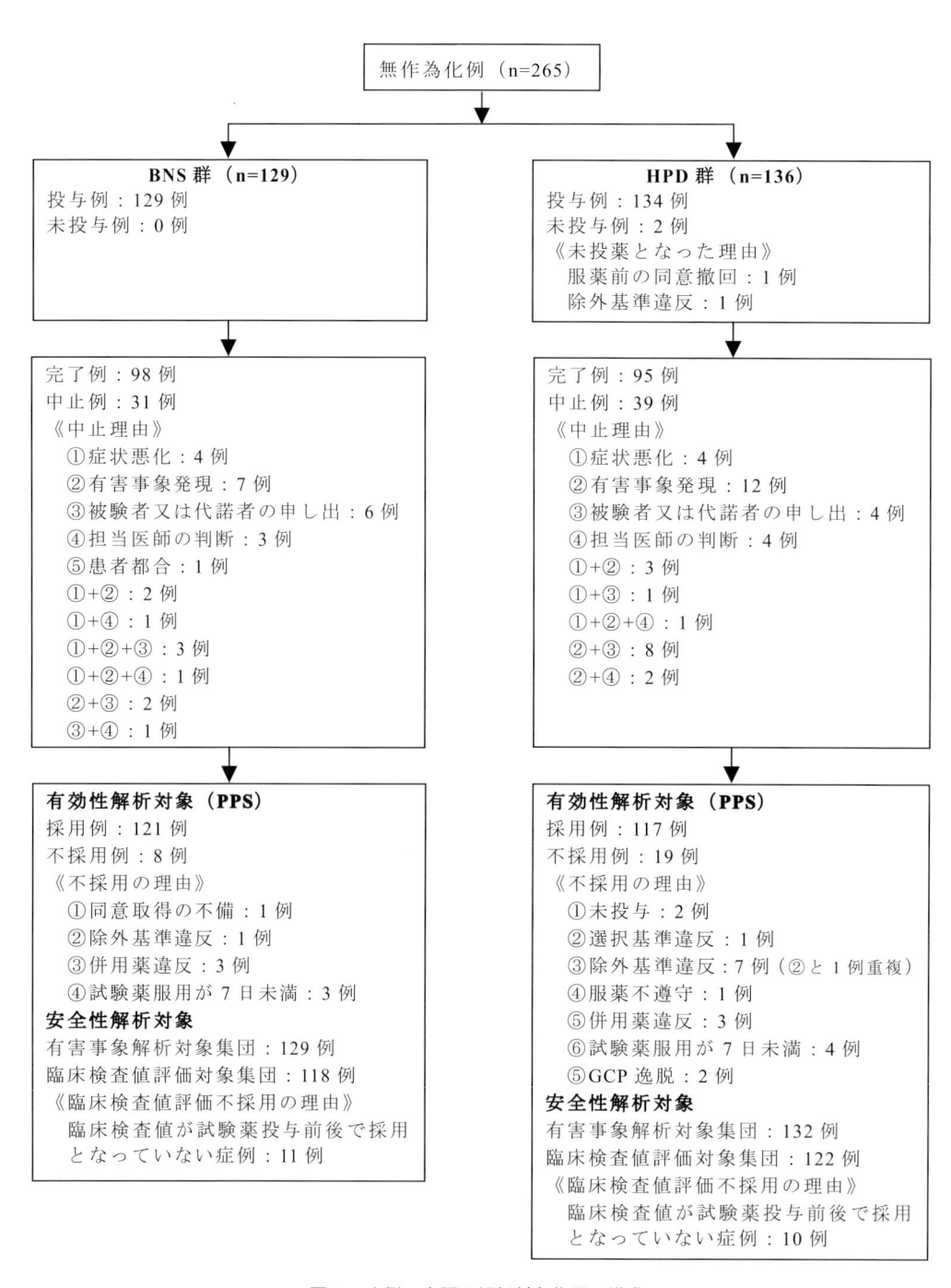

有効性解析対象 (PPS)
採用例：121 例
不採用例：8 例
《不採用の理由》
　①同意取得の不備：1 例
　②除外基準違反：1 例
　③併用薬違反：3 例
　④試験薬服用が 7 日未満：3 例
安全性解析対象
有害事象解析対象集団：129 例
臨床検査値評価対象集団：118 例
《臨床検査値評価不採用の理由》
　臨床検査値が試験薬投与前後で採用
　となっていない症例：11 例

有効性解析対象 (PPS)
採用例：117 例
不採用例：19 例
《不採用の理由》
　①未投与：2 例
　②選択基準違反：1 例
　③除外基準違反：7 例（②と 1 例重複）
　④服薬不遵守：1 例
　⑤併用薬違反：3 例
　⑥試験薬服用が 7 日未満：4 例
　⑤GCP 逸脱：2 例
安全性解析対象
有害事象解析対象集団：132 例
臨床検査値評価対象集団：122 例
《臨床検査値評価不採用の理由》
　臨床検査値が試験薬投与前後で採用
　となっていない症例：10 例

図2　症例の内訳と解析対象集団の構成

括安全度（「副作用なし」の割合）と有用度（「極めて有用」＋「かなり有用」の割合）について，Fisher の直接確率法で薬剤群間の比較を行った．DIEPSS の症状別及び概括重症度を除く合計スコア変化量について，試験薬投与前後の比較は薬剤群別に Wilcoxon 符号付き順位検定で，薬剤群間の比較は試験終了時のスコア変化量を Wilcoxon 順位和検定で検討した．臨床検査，生理学

表3 人口統計学的特性及び他の基準値の特性

項目	分類	BNS (121例) n	BNS (121例) %	HPD (117例) n	HPD (117例) %	χ^2検定
性別	男	70	57.9	68	58.1	p=0.9665
	女	51	42.1	49	41.9	
年齢（歳）	16～19歳	3	2.5	4	3.4	p=0.6081
	20～29歳	18	14.9	21	17.9	
	30～39歳	28	23.1	20	17.1	
	40～49歳	35	28.9	28	23.9	
	50～59歳	24	19.8	32	27.4	
	60～64歳	13	10.7	12	10.3	
	平均値 ± 標準偏差	42.4 ± 12.5		43.0 ± 13.3		—
体重（kg）	平均値 ± 標準偏差	61.6 ± 13.0		61.8 ± 14.6		—
罹病期間	1年未満	7	5.8	9	7.7	p=0.2108
	1年以上 2年未満	10	8.3	3	2.6	
	2年以上 3年未満	8	6.6	4	3.4	
	3年以上 5年未満	13	10.7	9	7.7	
	5年以上 10年未満	20	16.5	18	15.4	
	10年以上	60	49.6	73	62.4	
	不明	3	2.5	1	0.9	
病型（ICD-10）	妄想型	32	26.4	37	31.6	p=0.2891
	破瓜型	34	28.1	43	36.8	
	緊張型	4	3.3	3	2.6	
	鑑別不能型	17	14.0	7	6.0	
	統合失調症後抑うつ	0	0.0	1	0.9	
	残遺型	32	26.4	25	21.4	
	単純型	1	0.8	1	0.9	
	特定不能のもの	1	0.8	0	0.0	
病型（DSM-IV）	妄想型	32	26.4	37	31.6	p=0.3470
	解体型	31	25.6	39	33.3	
	緊張型	4	3.3	3	2.6	
	鑑別不能型	19	15.7	12	10.3	
	残遺型	35	28.9	25	21.4	
	その他	0	0.0	1	0.9	
経過類型	急性荒廃型	1	0.8	1	0.9	p=0.6505
	慢性荒廃型	10	8.3	17	14.5	
	急性欠陥型	4	3.3	4	3.4	
	慢性欠陥型	66	54.5	58	49.6	
	周期性荒廃移行型	2	1.7	2	1.7	
	周期性欠陥移行型	18	14.9	20	17.1	
	周期性完全寛解型	7	5.8	3	2.6	
	初発	9	7.4	11	9.4	
	不明	4	3.3	1	0.9	

的検査，心電図検査及び脳波検査では，異常変動発現割合は薬剤群別に検討し，計量データは試験薬投与前後の変化量を算出してWilcoxon符号付き順位検定で投与前後の比較を行った。

II. 試験結果

1．対象患者及び投与量

無作為化された265例のうち試験薬が投与されたのは263例（BNS群129例，HPD群134例）で中止率〔BNS群24.0%（31/129例），HPD群29.1%

表3 人口統計学的特性及び他の基準値の特性（つづき）

項目	分類	BNS (121例) n	BNS (121例) %	HPD (117例) n	HPD (117例) %	χ^2検定
治験開始時の状態像	幻覚、妄想が前景に出ている場合	21	17.4	28	23.9	p=0.3242
	妄想が前景に出ている場合	9	7.4	7	6.0	
	自発性欠如、感情鈍麻が前景にある場合Ⅰ（新鮮な破瓜型など）	8	6.6	3	2.6	
	自発性欠如、感情鈍麻が前景にある場合Ⅱ（慢性経過、症状固定のもの）	73	60.3	74	63.2	
	神経症様状態が前景に出ている場合	5	4.1	3	2.6	
	うつ状態が前景に出ている場合	3	2.5	0	0.0	
	その他	2	1.7	2	1.7	
前治療抗精神病薬の有無	なし	12	9.9	9	7.7	p=0.5452
	あり	109	90.1	108	92.3	
前治療抗精神病薬の使用量（HPD換算）[#1]	平均値±標準偏差	9.0±7.2		9.9±6.0		—
全般改善度（投与開始直前）	前治療抗精神病薬なし	12	9.9	9	7.7	—
	著明改善	3	2.5	1	0.9	
	中等度改善	22	18.2	19	16.2	
	軽度改善	53	43.8	54	46.2	
	不変	25	20.7	28	23.9	
	軽度悪化	4	3.3	2	1.7	
	中等度悪化	1	0.8	3	2.6	
	著明悪化	1	0.8	0	0.0	
	判定不能	0	0.0	1	0.9	
投与開始時のPANSS合計スコア	平均値±標準偏差	81.5±21.6		82.3±21.7		—
PANSS構成尺度	陽性症状優位	17	14.0	20	17.1	p=0.8007
	優位性なし	7	5.8	6	5.1	
	陰性症状優位	97	80.2	91	77.8	
前治療抗パーキンソン剤の有無	なし	29	24.0	22	18.8	—
	あり	92	76.0	95	81.2	

BNS：blonanserin、HPD：haloperidol
#1：前治療薬の使用があった症例のみで算出（BNS：109例、HPD：107例）

(39/134例)〕は両群で大きな違いはなかった（図2）。また、未投薬の2例及びGCP逸脱例2例（いずれもHPD群）を除いた261例（BNS群129例，HPD群132例）を最大の解析対象集団（Full Analisys Set：FAS）とし，さらに不採用と扱った23例を除いた238例（BNS群121例，HPD群117例）をPPSとした。

いずれの群も75％以上の症例が罹病期間3年以上，病型（ICD-10及びDSM-Ⅳ）は妄想型/残遺型/破瓜型/解体型，経過類型は慢性欠陥型/周期性欠陥移行型/慢性荒廃型，試験開始時の状態像は自発性欠如，感情鈍麻が前景にある場合Ⅱ（慢性経過，症状固定のもの）/幻覚，妄想が前景に出ている場合に該当した。投与開始直前のPANSS合計スコアはいずれの群も約80で，陰性症状優位の症例が多かった。また，ほとんどの症例が試験前に薬物治療を受けており，未治療例は両群合わせても21例（8.8％）に過ぎなかった。抗パーキンソン剤は75％以上の症例が併用していた（表3）。

表4 試験終了時の試験薬投与量

薬剤群	項目	投与量別の例数と割合					平均投与量(mg/日)	
							平均値	標準偏差
BNS (n=121)	投与量	8 mg/日	12 mg/日	16 mg/日	20 mg/日	24 mg/日	15.8	6.1
	n	28	27	20	14	32		
	%	23.1	22.3	16.5	11.6	26.4		
HPD (n=117)	投与量	4 mg/日	6 mg/日	8 mg/日	10 mg/日	12 mg/日	8.1	2.9
	n	23	24	23	18	29		
	%	19.7	20.5	19.7	15.4	24.8		

BNS : blonanserin、HPD : haloperidol

表5 最終全般改善度

薬剤群	項目	著明改善	中等度改善	軽度改善	不変	軽度悪化	中等度悪化	著明悪化	改善率[#1]	検定[#2]	改善率の差の95%信頼区間
BNS (n=121)	n	14	60	25	8	8	6	0	61.2%	p = 0.001	-2.7〜22.4%
	%	11.6	49.6	20.7	6.6	6.6	5.0	0			
HPD (n=117)	n	13	47	31	11	3	6	6	51.3%		
	%	11.1	40.2	26.5	9.4	2.6	5.1	5.1			

BNS : blonanserin、HPD : haloperidol
#1:「著明改善」+「中等度改善」の割合、#2:ハンディキャップ方式（△=10%）

試験終了時の平均投与量は，BNS群が15.8±6.1mg/日，HPD群が8.1±2.9mg/日であった（表4）。

2．有効性
1）主要評価項目

最終全般改善度改善率は，BNS群が61.2%（74/121例），HPD群が51.3%（60/117例）で，ハンディキャップ方式（△=10%）によるBNSのHPDに対する非劣性が検証された（p=0.001）（表5）。なお，FASで集計した場合でも，BNS群が60.5%（78/129例），HPD群が50.0%（66/132例）とPPSと同様の結果であった（p<0.001）。

試験開始前は両群ともに90%以上の症例が薬物治療を行っていたが（表3），前治療抗精神病薬の改善率はBNS群22.9%，HPD群18.5%と薬剤群間で違いはなかった（p=0.506）。また，前治療抗精神病薬の全般改善度ごとの最終全般改善度は，試験開始時の全般改善度を維持した又は上回った症例がBNS群86.2%（94/109例），HPD群82.4%（89/108例）と両群ともに多く，悪化した症例は少なかった。未治療例での最終全般改善度はほとんどが「軽度改善」以上であった。（表6）。

2）副次的評価項目
(1) PANSSによる精神症状評価

試験開始前の合計スコアは，BNS群81.5±21.3，HPD群82.4±21.6と両群ともほぼ同じであり，尺度別スコアでも大きな違いはなかった。試験終了時の合計スコアはいずれの群も試験開始前より減少し，スコア変化量はBNS群が-10.0±18.4，HPD群が-7.8±18.2であった（p=0.215）。尺度別スコアでも全ての尺度でスコアが減少したが，薬剤群間の比較では陰性尺度でBNS群がHPD群より減少した（p=0.025）（表7）。症状別スコアは，BNS群で「情動の平板化（p=0.002）」及び「受動性/意欲低下による社会的引きこもり（p=0.003）」がHPD群より改善し，HPD群がBNS群より改善した症状はなかった（図3）。

(2) BPRSによる精神症状評価

試験開始前の合計スコアは，BNS群45.2±12.3，HPD群45.1±12.2と両群ともほぼ同じであり，クラスター別スコアでも大きな違いはなかった。試験終了時の合計スコアはいずれの群も試験開始前より減少し，スコア変化量はBNS群が

表6 試験開始時の全般改善度ごとの最終全般改善度

薬剤群	試験開始時の全般改善度	最終全般改善度								前治療薬の改善率[#1]	薬剤群間の比較[#2]
		著明改善	中等度改善	軽度改善	不変	軽度悪化	中等度悪化	著明悪化	判定不能		
BNS (n=121)	著明改善	3								22.9%	p = 0.506
	中等度改善	2	16			3	1				
	軽度改善	5	26	16	2	3	1				
	不変	1	9	6	5	1	3				
	軽度悪化		1		1	1	1				
	中等度悪化	1									
	著明悪化	1									
	判定不能										
	前治療薬なし	1	8	3							
HPD (n=117)	著明改善	1								18.5%	
	中等度改善	1	16			1	1				
	軽度改善	5	21	19	4	1	2	2			
	不変	3	5	8	7	1	2	2			
	軽度悪化			1				1			
	中等度悪化		1	1				1			
	著明悪化										
	判定不能	1									
	前治療薬なし	2	4	2		1					

BNS：blonanserin、HPD：haloperidol、空欄：該当症例なし
#1：「著明改善」+「中等度改善」の割合、「前治療薬なし」は解析から除いた
#2：Wilcoxon 順位和検定

表7 PANSS合計スコア変化量と尺度別スコア変化量

項目		薬剤群	例数	投与前	投与後	変化量	検定	
							群内比較[#1]	群間比較[#2]
合計		BNS	114	81.5 ± 21.3	71.5 ± 23.0	-10.0 ± 18.4	p < 0.001	p = 0.215
		HPD	111	82.4 ± 21.6	74.6 ± 23.5	-7.8 ± 18.2	p < 0.001	
尺度	陽性尺度	BNS	114	16.3 ± 5.8	14.3 ± 5.8	-1.9 ± 6.1	p < 0.001	p = 0.818
		HPD	111	17.2 ± 6.4	15.3 ± 6.4	-1.9 ± 5.7	p < 0.001	
	陰性尺度	BNS	114	24.0 ± 7.6	20.6 ± 7.6	-3.4 ± 4.7	p < 0.001	p = 0.025
		HPD	111	24.0 ± 7.3	21.8 ± 7.5	-2.2 ± 5.3	P < 0.001	
	総合精神病理評価尺度	BNS	114	41.2 ± 11.4	36.6 ± 12.0	-4.6 ± 9.5	P < 0.001	p = 0.334
		HPD	111	41.3 ± 12.1	37.6 ± 12.4	-3.7 ± 9.3	P < 0.001	

BNS：blonanserin、HPD：haloperidol （平均値 ± 標準偏差）
#1：投与前後のスコア変化量についての Wilcoxon 符号付き順位検定
#2：投与前後のスコア変化量についての Wilcoxon 順位和検定

-7.0±11.4，HPD群が-5.1±10.6であった（p=0.187）。クラスター別スコアでも全てのクラスターでスコアが減少したが，「欲動性低下」ではBNS群がHPD群より減少した（p=0.022）（表8）。症状別スコアは，BNS群で「情動の平板化（p=0.002）」及び「心気症（p=0.044）」がHPD群より改善し，HPD群がBNS群より改善した症状はなかった（図4）。

(3) 全般改善度（週別）

週別全般改善度改善率は，いずれの時期でもBNS群がHPD群よりやや高く，8週後ではBNS群がHPD群より10％以上高かった（表9）。

3．安全性

1）有害事象及び副作用の発現状況

有害事象発現割合はBNS群93.0％，HPD群

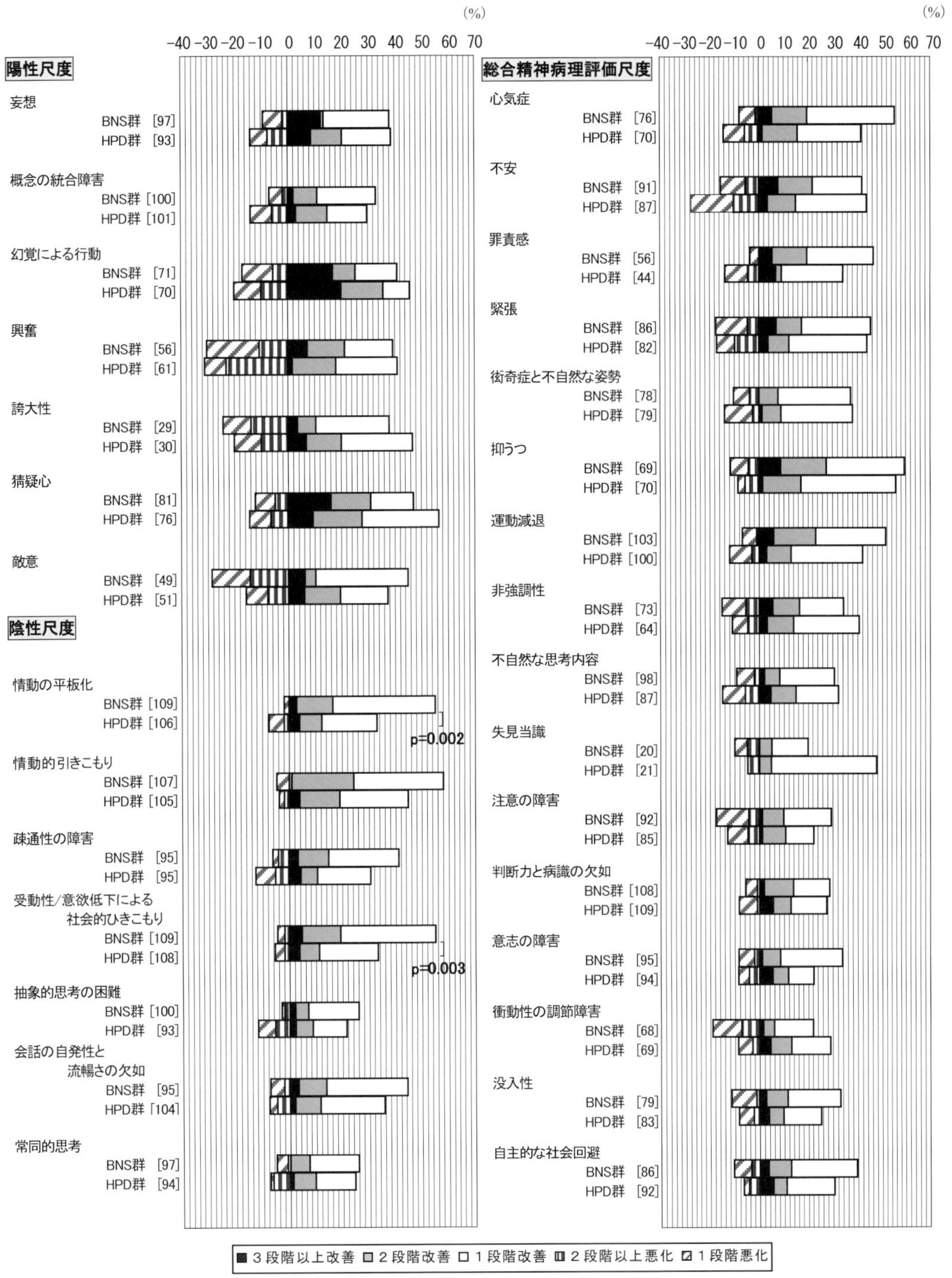

図3 PANSS症状別改善率
BNS：blonanserin，HPD：haloperidol，[ ]は例数，検定：投与前後のスコア差についてのWilcoxon順位和検定投与前後でともに症状がない場合は集計から除いた。

表8　BPRS 合計スコア変化量とクラスター別スコア変化量

項目		薬剤群	例数	投与前	投与後	変化量	検定 群内比較[#1]	検定 群間比較[#2]
合計スコア		BNS	121	45.2 ± 12.3	38.2 ± 12.7	-7.0 ± 11.4	p < 0.001	p = 0.187
		HPD	116	45.1 ± 12.2	40.0 ± 13.3	-5.1 ± 10.6	p < 0.001	
クラスター分類	欲動性低下	BNS	121	12.5 ± 3.8	10.3 ± 3.9	-2.2 ± 2.5	p < 0.001	p = 0.022
		HPD	116	12.1 ± 3.8	10.5 ± 3.8	-1.6 ± 2.7	p < 0.001	
	思考障害	BNS	121	9.9 ± 3.4	8.8 ± 3.5	-1.1 ± 3.1	p < 0.001	p = 0.801
		HPD	116	10.6 ± 4.3	9.5 ± 4.3	-1.2 ± 3.4	p < 0.001	
	不安―抑うつ	BNS	121	9.7 ± 4.2	7.7 ± 3.5	-1.9 ± 3.1	p < 0.001	p = 0.118
		HPD	116	8.9 ± 4.0	7.9 ± 4.0	-1.0 ± 3.0	p < 0.001	
	興奮	BNS	121	6.6 ± 2.8	5.8 ± 2.8	-0.8 ± 2.7	p < 0.001	p = 0.232
		HPD	116	6.9 ± 3.1	6.6 ± 3.0	-0.4 ± 2.7	p = 0.070	
	敵意―疑惑	BNS	121	6.4 ± 3.0	5.4 ± 2.8	-1.0 ± 2.7	p < 0.001	p = 0.889
		HPD	116	6.5 ± 2.9	5.5 ± 2.8	-1.0 ± 2.3	p < 0.001	

BNS：blonanserin、HPD：haloperidol　　　　　　　　　　　　　　　　（平均値 ± 標準偏差）
#1：投与前後のスコア変化量についての Wilcoxon 符号付き順位検定
#2：投与前後のスコア変化量についての Wilcoxon 順位和検定

95.5％，副作用発現割合は BNS 群82.2％，HPD 群83.3％であり，発現割合に薬剤群間で違いはなかった（表10）。死亡例は HPD 群の1例（投与終了14日後の自殺），その他の重篤な有害事象は BNS 群3例（血中ナトリウム低下，BUN 上昇，不眠/不安・焦燥感/興奮・刺激性：各1例），HPD 群4例（自殺企図：2例，運動能遅延/歩行障害/筋強剛/寡動/ジストニア，悪性症候群：各1例）に発現し，HPD 群の2例（運動能遅延/歩行障害/筋強剛/寡動/ジストニア，悪性症候群：各1例）を除き，治験薬との因果関係は否定された。

表11に示したように，いずれの群も錐体外路系症状や精神神経系症状の有害事象及び副作用発現割合が他の症状より高かった。症状別の副作用発現割合では振戦，アカシジア，運動能遅延，過度鎮静が HPD 群より BNS 群で低く（それぞれ，p = 0.010，p = 0.009，p = 0.009，p = 0.030），逆に HPD 群より BNS 群で高い副作用はなかった。

2）錐体外路系に対する影響

錐体外路系副作用の発現割合は BNS 群が52.7％（68/129例），HPD 群が75.0％（99/132例）と，BNS 群では HPD 群に比べて有意に発現割合が低かった（p<0.001）。錐体外路系有害事象でも同様の結果であった（p<0.001）（表12）。

発現割合が20％以上の錐体外路系副作用は，BNS 群で振戦（27.9％）及びアカシジア（25.6％），HPD 群では振戦（43.9％），アカシジア（40.9％），運動能遅延（31.1％），筋強剛（25.8％），歩行障害（25.8％）及び流涎（25.0％）であった。特に，振戦及びアカシジアは HPD 群より BNS 群で低かった（表11）。

DIEPSS の概括重症度を除く8項目での合計スコア変化量は，BNS 群では0.3±2.9と試験開始前とほぼ同じであったのに対し，HPD 群では1.3±3.7と増加しており（p=0.024），概括重症度スコアの変化量も BNS 群0.1±0.9，HPD 群0.4±0.9と薬剤群間で差を認めた（p=0.046）。症状別スコアでは「動作緩慢」が BNS 群より HPD 群で悪化した（p=0.025）（表13）。

錐体外路症状の治療に用いられる抗パーキンソン薬の併用割合は，いずれの群も投与前より低くなったが，HPD 群が4週後から再び上昇したのに対し，BNS 群では5週後まで減少した後ほぼそのまま推移した。Biperiden 換算による平均使用量は，いずれの群も1週後で大きく減少し，HPD 群では2週後以降増加して投与前の使用量とほぼ同じとなったのに対し，BNS 群では大きく変化せず投与前の約70％程度に留まった（図5）。

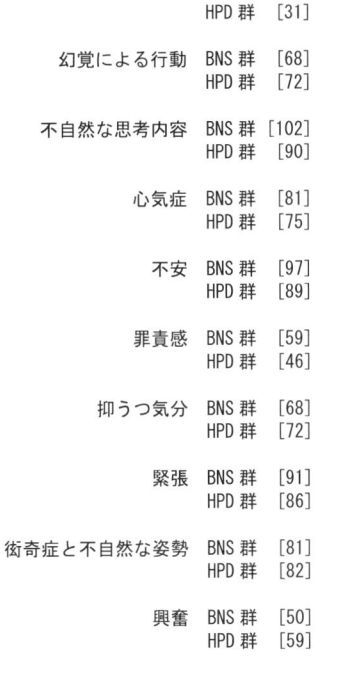

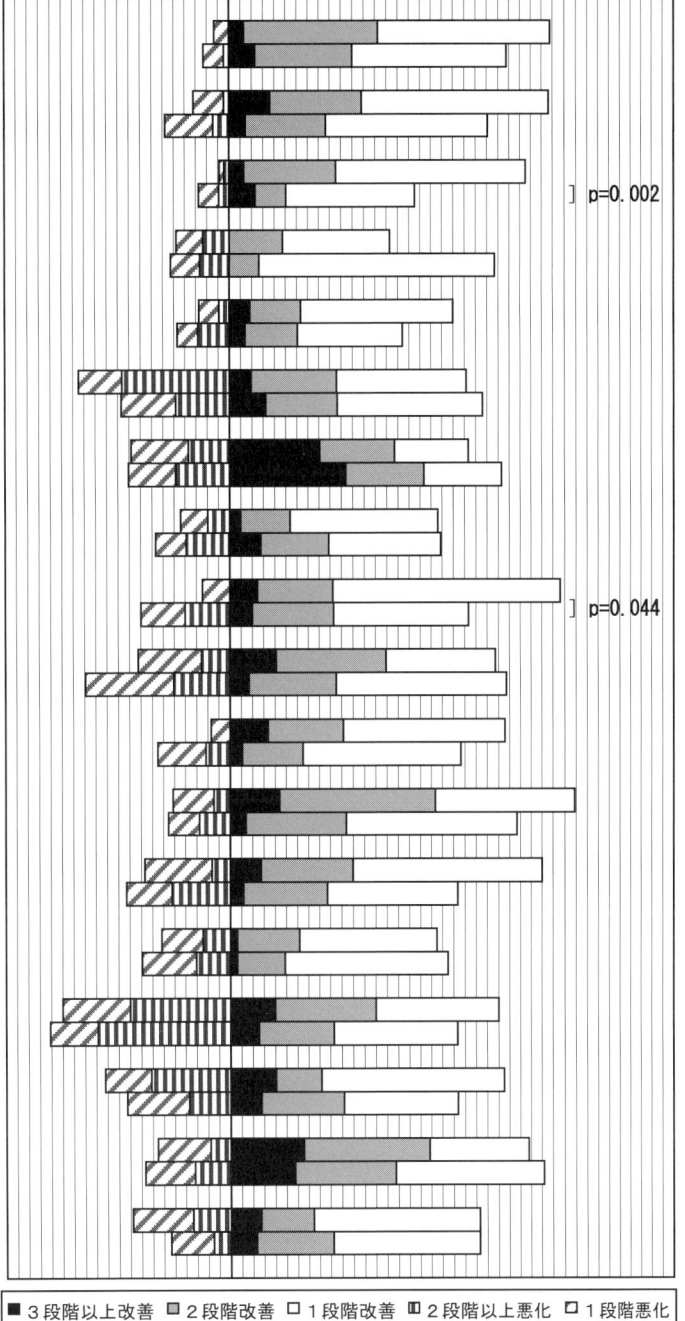

図4 BPRS症状別改善率
BNS：blonanserin，HPD：haloperidol，[ ]は例数，検定：投与前後のスコア差についてのWilcoxon順位和検定投与前後でともに症状がない場合は集計から除いた。

表9 全般改善度の推移

評価時期	BNS			HPD			薬剤群間の比較[#2]
	n	改善例[#1]	改善率（%）	n	改善例[#1]	改善率（%）	
1週後	119	37	31.1	117	28	23.9	p = 0.183
2週後	112	48	42.9	111	40	36.0	p = 0.226
3週後	103	50	48.5	103	42	40.8	p = 0.269
4週後	100	55	55.0	98	48	49.0	p = 0.332
6週後	94	63	67.0	89	54	60.7	p = 0.347
8週後	92	64	69.6	84	49	58.3	p = 0.175

BNS：blonanserin、HPD：haloperidol
[#1]：「著明改善」＋「中等度改善」、[#2]：Wilcoxon順位和検定

表10 有害事象及び副作用の発現状況

	BNS群（129例）	HPD群（134例）	Fisherの直接確率法
有害事象発現例数	120	126	p = 0.437
有害事象発現率（%）	93.0	95.5	
有害事象発現件数	830	1047	―
死亡例数	0	1	
重篤な有害事象発現例数	3	4	―
重篤な有害事象発現率（%）	2.3	3.0	
副作用発現例数	106	110	p = 0.870
副作用発現率（%）	82.2	83.3	
副作用発現件数	481	653	―

3）プロラクチン値に対する影響

プロラクチン値の投与前後の平均値は，BNS群が25.2±25.1ng/mLから17.1±19.4ng/mL，HPD群は29.5±30.7ng/mLから22.7±21.5ng/mLであり，いずれの群も正常方向へ推移した。しかし，プロラクチンの異常変動発現割合はBNS群が11.0%（11/100例），HPD群が19.4%（19/98例）とHPD群がやや高く，プロラクチン上昇の副作用発現割合はBNS群8.5%，HPD群15.2%とBNS群がHPD群の約1/2であった（表11）。

4）その他の臨床検査値に対する影響

血液学的検査，血液生化学的検査又は尿検査で異常変動発現割合が5%以上と高かった項目は，BNS群ではCPK（7.8%），トリグリセリド（6.9%），ALT（6.8%），AST（5.9%）であり，HPD群ではCPK（13.4%），白血球数（6.6%），ALT（5.7%）であった。投与前後の平均値では，いずれの群も大きな変動はなかった。

5）体重に対する影響

体重の変動はBNS群で61.8±13.0kgから61.1±12.6kg，HPD群では61.4±13.5kgから60.7±13.5kgと大きな変動は認めなかった。なお，体重増加の副作用はHPD群では認めず，BNS群でも発現割合は1.6%と低かった（表11）。

6）心電図検査，脳波検査，バイタルサインに対する影響

心電図検査では，BNS群2例，HPD群2例に副作用がみられ，BNS群の1例が心室性期外収縮/心室性頻拍（中等度）であり，その他の3例は軽度の洞性徐脈であった。脳波検査では，BNS群の副作用はなく，HPD群で2例に副作用がみられた。また，バイタルサインの投与前後の推移では，いずれの群も大きく変動しなかった。

7）概括安全度

概括安全度の「副作用なし」の割合は，BNS群17.8%（23/129例），HPD群16.0%（21/131例）と，両群で同程度であった（表14）。一方，副作用で試験の中止を必要とした症例の割合はBNS群10.1%（13/129例），HPD群16.8%（22/131例）とBNS群がやや低く，副作用で試験薬の減量や何らかの処置を必要とした症例を含めた割

表11 5％以上の発現割合あるいは薬剤群間の検定で p＜0.05 の有害事象及び副作用

		有害事象					副作用				
		BNS（129例）		HPD（132例）		検定[#1]	BNS（129例）		HPD（132例）		検定[#1]
		n	％	n	％	p値	n	％	n	％	p値
錐体外路系	振戦	39	30.2	59	44.7	0.021	36	27.9	58	43.9	0.010
	筋強剛	26	20.2	35	26.5	0.244	25	19.4	34	25.8	0.239
	アカシジア	35	27.1	55	41.7	0.019	33	25.6	54	40.9	0.009
	寡動	19	14.7	27	20.5	0.257	18	14.0	23	17.4	0.498
	流涎	25	19.4	35	26.5	0.187	23	17.8	33	25.0	0.176
	構音障害	20	15.5	20	15.2	1.000	18	14.0	20	15.2	0.861
	運動能遅延	29	22.5	49	37.1	0.010	22	17.1	41	31.1	0.009
	ジストニア	11	8.5	16	12.1	0.418	10	7.8	16	12.1	0.302
	ジスキネジア	12	9.3	10	7.6	0.661	12	9.3	9	6.8	0.502
	歩行障害	26	20.2	36	27.3	0.193	22	17.1	34	25.8	0.098
精神神経系	不眠	53	41.1	62	47.0	0.383	22	17.1	28	21.2	0.434
	眠気	20	15.5	34	25.8	0.047	11	8.5	22	16.7	0.062
	過度鎮静	7	5.4	14	10.6	0.172	3	2.3	12	9.1	0.030
	うつ病	16	12.4	12	9.1	0.428	3	2.3	3	2.3	1.000
	不安・焦燥感	38	29.5	38	28.8	1.000	15	11.6	17	12.9	0.851
	興奮・刺激性	26	20.2	26	19.7	1.000	12	9.3	12	9.1	1.000
	頭痛・頭重	15	11.6	22	16.7	0.288	5	3.9	4	3.0	0.747
全身症状	脱力感	10	7.8	16	12.1	0.302	6	4.7	8	6.1	0.785
	倦怠感	23	17.8	35	26.5	0.103	10	7.8	16	12.1	0.302
	めまい・ふらつき・立ちくらみ	10	7.8	20	15.2	0.080	8	6.2	10	7.6	0.808
	熱感	8	6.2	8	6.1	1.000	4	3.1	1	0.8	0.210
循環器系	頻脈	7	5.4	6	4.5	0.783	3	2.3	2	1.5	0.681
	血圧低下	4	3.1	9	6.8	0.255	3	2.3	4	3.0	1.000
消化器系	便秘	20	15.5	31	23.5	0.119	11	8.5	19	14.4	0.175
	下痢	5	3.9	17	12.9	0.013	0	0	1	0.8	1.000
	口渇	20	15.5	20	15.2	1.000	12	9.3	13	9.8	1.000
	悪心・嘔吐	17	13.2	14	10.6	0.569	10	7.8	6	4.5	0.312
	食欲不振	29	22.5	22	16.7	0.275	14	10.9	13	9.8	0.841
内分泌系	月経異常[#2]	6	11.1	2	3.7	0.270	5	9.3	2	3.7	0.437
その他	かぜ症候群	10	7.8	10	7.6	1.000	1	0.8	0	0	0.494
	視力障害	8	6.2	9	6.8	1.000	7	5.4	3	2.3	0.213
	排尿障害	3	2.3	12	9.1	0.030	3	2.3	5	3.8	0.722
バイタルサイン	体温上昇	9	7.0	10	7.6	1.000	2	1.6	1	0.8	0.619
	体重減少	11	8.5	10	7.6	0.823	7	5.4	8	6.1	1.000
プロラクチン	プロラクチン上昇	11	8.5	20	15.2	0.126	11	8.5	20	15.2	0.126
血液生化学的検査	γ-GTP上昇	3	2.3	7	5.3	0.334	1	0.8	4	3.0	0.370
	CPK上昇	10	7.8	17	12.9	0.223	5	3.9	11	8.3	0.196
	AST(GOT)上昇	8	6.2	4	3.0	0.251	5	3.9	4	3.0	0.747
	ALT(GPT)上昇	9	7.0	7	5.3	0.615	5	3.9	5	3.8	1.000
	トリグリセライド上昇	8	6.2	6	4.5	0.594	3	2.3	3	2.3	1.000
血液学的検査	白血球増多	3	2.3	7	5.3	0.334	0	0	1	0.8	1.000

BNS：blonanserin、HPD：haloperidol
#1：Fisher の直接確率法
#2：女性のみの集計（BNS 群 54 例、HPD 群 54 例）

表12 錐体外路系症状の発現状況

	BNS (n=129)	HPD (n=132)	Fisher の直接確率法
錐体外路系有害事象発現例数	73	102	p < 0.001
錐体外路系有害事象発現率 (%)	56.6	77.3	
錐体外路系有害事象発現件数	246	352	—
錐体外路系副作用発現例数	68	99	p < 0.001
錐体外路系副作用発現率 (%)	52.7	75.0	
錐体外路系副作用発現件数	222	332	—

BNS：blonanserin、HPD：haloperidol

表13 DIEPSS の推移

項目	薬剤群	例数	投与前	投与後	変化量	検定 群内比較#1	検定 群間比較#2
合計#3	BNS	129	2.1±2.9	2.4±3.6	0.3±2.9	0.412	p=0.024
	HPD	131	2.3±2.9	3.6±4.2	1.3±3.7	p<0.001	
歩行	BNS	129	0.4±0.9	0.4±0.8	0.0±0.6	0.979	p=0.384
	HPD	131	0.4±0.7	0.5±1.0	0.1±0.7	0.031	
動作緩慢	BNS	129	0.7±1.0	0.6±1.0	-0.1±0.6	0.088	p=0.025
	HPD	131	0.7±1.0	0.8±1.1	0.2±1.0	0.070	
流涎	BNS	129	0.1±0.4	0.3±0.8	0.2±0.8	0.017	p=0.927
	HPD	131	0.2±0.6	0.4±0.8	0.2±0.8	0.006	
筋強剛	BNS	129	0.2±0.6	0.3±0.6	0.1±0.6	0.324	p=0.173
	HPD	131	0.2±0.5	0.4±0.8	0.2±0.7	p<0.001	
振戦	BNS	129	0.3±0.6	0.4±0.7	0.0±0.7	0.532	p=0.106
	HPD	131	0.4±0.8	0.6±0.9	0.2±0.8	0.005	
アカシジア	BNS	129	0.2±0.6	0.3±0.8	0.1±0.8	0.067	p=0.055
	HPD	131	0.3±0.8	0.6±1.0	0.3±1.1	p<0.001	
ジストニア	BNS	129	0.1±0.3	0.1±0.3	0.0±0.3	1.000	p=0.164
	HPD	131	0.1±0.5	0.2±0.7	0.1±0.5	0.094	
ジスキネジア	BNS	129	0.1±0.3	0.1±0.3	0.0±0.3	0.766	p=0.984
	HPD	131	0.1±0.4	0.1±0.4	0.0±0.2	0.750	
概括重症度	BNS	129	0.7±0.8	0.8±0.9	0.1±0.9	0.151	p=0.046
	HPD	131	0.9±0.9	1.2±1.0	0.4±0.9	p<0.001	

BNS：blonanserin、HPD：haloperidol　　　　　　　　　　　　　　　　（平均値 ± 標準偏差）
#1：投与前後のスコア変化量についての Wilcoxon 符号付き順位検定
#2：投与前後のスコア変化量についての Wilcoxon 順位和検定
#3：「概括重症度」を除いた 8 項目の合計

合は，BNS 群58.9%（76/129例），HPD 群78.6%（103/131例）と HPD 群より BNS 群が20%近く低かった。

8）有用度

有用率（「極めて有用」＋「かなり有用」の割合）は，BNS 群45.3%（58/128例），HPD 群27.1%（35/129例）と，BNS 群が HPD 群より高かった（p=0.003）。また，薬剤群間の有用率の差は18.2%であり，その95%信頼区間は6.6〜29.7%であった（表15）。

Ⅲ．考　察

第二世代抗精神病薬（SGA）に分類される blonanserin（BNS）の臨床的有用性を検討し，その臨床的位置付けを明らかにするため，長年統合失調症治療薬として使用され，多くの抗精神病薬の臨床試験[6,7,12,13,14]で対照薬として用いられている haloperidol（HPD）を対照とした多施設共同二重盲検群間比較試験を実施した。

試験に組み入れられた被験者は，未治療例や急

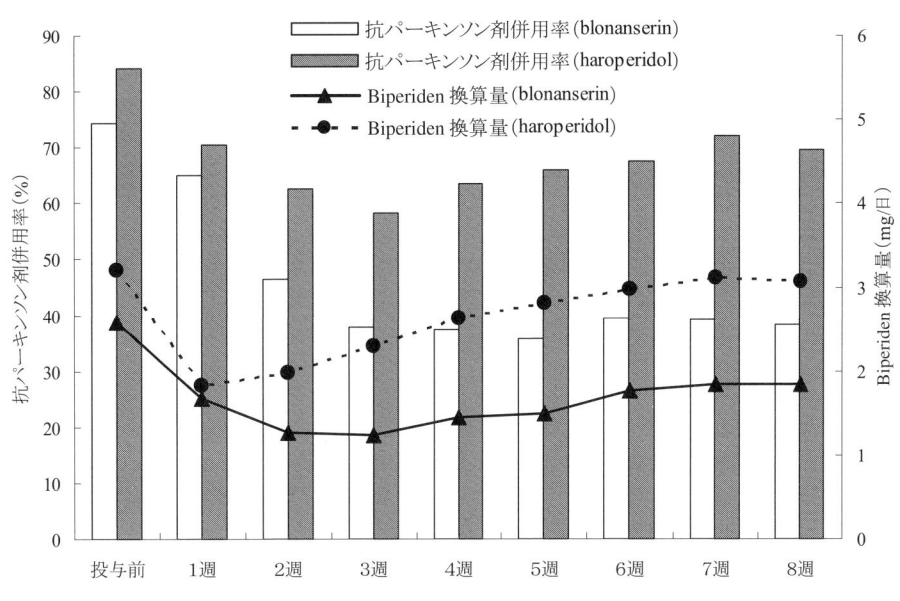

図5 抗パーキンソン剤の併用率及び使用量（biperiden 換算）の推移

表14 概括安全度

薬剤群	副作用あり				副作用なし	検定	95％CI[#3]
	軽度	処置を必要	試験薬の減量が必要	試験の中止が必要			
BNS (n=129)	30 (23.3%)	45 (34.9%)	18 (14.0%)	13 (10.1%)	23 (17.8%)	p=0.007[#1]	-7.3〜10.9
HPD (n=131)	7 (5.3%)	59 (45.0%)	22 (16.8%)	22 (16.8%)	21 (16.0%)	p=0.743[#2]	

BNS：blonanserin、HPD：haloperidol
#1：Wilcoxon 順位和検定
#2：Fisher の直接確率法（「副作用なし」の率）
#3：「副作用なし」の率の差の95％信頼区間

表15 有用度

薬剤群	極めて有用	かなり有用	やや有用	有用とは思われない	やや好ましくない	かなり好ましくない	非常に好ましくない	検定	95％CI[#3]
BNS (n=128)	8 (6.3%)	50 (39.1%)	37 (28.9%)	14 (10.9%)	6 (4.7%)	10 (7.8%)	3 (2.3%)	p=0.004[#1]	6.6〜29.7
HPD (n=129)	3 (2.3%)	32 (24.8%)	48 (37.2%)	17 (13.2%)	12 (9.3%)	11 (8.5%)	6 (4.7%)	p=0.003[#2]	

BNS：blonanserin、HPD：haloperidol
#1：Wilcoxon 順位和検定
#2：Fisher の直接確率法（「極めて有用」＋「かなり有用」の割合）
#3：「極めて有用」＋「かなり有用」の割合の差の95％信頼区間

性期エピソードの症例が極めて少なく，多くが既に何らかの抗精神病薬で治療され慢性の症状経過を辿っており，先に実施した BNS の国内第Ⅱ相試験や他の SGA の国内臨床比較試験に組み入れられた被験者とほぼ同様であった[6,7,12,13,14]。

最終全般改善度改善率（「著明改善」＋「中等

度改善」の割合）は，BNS群が61.2％，HPD群が51.3％であり，ハンディキャップ方式（Δ=10％）でBNSのHPDに対する非劣性が検証された。HPDを対照薬とした他のSGAの国内臨床比較試験でのHPD群の改善率は45.3％（risperidone：RIS)[14]，40.5％（olanzapine：OLZ)[6]，33.3％（perospirone：PER)[13]，32.5％（aripiprazole：APZ)[7]，25.8％（quetiapine：QTP)[12]であり，本試験で最も高かった。本試験で使用可能なHPDの最大量は12mg/日，HPD群の前治療抗精神病薬のHPD換算量は9.9±6.0mg/日と他のSGAの国内比較試験とほぼ同様であったが，本試験の前治療抗精神病薬の改善率はHPD群で17.1％と高かった。また，HPD群の抗精神病薬使用量（HPD換算量）は試験前が9.9±6.0mg/日，試験終了時が8.1±2.9mg/日と大きな違いがなかった。これらのことより，全般改善度判定基準（表2）で前治療抗精神病薬と同様の効果が維持されると試験薬の改善度も同じとするよう規定したことが，HPD群の最終全般改善度改善率に影響していると推察された。なお，BNS群とHPD群では前治療抗精神病薬の改善率に大きな差はなく（表3），非劣性検証の結論には影響しなかったと考える。

統合失調症の様々な症状の類型分類や多軸評価に有用なPANSSやBPRSでの評価は最終全般改善度より計量的であるが，PANSS及びBPRSの合計スコアについても，試験終了時では両群とも同程度の減少を示し，試験結果に矛盾はなかった。また，PANSSの尺度別分類（陽性尺度，陰性尺度，総合精神病理評価尺度）ではいずれの群もすべての尺度でスコアが減少し，薬剤群間ではBNS群の「陰性尺度」スコア改善がHPD群より大きかった（p=0.025）。BPRSについても，すべてのクラスターで両群ともにスコアが減少し，薬剤群間ではBNS群の「欲動性低下クラスター」のスコア改善がHPD群より大きかった（p=0.022）。これらのことから，BNSは陽性症状に対してはHPDと同程度の効果を有し，HPDに代表されるFGAでは効果が不十分とされる陰性症状にも有効であると考えられた。BNSのPANSS合計スコア変化量（-10.0±18.4）について，HPDを対照薬とした他のSGAの国内臨床比較試験[6,7,12,13,14]の結果と比較すると，OLZ（-11.84±17.42），APZ（-9.8±17.6）と同程度で，PER（-5.84±23.9），QTP（-2.0）よりも大きかった。また，SGAの特徴の一つである陰性症状に対する効果について，BNSのPANSS陰性尺度のスコア変化量（-3.4±4.7）と比較すると，PER（-3.81±6.19），OLZ（-3.76±4.65），APZ（-3.6±4.9）と同程度であり，QTP（-2.3）よりも大きかったことから，BNSは他のSGAと比較しても少なくとも同程度の有効性を有するものと考えられた。

有害事象及び副作用の発現割合は薬剤群間で大きな違いはなかった。また，全般的な安全性を評価する概括安全度では，BNS群の「副作用なし」の割合はHPD群と同程度であったものの，副作用による試験の中止及び継続のために試験薬減量や併用療法が必要であった症例の割合は，HPD群の方が高かった。このことから全体的な有害事象や副作用の発現割合は大きく変わらなくても，BNS群で発現した副作用は処置を必要としない程度のものが多かったと考えられる。

統合失調症の薬物治療で最も問題となるのは錐体外路症状の発現であり，他に性機能障害[15]や骨粗しょう症[8]などを引き起こす可能性があるプロラクチン上昇や過度鎮静，肥満，起立性低血圧といった副作用の発現が，統合失調症治療薬の臨床使用での制限となることも少なくない[2,3]。特に錐体外路症状は患者が苦痛を感じる副作用であり，薬物治療に対する嫌悪感からコンプライアンスの低下を招く可能性がある。また，錐体外路症状の治療や予防に用いられる抗パーキンソン剤は抗コリン作用を有しており，口渇や便秘などを引き起こすことがあるため，併用には注意が必要である。本試験でのBNS群の錐体外路系副作用発現割合はHPD群と比べて有意に低かった。症状別でも振戦，アカシジア，運動能遅延でBNS群がHPD群より少なく，逆にBNS群が多かった症状はなかった。また，二次的な副作用を招くことのある抗パーキンソン剤の併用割合もHPD群より低く，使用量も少なかったことから，BNSは抗精神病薬による錐体外路系副作用の問題を軽減し

た有用な薬剤であると考えられる。

　錐体外路症状以外で副作用発現割合がHPD群よりBNS群で低かったのは，過度鎮静であった。過度鎮静は抗精神病薬の国内添付文書でも精神神経系の副作用として共通して認められるものであり，精神運動興奮を呈する患者の初期治療ではむしろ治療的であるとされる。しかし，耐性が生じることも多いといわれ，長期的には認知機能やQOLの低下に直結するため抗精神病薬の投与量を最小限とするなどの対処が必要とされる副作用である[9]。抗精神病薬は長期的に使用されることが多く，過度鎮静の副作用が少ないことは長期使用の面で利便性が大きいと考えられる。BNSの薬理学的性質に関する報告では既存のSGAに比べてアドレナリン$α_1$，セロトニン5-HT_{2c}，ヒスタミンH_1及びムスカリンM_1受容体に対する親和性は低いとされており[21]，本試験で過度鎮静がHPD群より少なかったのはアドレナリン$α_1$受容体やヒスタミンH_1受容体に対する親和性が低いというBNSの薬理学的プロフィールが反映されたものと考えられた。

　抗精神病薬でよくみられる臨床検査値異常の中でも，プロラクチン上昇は漏斗下垂体ドパミン経路の遮断によるものと考えられ[19]，女性では無月経や乳汁分泌，骨粗しょう症，男性では女性化乳房，勃起障害，射精障害など多様な性機能障害を惹起するとされている[22]。本試験ではいずれの群も投与後にプロラクチン値は正常方向へ推移したものの，プロラクチンの異常変動発現割合はHPD群がBNS群よりやや高く，プロラクチン上昇の副作用発現割合はHPD群の約1/2であり，BNSのプロラクチン上昇のリスクはHPDより低いと推察された。

　統合失調症患者に限らず現代社会において重要な問題とされている肥満は，高脂質血症や糖尿病の発症リスクを高め，心疾患など重要・重篤な疾患を引き起こすとされている[20]。SGAではOLZやQTPで体重増加を招くことが知られ，FGAのHPDではそのリスクが低いとの報告がある[1]。本試験ではいずれの群でも投与前後で体重の変動を認めず，体重増加の副作用発現割合に大きな違いはなかったことから，肥満及び体重増加のリスクは大きくないと考えられた。

　有効性と安全性の両側面から判定される有用度の判定では，有用率（「極めて有用」+「かなり有用」の割合）でHPD群が27.1％であったのに対し，BNS群は45.3％と有意に高かった。

　以上のことから，BNSは陽性症状に対してHPDと同程度の効果を有するとともに，FGAでは効果が不十分とされる陰性症状に対しても有効であり，臨床使用の制限となる錐体外路系症状などの既存の抗精神病薬がもつ副作用の軽減が期待できる有用な統合失調症治療薬であると考えられた。

Ⅳ．結　語

　BNSの統合失調症に対する有効性と安全性を検討するため，HPDを対照に多施設共同無作為化二重盲検比較試験を実施した。主要評価項目の最終全般改善度改善率（「著明改善」+「中等度改善」の割合）でBNSのHPDに対する非劣性が検証され，特に陰性症状に対してはHPDより改善効果が高かった。全体の副作用発現割合はBNSとHPDで同程度であったが，錐体外路系副作用発現割合や過度鎮静はBNSがHPDより低かった。以上のことから，BNSは陰性症状を含む広範な精神症状の改善に有効であるとともに，既存の抗精神病薬で問題となる副作用の軽減が期待できる有用な統合失調症治療薬であると考えられた。

文　献

1) Allison, D. B., Mentore, J. L., Heo, M. et al. : Antipsychotic-induced weight gain : A comprehensive research synthesis. Am. J. Psychiatry, 156(11) : 1686-1696, 1999.
2) Castelao, J. F., Ferreira, L., Gelders, Y. G. et al. : The efficacy of the D2 and 5-HT2 antagonist risperidone (R 64 766) in the treatment of chronic psychosis. Schizophr. Res., 2 : 411-415, 1989.
3) Ceulemans, D. L. S., Gelders, Y. G., Hoppenbrouwers, M. J. A. et al. : Effect of serotonin antagonism in schizophrenia : A pilot study with se-

toperone. Psychopharmacology, 85 : 329–332, 1985.
4) Guy, W. : ECDEU assessment manual for psychopharmacology. Reviced, 166–169, 1976.
5) 稲田俊也 : 薬原性錐体外路症状の評価と診断. 星和書店, 東京, 1996.
6) Ishigooka, J., Inada, T., Miura, S. : Olanzapine versus haloperidol in the treatment of patients with chronic schizophrenia : Results of the Japan multicenter, double-blind olanzapine trial. Psychiatry Clin. Neurosci., 55 : 403–414, 2001.
7) 石郷岡純, 三浦貞則, 小山 司他 : 統合失調症に対する alipiprazole の臨床評価—Haloperidol を対照薬とした第Ⅲ相二重盲検比較試験. 臨床精神薬理, 9 : 295–329, 2006.
8) Klibanski, A., Biller, B. M. K., Rosenthal, D. I. et al. : Effects of prolactin and estrogen deficiency in amenorrheic bone loss. J. Clin. Endocrinol. Metab., 67 : 124–130, 1988.
9) 小山 司, 高橋義人 : 第3章 治療法の解説 I. 薬物・身体療法 A. 従来型抗精神病薬. 統合失調症治療ガイドライン(佐藤光源, 井上新平編), pp. 113–137, 医学書院, 東京, 2004.
10) 宮田量治, 藤井康男, 稲垣 中他 : Brief Psychiatric Rating Scale (BPRS) 日本語版の信頼性の検討. 臨床評価, 23 (2) : 357–367, 1995.
11) 村崎光邦 : 第3章 治療法の解説 I. 薬物・身体療法 B. 新世代型抗精神病薬. 統合失調症治療ガイドライン(佐藤光源, 井上新平編), pp. 137–170, 医学書院, 東京, 2004.
12) 村崎光邦, 小山 司, 福島 裕他 : 精神分裂病に対するフマル酸クエチアピンの臨床評価—Haloperidol を対照薬とした二重盲検比較試験. 臨床精神薬理, 4 : 127–155, 2001.
13) 村崎光邦, 小山 司, 町山幸輝他 : 新規抗精神病薬塩酸 perospirone の精神分裂病に対する臨床評価—haloperidol を対照薬とした第Ⅲ相試験. 臨床評価, 24 (2・3) : 159–205, 1997.
14) 村崎光邦, 山下 格, 町山幸輝他 : 精神分裂病に対する新規抗精神病薬 Risperidone の臨床評価—Haloperidol を対照薬とした第Ⅲ相試験. 臨床評価, 21(2) : 221–259, 1993.
15) 太田共夫 : 新規抗精神病薬と高プロラクチン血症—性機能不全に関連して. 臨床精神薬理, 5 : 1413–1420, 2002.
16) Overall, J. E. : The Brief Psychiatric Rating Scale (BPRS) : Recent development in ascertainment and scaling. Psychopharmacol. Bull., 24(1) : 97–99, 1988.
17) Reyntjens, A., Gelders, Y. G., Hoppenbrouwers, M. J. A. et al. : Thymosthenic effects of ritanserin (R 55667), a centrally acting serotonin-S2 receptor blocker. Drug Dev. Res., 8 : 205–211, 1986.
18) Stahl, S. M. : 第10章 精神病と精神分裂病 (統合失調症). 精神薬理学エセンシャルズ(仙波純一訳), pp. 355–388, メディカル・サイエンス・インターナショナル, 東京, 2002.
19) Stahl, S. M. : 第11章 抗精神病薬. 精神薬理学エセンシャルズ(仙波純一訳), pp. 389–445, メディカル・サイエンス・インターナショナル, 東京, 2002.
20) 須貝拓朗, 澤村一司, 染矢俊幸 : 抗精神病薬による注目すべき有害事象—非定型抗精神病薬を中心に. 臨床精神薬理, 9 : 423–429, 2006.
21) 采 輝明, 久留宮聰 : Blonanserin の薬理学的特徴. 臨床精神薬理, 10 : 1263–1272, 2007.
22) 和田 攻, 大久保昭行, 永田直一他 : 臨床検査ガイド縮刷版. pp. 437–441, 文光堂, 東京, 1991.
23) 山田 寛, 増井寛治, 菊本弘次訳 : 陽性・陰性症状評価尺度(PANSS)マニュアル. 星和書店, 東京, 1991.

abstract

Clinical evaluation of blonanserin for schizophrenia
—A double-blind trial comparing blonanserin with haloperidol—

Mitsukuni Murasaki[*,#]

We performed a multicenter, randomized, double-blind, haloperidol-controlled trial to evaluate the efficacy and safety of blonanserin, a serotonin - dopamine antagonist, for the treatment of schizophrenia. Two-hundred-sixty-five patients with schizophrenia aged 15-64 were randomized to receive 8-week oral treatment with blonanserin (8 to 24mg b.i.d.) or haloperidol (4 to 12mg b.i.d.). The primary efficacy analysis was the final global improvement, and noninferiority of blonanserin to haloperidol was assessed using 10% handicap.

A total of 238 patients were eligible for analysis : 121 patients in the blonanserin group and 117 patients in the haloperidol group. The improvement rate (percentage of patients graded " markedly improved" or "moderately improved") for final global improvement was 61.2% in the blonanserin group and 51.3% in the haloperidol group. Noninferiority of blonanserin to haloperidol was demonstrated using 10% handicap ($p = 0.001$). There was significantly greater reduction in the negative symptom score of PANSS (Positive and Negative Syndrome Scale) and the "anergia cluster" score of BPRS (Brief Psychiatric Rating Scale) with blonanserin than with haloperidol. ($p = 0.025$ and $p = 0.022$, respectively)

The incidence of adverse events and adverse drug reactions was generally similar between the treatment groups, but there was a significantly lower incidence of extrapyramidal adverse events and adverse drug reactions with blonanserin than with haloperidol ($p < 0.001$). Blonanserin had a lower incidence of all adverse drug reactions and a significantly lower incidence of extrapyramidal-related tremor, akathisia and slowness of movement and psychoneurologic-related oversedation ($p < 0.05$).

These results demonstrate that blonanserin is a useful antipsychotic that is effective in treating both the positive and negative symptoms of schizophrenia and has a lower risk of adverse drug reactions than other antipsychotic.

Jpn. J. Clin. Psychopharmacol., 10 : 2059-2079, 2007

---

[*]*Institute of CNS Pharmacology. Epika kyoya Bldg. 3F 3-1-7, Sagamiohno, Sagamihara, Kanagawa, 228-0803, Japan.*
[#]*Chief Investigator.*

原著論文

統合失調症に対する blonanserin の長期投与試験
――神奈川県臨床精神薬理試験グループ多施設共同オープン試験――

村　崎　光　邦[*,#]

抄録：Blonanserin（BNS）の統合失調症患者に対する長期投与時の安全性及び有効性を，多施設共同オープン試験で検討した。解析対象61例のうち，28週（182日）以上投与されたのは41例（67.2%），52週（364日）以上が38例（62.3%）であった。最終評価時のPANSS及びBPRS合計スコアは投与前より減少し，陽性及び陰性症状のいずれにも改善を示した。また，最終全般改善度改善率（「著明改善」＋「中等度改善」の割合）は，28週後が75.0%，最終評価時は68.3%と長期投与時にも改善効果を維持した。治験期間内に発現した有害事象及び副作用の割合はそれぞれ96.7%，72.1%であり，28週（182日）以上投与した症例での発現割合もほぼ同じで，長期投与による発現割合の上昇や遅発的に発現した事象はなかった。抗精神病薬の使用で問題となる錐体外路系副作用発現割合は52.5%であり，遅発性ジスキネジアなどの運動障害は発現しなかった。また，最終評価時のプロラクチン値は投与前に比べ正常方向へ推移し，体重の変動はなかった。以上より，BNSは第二世代抗精神病薬としての特徴を有しており，長期投与しても安全性に大きな問題はなく，統合失調症の改善効果も持続したことから，長期にわたって使用できる有用な薬剤であると考えられた。

臨床精神薬理　10：2241-2257, 2007

Key words：*blonanserin, serotonin-dopamine antagonist, schizophrenia, long-term study, safety*

はじめに

統合失調症は多種多様な精神症状を有する疾患であり，主として幻覚や妄想などの陽性症状と感情鈍麻，思考の貧困や意欲低下などの陰性症状を有し，遂行機能や情報処理能力の低下などの認知機能障害なども認められる。症状の経過も単調な欠陥状態が続く単純型と急性増悪と寛解を繰り返す波状型があり，生涯にわたり再発のリスクを有する[27]。

Chlorpromazineが1952年に最初の抗精神病薬として統合失調症治療に導入されて以来，haloperidol（HPD）を代表とする数多くの抗精神病薬が開発され，統合失調症の薬物療法は著しく進展した。しかし，これら第一世代の抗精神病薬（first generation antipsychotics：FGA）では，幻覚や妄想などの陽性症状に奏効する反面，情動の平板化や社会的引きこもりなどの陰性症状への効果が不十分であり，非選択的な脳内のdopamine系遮断作用により錐体外路症状や高プロラクチン血症を惹起するため効果と副作用を分離できず，いわゆる定型性を示す。その上，薬剤によってはアドレナリン α_1 受容体遮断作用に伴う過度鎮静，起立性低血圧などの副作用も発現し[12]，その

2007年10月16日受理
Long-term clinical study of blonanserin for schizophrenia-A multicenter open study to determine safety and effectiveness in schizophrenic patients(Kanagawa Region Clinical Psychopharmacology Study Group).
[*]CNS薬理研究所
〔〒228-0803　神奈川県相模原市相模大野3-1-7 エピカ京屋ビル3F〕
Mitsukuni Murasaki : Institute of CNS Pharmacology, Epika kyoya Bldg. 3-1-7, Sagamiohno, Sagamihara, Kanagawa, 228-0803 Japan.
[#]治験総括医師　Chief Investigator.

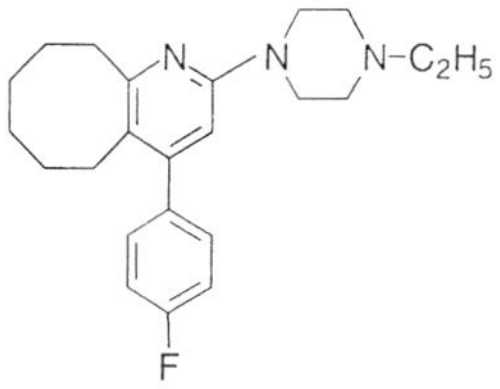

図1　Blonanserinの構造式

身体的及び精神的苦痛により患者のQOL（Quality of Life）が低下し，薬物治療が制限されることが少なくない[3,4]。

1990年代に入り，陽性症状のみならず陰性症状にも良好な効果を示し，かつ錐体外路症状の発現が少ない[25]という第二世代抗精神病薬（second generation antipsychotics：SGA）が導入され，統合失調症の薬物治療に新たな進展が見られたが，一方で体重増加，耐糖能異常，脂質代謝異常等の副作用が問題となっている[16]。

大日本住友製薬株式会社が開発したblonanserin（BNS）は，シクロオクタピリジン骨格を有し（図1），ドパミンD_2及びセロトニン5-HT_{2A}受容体を選択的に遮断するが，既存のSGAとは異なりセロトニン5-HT_{2A}よりドパミンD_2受容体に対する親和性が高いという特徴を有する（それぞれのKi値：0.812及び0.142nmol/L）[32]。更には，アドレナリン$α_1$，セロトニン5-HT_{2C}，ヒスタミンH_1，ムスカリンM_1受容体への親和性は弱いという薬理プロフィールを持つ。これらのことから，BNSは統合失調症の広範な精神症状を改善するとともに，錐体外路症状，起立性低血圧，眠気，体重増加，消化器系障害等の副作用が少ない抗精神病薬として有用性が期待される。

国内の統合失調症患者を対象とした本剤の前期及び後期第Ⅱ相臨床試験では，陰性症状を含む精神症状に幅広く有効であることが確認され，錐体外路症状の発現割合はFGAより少ないと推察された。統合失調症は進行性で慢性の経過を辿る疾患であり，抗精神病薬は長期間使用されることが予想される[29]ため，BNSが長期投与で有用な薬剤であることを明確にするために，長期投与試験を実施した。

Ⅰ．試験方法

本試験は，1998年3月から2000年9月に15医療機関（表1）で治験審査委員会の承認を得て実施した。

1．対象

ICD-10研究用診断基準（DCR-10）でF20に属する16歳以上の統合失調症患者を対象とし，以下に該当する患者は除外した。

1）本試験投与開始3ヵ月以内に，他の試験の試験薬が投与された患者
2）高度な肝臓，腎臓，心臓，血液，消化器疾患の合併症を有する患者
3）がんの合併，既往を有する患者
4）てんかん等のけいれん性疾患，脳器質性疾患等の合併，既往を有する患者
5）血圧が著しく低い患者，抗精神病薬による起立性低血圧の既往を有する患者
6）パーキンソン病の患者
7）悪性症候群，その類似症状，水中毒の既往を有する患者
8）脱水・栄養不良状態等を伴う身体的疲弊を有する患者
9）薬物過敏症の患者
10）アルコール濫用歴，薬物濫用歴を有する患者
11）妊婦，授乳婦，妊娠する可能性又は妊娠希望のある女性患者
12）自傷行為又は自殺企図の可能性が高い患者
13）その他，試験担当医師が不適当と判断した患者

2．GCPの遵守及びインフォームドコンセント

本試験は「医薬品の臨床試験の実施の基準に関する省令（平成9年3月27日厚生省令第28号）」（GCP）を遵守して実施した。

試験の実施に際して，事前に患者に同意説明文書を手渡し十分に説明し，質問する機会と試験に参加するか否かを判断する時間を十分に与えた上で，自由意志による同意を文書で得ることとした。患者本人から同意を得ることとしたが，同意

表1　試験実施医療機関及び試験担当医師

	試験実施医療機関	診療科	試験担当医師
1	財団法人紫雲会横浜病院	精神科	津田　昌利
2	国家公務員共済組合連合会横浜南共済病院	神経科	杉本　浩太郎 藤原　修一郎
3	横浜市立大学医学部附属市民総合医療センター	精神医療センター	山田　和夫
4	神奈川県立精神医療センター芹香病院	精神科	島田　栄子 木村　逸雄
5	昭和大学藤が丘病院	精神神経科	樋口　輝彦 宇内　康郎
6	医療法人社団青木末次郎記念会相州病院	精神科	黒岩　隆
7	医療法人社団弘徳会愛光病院	精神科	内田　修二
8	財団法人積善会曽我病院	精神科	加藤　雅紀 黒川　洋治
9	医療法人社団秦和会秦野病院	精神科	笠原　友幸
10	医療法人社団研水会平塚病院	精神科	大野　史郎
11	医療法人社団正史会大和病院	精神科	荒川　文雄
12	聖マリアンナ医科大学病院	神経精神科	青葉　安里 諸川　由実代
13	医療法人社団慶神会武田病院	精神科	武田　龍太郎
14	北里大学東病院	精神神経科	村崎　光邦
15	横浜市立大学医学部附属病院	神経科	後藤　健一 大西　秀樹

能力を欠く患者を対象とする場合は代諾者（家族等患者の最善の利益をはかりうる人）の同意を得た．また，患者が未成年の場合は本人だけでなく必ず代諾者からも同意を得ることとした．

3．試験薬

BNS 2, 4 及び 8 mg 錠（大日本住友製薬株式会社製造）を使用した．

4．試験方法

1）試験薬の投与方法

適格性を確認した後，BNS 8～24mg/日を1日2回，26～56週間経口投与した．初回投与量を8mg/日とし，24mg/日までの範囲で漸増漸減した（増減幅：2～8mg/日）．高齢者（65歳以上）では安全性に配慮し，初回投与量を4mg/日にする等，慎重に投与した．

2）併用禁止薬

試験薬以外の抗精神病薬は併用禁止としたが，以下の場合はhaloperidol（HPD）に限り併用可とした．

(1) 試験薬の投与量を増減しても症状のコントロールができない場合

(2) 試験薬投与開始時に使用していたHPDの投与を中止できないと判断された場合

なお，併用した場合でも症状の経過により，継続して減量・中止を試みることとした．

3）併用制限薬

(1) 抗パーキンソン剤

試験前より使用していた場合は継続使用可とし，可能な限り漸次減量しながら中止を試みることとした．なお，試験期間中に錐体外路症状が発現又は増悪した場合は，使用可とした．

(2) その他の薬剤

試験開始前より使用していた場合は，可能な限り処方変更をしないで継続使用することとした．なお，試験期間中に不眠等の症状が発現又は増悪した場合は，vegetamin 及び levomepromazine を除く薬剤の追加投与を可とした．

5．評価方法

有効性は，陽性・陰性症状評価尺度（Positive and Negative Syndrome Scale：PANSS）日本語版[13]，簡易精神症状評価尺度（Brief Psychiatric

表2 前治療抗精神病薬がある場合の全般改善度，最終全般改善度の判定基準

試験薬の有効性	改善度の判定基準
前治療抗精神病薬とほぼ同じ	前治療抗精神病薬の改善度を試験薬の改善度とする
前治療抗精神病薬より高い	前治療抗精神病薬の改善度より1段階以上あげる
前治療抗精神病薬より低い	前治療抗精神病薬の改善度より1段階以上さげる

Rating Scale：BPRS）日本語版（慶応義塾大学精神神経科臨床精神薬理研究班訳)[15,26]，全般改善度，最終全般改善度により評価した。なお，全般改善度と最終全般改善度は，試験開始直前の状態と比較して「著明改善」「中等度改善」「軽度改善」「不変」「軽度悪化」「中等度悪化」「著明悪化」の7段階又は「判定不能」のいずれかに評価し，前治療抗精神病薬の使用があった場合は表2に示した基準に従った。

安全性は，有害事象，副作用，薬原性錐体外路症状評価尺度（Drug Induced Extra-Pyramidal Symptoms Scale：DIEPSS)[6]，抗パーキンソン剤の併用状況，概括安全度，臨床検査（血液学的・血液生化学的・尿），生理学的検査（血圧・脈拍数・体温・体重），安静時12誘導心電図検査及び脳波検査により評価した。

有用性は，最終全般改善度及び概括安全度などを考慮して「極めて有用」「かなり有用」「やや有用」「有用とは思われない」「やや好ましくない」「かなり好ましくない」「非常に好ましくない」の7段階又は「判定不能」のいずれかに評価した。

6．症例の取り扱い

試験終了後に開催した医学専門家との症例検討会で試験実施計画書からの逸脱例，中止・脱落例などの問題症例の取り扱いや判定の妥当性などを検討し，データを固定した。集計・解析はデータ固定前に作成した統計解析計画書に従って実施した。

7．解析方法

有効性は「最大の解析対象集団（Full Analysis Set：FAS）」，安全性は試験薬を投与した全ての症例からなる「有害事象解析対象集団」，服薬期間182日以上の症例からなる「有害事象解析対象集団［服薬期間182日以上］」，「臨床検査解析対象集団」で解析した。また，有用性の解析は「有用性評価対象集団」で実施した。有意水準は両側5％，信頼区間係数は95％とした。

（1）有効性

PANSS及びBPRSについて，それぞれ症状別，合計スコア，PANSS尺度[13]別スコア，BPRSクラスター[5]別スコアの試験薬投与前後の比較を評価時期別にWilcoxon符号付順位検定で検討した。

最終全般改善度は改善率（「著明改善」＋「中等度改善」の割合）を，全般改善度は改善率と悪化率（「軽度悪化」＋「中等度悪化」＋「著明悪化」の割合）を評価時期別に算出し，両側95％信頼区間で検討した。

（2）安全性

有害事象，副作用，錐体外路系副作用の発現割合を試験期間全体と評価時期別で算出し，両側95％信頼区間で検討した。臨床検査，DIEPSS症状別及び概括重症度を除く合計スコア変化量の試験薬投与前後の比較は，評価時期別にWilcoxon符号付順位検定で検討した。

概括安全度は，「副作用なし」と判定された症例の割合を評価時期別に算出し，両側95％信頼区間で検討した。

（3）有用性

有用度は，有用率（「極めて有用」＋「かなり有用」の割合）を評価時期別に算出し，両側95％信頼区間で検討した。

II．試験結果

1．症例の内訳

組み入れた61例全例に試験薬が投与され，試験を完了したのは41例（67.2％）であった。28週（182日）完了例48例（78.7％）のうち，52週（364日）～56週で完了したのは38例（62.3％）と

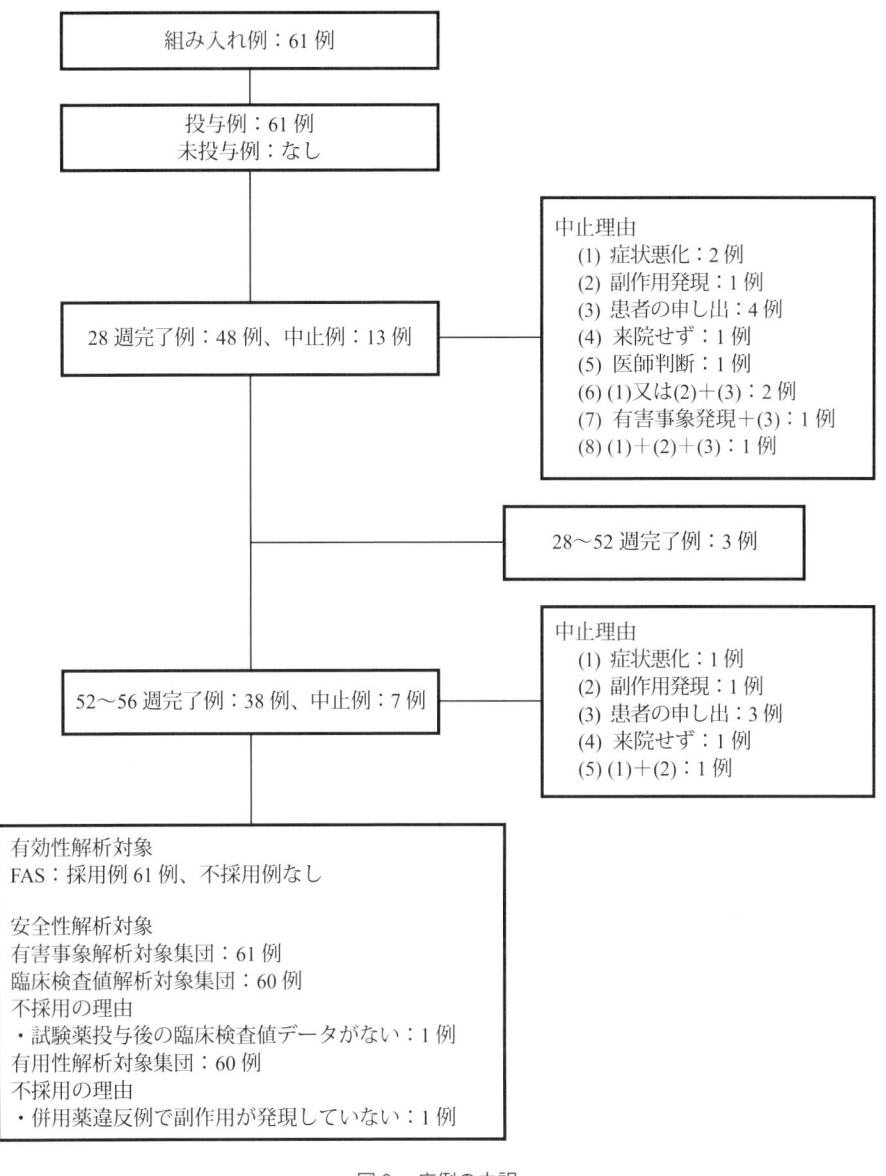

```
┌─────────────────────┐
│ 組み入れ例：61 例   │
└─────────┬───────────┘
┌─────────┴───────────┐
│ 投与例：61 例       │
│ 未投与例：なし      │
└─────────┬───────────┘
          │                    ┌──────────────────────────┐
          │                    │ 中止理由                 │
          │                    │  (1) 症状悪化：2 例      │
┌─────────┴─────────────────┐  │  (2) 副作用発現：1 例    │
│ 28 週完了例：48 例、      │──│  (3) 患者の申し出：4 例  │
│ 中止例：13 例             │  │  (4) 来院せず：1 例      │
└─────────┬─────────────────┘  │  (5) 医師判断：1 例      │
          │                    │  (6) (1)又は(2)+(3)：2 例│
          │                    │  (7) 有害事象発現+(3)：1例│
          │                    │  (8) (1)+(2)+(3)：1 例   │
          │                    └──────────────────────────┘
          │                    ┌──────────────────────────┐
          ├────────────────────│ 28～52 週完了例：3 例    │
          │                    └──────────────────────────┘
          │                    ┌──────────────────────────┐
          │                    │ 中止理由                 │
┌─────────┴─────────────────┐  │  (1) 症状悪化：1 例      │
│ 52～56 週完了例：38 例、  │──│  (2) 副作用発現：1 例    │
│ 中止例：7 例              │  │  (3) 患者の申し出：3 例  │
└─────────┬─────────────────┘  │  (4) 来院せず：1 例      │
          │                    │  (5) (1)+(2)：1 例       │
          │                    └──────────────────────────┘
┌─────────┴──────────────────────────┐
│ 有効性解析対象                     │
│ FAS：採用例 61 例、不採用例なし    │
│                                    │
│ 安全性解析対象                     │
│ 有害事象解析対象集団：61 例        │
│ 臨床検査値解析対象集団：60 例      │
│ 不採用の理由                       │
│ ・試験薬投与後の臨床検査値データが │
│   ない：1 例                       │
│ 有用性解析対象集団：60 例          │
│ 不採用の理由                       │
│ ・併用薬違反例で副作用が発現して   │
│   いない：1 例                     │
└────────────────────────────────────┘
```

図 2　症例の内訳

多くの症例で52週以上の投与が可能であった（図2）。FAS 及び有害事象解析対象集団は組み入れた61例全例であり，投与後の臨床検査値データがない 1 例を除いた60例を臨床検査値解析対象集団，併用薬違反例（HPD 以外の抗精神病薬の併用）で副作用が発現しなかった 1 例を除いた60例を有用性解析対象集団とした。

2．対象患者の特性及び試験薬の投与量

男女ほぼ同数で，年齢は42.5±15.2歳，2/3以上が外来患者であった（表 3）。また，約半数の症例が罹病期間10年以上，病型が妄想型，経過類型が慢性欠陥型に該当し，試験開始時の状態像は「幻覚，妄想が前景に出ている場合と自発性欠如，感情鈍麻が前景にある場合Ⅱ（慢性経過，症状固定のもの）」が多かった。試験開始直前のPANSS 合計スコアは約70で，約70％の症例が陰

表3 人口統計学的特性及び他の基準値の特性

項目	分類	例数	%	項目	分類	例数	%
性別	男	28	45.9	経過類型	慢性荒廃型	8	13.1
	女	33	54.1		急性欠陥型	2	3.3
年齢	非高齢者（64歳以下）	54	88.5		慢性欠陥型	29	47.5
	高齢者（65歳以上）	7	11.5		周期性荒廃移行型	1	1.6
	平均値±SD	42.5±15.2			周期性欠陥移行型	9	14.8
体重(kg)	平均値±SD	59.9±10.8			周期性完全寛解型	5	8.2
入院・外来	入院	13	21.3		初発	6	9.8
	外来	43	70.5		不明	1	1.6
	入院→外来	5	8.2	PANSS類型分類	陽性症状優位	15	24.6
罹病期間	1年未満	2	3.3		陰性症状優位	41	67.2
	1年～2年未満	6	9.8		優位性なし	5	8.2
	2年～3年未満	7	11.5	試験開始時の状態像	幻覚、妄想が前景に出ている場合	18	29.5
	3年～5年未満	4	6.6		妄想が前景に出ている場合	9	14.8
	5年～10年未満	12	19.7		自発性欠如、感情鈍麻が前景にある場合Ⅰ（新鮮な破瓜型等）	2	3.3
	10年以上	28	45.9				
	不明	2	3.3				
既往歴	有	21	34.4		自発性欠如、感情鈍麻が前景にある場合Ⅱ（慢性経過、症状固定のもの）	24	39.3
	無	40	65.6				
合併症	有	31	50.8				
	無	30	49.2				
試験開始前のPANSS合計スコア	平均値±SD	69.8±22.2			神経症様状態が前景に出ている場合	1	1.6
病型（ICD-10）	妄想型	29	47.5		うつ状態が前景に出ている場合	5	8.2
	破瓜型	14	23.0				
	緊張型	4	6.6		その他	2	3.3
	鑑別不能型	1	1.6	前治療向精神病薬の全般改善度	前治療抗精神病薬なし	4	6.6
	残遺型	13	21.3		著明改善	2	3.3
病型（DSM-IV）	妄想型	29	47.5		中等度改善	13	21.3
	解体型	14	23.0		軽度改善	21	34.4
	緊張型	4	6.6		不変	19	31.1
	鑑別不能型	1	1.6		中等度悪化	2	3.3
	残遺型	13	21.3				

性症状優位であった。また，ほとんどの症例が試験開始直前に抗精神病薬や抗パーキンソン剤を使用していた。（表4）。

試験期間中に抗精神病薬（HPD）を併用した症例は27.9％と，多くの症例がBNS単剤の投与であった（表4）。試験薬の平均投与期間は301.9±126.5日，平均最終投与量は12.8±6.1mg/日，平均最高投与量は14.0±6.1mg/日であった（表5）。

3．有効性
1）PANSSによる精神症状評価
合計スコア変化量は投与28週後では－11.3±17.50，52～56週後では－13.9±13.12，最終評価時では－8.8±19.03であり，いずれの評価時期でも投与前よりスコアが有意に減少した。尺度別ス

表4 前治療薬及び併用薬（抗精神病薬及び抗パーキンソン剤）

項目	分類	例数	%	項目	分類	例数	%
前治療抗精神病薬の有無	あり	57	93.4	抗精神病薬の併用の有無	あり	17	27.9
	なし	4	6.6		なし	44	72.1
前治療抗パーキンソン剤の有無	あり	56	91.8	抗パーキンソ剤の併用の有無	あり	55	90.2
	なし	5	8.2		なし	6	9.8

表5 試験終了時の試験薬投与量

項目	分類	例数	%
最終投与量	4mg/日	2	3.3
	8mg/日	24	39.3
	12mg/日	7	11.5
	16mg/日	11	18.0
	20mg/日	5	8.2
	24mg/日	8	13.1
	その他	4	6.6
	平均値±標準偏差	12.8±6.1	
最高投与量	8mg/日	22	36.1
	12mg/日	8	13.1
	16mg/日	11	18.0
	20mg/日	7	11.5
	24mg/日	10	16.4
	その他	3	4.9
	平均値±標準偏差	14.0±6.1	
投与期間	8週以下	6	9.8
	8週～26週未満	7	11.5
	26週～52週未満	10	16.4
	52週以上	38	62.3
	平均値±標準偏差	301.9±126.5	

コアも陽性尺度，陰性尺度，総合精神病理評価尺度とも投与前より有意に減少した（表6）。

2）BPRSによる精神症状評価

合計スコア変化量は投与28週後では−8.2±9.62，52～56週後では−9.7±7.09，最終評価時では−5.7±11.57であり，PANSSと同様にいずれの評価時期でも投与前よりスコアが有意に減少した。全てのクラスター別スコアも投与前より有意に減少した（表7）。

3）全般改善度による精神症状評価

全般改善度改善率（「著明改善」＋「中等度改善」の割合）は全ての評価時期で前治療抗精神病薬の改善率〔24.6%（15/61例）：表3〕を上回り，悪化率は0～5.1%に留まった（図3）。

最終全般改善度改善率は，投与28週後が75.0%（36/48例），52～56週後が86.8%（33/38例），最終評価時が68.3%（41/60例），改善率の95%信頼区間はそれぞれ60.4～86.4%，71.9～95.6%，55.0～79.7%と前治療抗精神病薬の改善率（24.6%）より高かった（表8）。

4．安全性

1）有害事象及び副作用の発現状況

有害事象はほぼ全例に認められ，副作用発現割合は72.1%であり，有害事象の多くは投与8週間以内に発現した。安全性評価対象集団〔服薬期間182日以上〕でもほぼ同様であった。死亡を含む重篤な有害事象は6例に発現し，死亡例は1例

表6 PANSS 合計及び尺度別スコアの推移

項目		評価時期	例数	投与前		投与後		変化量		検定[#1] p値
				平均値	標準偏差	平均値	標準偏差	平均値	標準偏差	
合計スコア		28週後	45	70.6	22.33	59.3	24.47	-11.3	17.50	p = 0.0000
		52〜56週後	32	69.1	21.46	55.2	21.64	-13.9	13.12	p = 0.0000
		最終評価時	59	69.9	22.53	61.1	23.44	-8.8	19.03	p = 0.0001
尺度	陽性	28週後	45	14.8	5.58	12.2	5.69	-2.5	5.62	p = 0.0000
		52〜56週後	32	14.2	5.50	11.1	4.13	-3.1	3.68	p = 0.0000
		最終評価時	59	14.9	5.77	13.2	5.70	-1.7	6.09	p = 0.0043
	陰性	28週後	45	20.1	7.82	16.9	7.96	-3.2	4.05	p = 0.0000
		52〜56週後	32	19.3	7.05	16.2	7.19	-3.1	4.02	p = 0.0000
		最終評価時	59	19.8	7.77	16.9	7.96	-2.9	3.88	p = 0.0000
	総合精神病理評価	28週後	45	35.7	11.62	30.2	12.35	-5.6	9.85	p = 0.0000
		52〜56週後	32	35.6	11.58	27.9	11.34	-7.7	8.23	p = 0.0000
		最終評価時	59	35.2	11.55	30.9	11.96	-4.3	11.46	p = 0.0003

#1：Wilcoxon 1標本検定

表7 BPRS 合計及びクラスター別スコアの推移

項目		評価時期	例数	投与前		投与後		変化量		検定[#1] p値
				平均値	標準偏差	平均値	標準偏差	平均値	標準偏差	
合計スコア		28週後	45	38.2	11.10	30.0	10.83	-8.2	9.62	p = 0.0000
		52〜56週後	32	36.9	10.26	27.3	8.60	-9.7	7.09	p = 0.0000
		最終評価時	61	37.9	11.08	32.2	11.44	-5.7	11.57	p = 0.0000
クラスター	欲動性低下	28週後	45	10.0	3.17	7.8	3.40	-2.2	2.20	p = 0.0000
		52〜56週後	32	9.9	2.99	7.4	3.40	-2.5	2.27	p = 0.0000
		最終評価時	61	9.9	3.39	8.0	3.70	-1.9	2.20	p = 0.0000
	思考障害	28週後	45	8.8	3.62	7.4	3.52	-1.5	2.78	p = 0.0000
		52〜56週後	32	8.1	3.41	6.5	2.49	-1.6	2.20	p = 0.0001
		最終評価時	61	9.0	3.73	8.3	3.75	-0.7	3.38	p = 0.0457
	不安−抑うつ	28週後	45	8.4	3.61	5.8	2.24	-2.6	3.11	p = 0.0000
		52〜56週後	32	8.3	3.21	5.3	1.71	-3.0	2.72	p = 0.0000
		最終評価時	61	8.4	3.49	6.2	3.07	-2.2	3.56	p = 0.0000
	興奮	28週後	45	5.7	2.33	4.7	2.13	-1.0	2.39	p = 0.0001
		52〜56週後	32	5.4	2.17	4.2	1.32	-1.3	1.59	p = 0.0000
		最終評価時	61	5.6	2.32	5.0	2.58	-0.6	2.74	p = 0.0230
	敵意−疑惑	28週後	45	5.2	2.16	4.4	1.94	-0.8	2.10	p = 0.0014
		52〜56週後	32	5.3	1.95	3.9	1.26	-1.4	1.46	p = 0.0000
		最終評価時	61	5.2	2.23	4.7	2.46	-0.5	2.83	p = 0.0242

#1：Wilcoxon 1標本検定

（再発乳がん），その他の重篤な有害事象は5例（易興奮性1例，妄想/幻覚3例，貧血1例）であった。なお，易興奮性の1例と妄想/幻覚の3例は治験薬との因果関係が否定された（表9，10，11）。

発現割合が高かった有害事象は，アカシジア，振戦，不眠，不安，傾眠，高プロラクチン血症，かぜ症候群，うつ病，口渇，神経過敏，倦怠感及びめまいで，副作用はアカシジア，振戦，高プロラクチン血症であった（表12）。

2）錐体外路症状に対する影響

錐体外路系副作用の発現割合は，52.5%（32/61例）であり（表13），症状別の発現割合が20%以上であったのは，アカシジア（32.8%）及び振戦（21.3%）であった。

DIEPSSでは，合計スコア及び概括重症度スコ

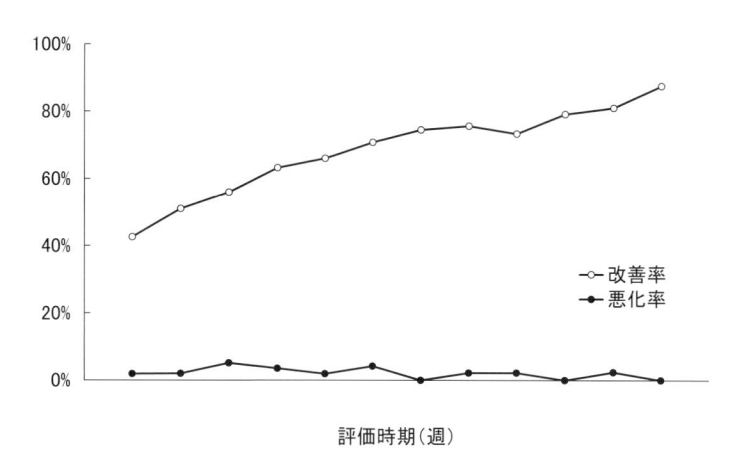

図3 週別全般改善度の改善率と悪化率 (61例)

表8 最終全般改善度

評価時期	著明改善	中等度改善	軽度改善	不変	軽度悪化	中等度悪化	著明悪化	合計	改善率[#1]（95%信頼区間）
28週後	14 (29.2)	22 (45.8)	11 (22.9)	0	0	1 (2.1)	0	48	75.0% (60.4〜86.4%)
52〜56週後	12 (31.6)	21 (55.3)	5 (13.2)	0	0	0	0	38	86.8% (71.9〜95.6%)
最終評価時	14 (23.3)	27 (45.0)	7 (11.7)	5 (8.3)	1 (1.7)	3 (5.0)	3 (5.0)	60	68.3%[#2] (55.0〜79.7%)

[#1]：中等度改善以上の症例の割合
[#2]：判定不能の1例を除外して算出（41/60例）

例数（%）

表9 有害事象/副作用/重篤な有害事象の発現状況

発現状況		発現率の95%信頼区間
有害事象発現例数	59	88.7〜99.6%
有害事象発現率 (%)	96.7	
有害事象発現件数	678	—
死亡例数	1	
重篤な有害事象発現例数	6	—
重篤な有害事象発現率(%)	9.8	
副作用発現例数	44	59.2〜82.9%
副作用発現率 (%)	72.1	
副作用発現件数	266	—

アはいずれの評価時期でも投与前より減少した。症状別では動作緩慢のスコアがいずれの評価時期でも投与前より減少した（表14）。

投与開始前に抗パーキンソン剤を使用していた56例〔91.8%（56/61例）〕のうち，「抗パーキンソン剤の併用を中止できた」症例がいずれの評価時期でも約20%であった（表15）。また，投与開始前に抗パーキンソン剤を使用していなかったのは5例であり，そのうち1例が新規に抗パーキンソン剤の投与を必要とした。

3）臨床検査及びその他の検査に対する影響

臨床検査及びその他の検査では投与前後で大きな変化はなかった。プロラクチンはいずれの評価時期でも投与前に比べ正常方向へ推移し（表16），体重は投与前後でほぼ同じであった（表17）。

表10　発現時期別有害事象発現率

発現時期	有害事象解析対象集団				有害事象解析対象集団[服薬期間182日以上]			
	発現		合計例数	発現率の95%信頼区間	発現		合計例数	発現率の95%信頼区間
	例数	%			例数	%		
合計	59	96.7	61	88.7～99.6%	46	95.8	48	85.7～99.5%
8週以下	55	90.2	61	79.8～96.3%	42	87.5	48	74.8～95.3%
26週未満	45	81.8	55	69.1～90.9%	38	79.2	48	65.0～89.5%
52週未満	35	72.9	48	58.2～84.7%	35	72.9	48	58.2～84.7%
52週以上	11	28.9	38	15.4～45.9%	11	28.9	38	15.4～45.9%

表11　発現時期別副作用発現率

発現時期	有害事象解析対象集団				有害事象解析対象集団[服薬期間182日以上]			
	発現		合計例数	発現率の95%信頼区間	発現		合計例数	発現率の95%信頼区間
	例数	%			例数	%		
合計	44	72.1	61	59.2～82.9%	35	72.9	48	58.2～84.7%
8週以下	40	65.6	61	52.3～77.3%	31	64.6	48	49.5～77.8%
26週未満	27	49.1	55	35.4～62.9%	22	45.8	48	31.4～60.8%
52週未満	15	31.3	48	18.7～46.3%	15	31.3	48	18.7～46.3%
52週以上	5	13.2	38	4.4～28.1%	5	13.2	38	4.4～28.1%

4）概括安全度

「副作用なし」の症例の割合はいずれの評価時期でも30%弱であった（表18）。

5．有用性

有用率は，いずれの評価時期でも50%前後であり，投与期間が長くなるにつれて有用率が低下することはなかった（表19）。

Ⅲ．考　察

SGAであるBNSの統合失調症に対する長期投与時での安全性及び有効性を検討するため，多施設共同オープン試験を実施した。

本試験では，罹病期間が長く，陰性症状優位の症状が固定された慢性の統合失調症患者の組み入れが多く，ほとんどの症例で何らかの抗精神病薬による治療経験を有していた。この結果は，国内で実施された他のSGAの長期投与試験[10,22,23]と同様であった。

本試験でHPDの併用を必要とした症例は27.9%であり，2/3以上の症例でBNS単剤への治療にスイッチング可能であった。また，多くの症例（62.3%）で52週以上の投与が可能であった。BNSの平均最終投与量（12.8±6.1mg/日）は，先に実施した前期及び後期第Ⅱ相臨床試験とほぼ同じ，第Ⅲ相比較試験[17]（対照薬：HPD）での15.8±6.1mg/日よりは若干少なく，長期投与によってBNSの投与量が増加することはなかった。

急性期の統合失調症患者は，幻覚，妄想，興奮といった陽性症状が前景に現れている場合が多く，過去には急速な鎮静と幻覚・妄想の消失を目的としたドパミンD_2遮断作用の強いFGAの多剤大量投与が一般的に行われていた[31]。しかし，FGAは陽性症状には奏効する反面，情動の平板化，関心の消失といった陰性症状への効果は不十分であった。その結果，長期間にわたってFGAを高用量投与すると陰性症状が悪化し，寛解することなく慢性化するケースが多かった。従って，統合失調症の発症後なるべく早い時期から陽性症状のみならず陰性症状にも有効な薬物治療を行う必要があり，米国のTexas Medication Algorithm ProjectによるTexas Implementation of Medica-

表12 有害事象/副作用の事象別発現率（発現割合5％以上）

区分	基本語	有害事象 61例		副作用 61例	
		例数	%	例数	%
錐体外路症状	流涎	8	13.1	6	9.8
	アカシジア	21	34.4	20	32.8
	ジスキネジア	6	9.8	6	9.8
	ジストニア	6	9.8	6	9.8
	寡動	10	16.4	8	13.1
	筋強剛	4	6.6	4	6.6
	構音障害	4	6.6	4	6.6
	振戦	17	27.9	13	21.3
	歩行異常	5	8.2	5	8.2
精神神経症状	頭痛	12	19.7	2	3.3
	うつ病	16	26.2	2	3.3
	傾眠	24	39.3	10	16.4
	神経過敏	14	23.0	2	3.3
	不安	27	44.3	5	8.2
	不眠	31	50.8	11	18.0
	妄想	4	6.6	1	1.6
全身症状	温度感覚変化	6	9.8		
	倦怠感	13	21.3	5	8.2
	無力症	10	16.4	2	3.3
	めまい	13	21.3	7	11.5
循環器症状	頻脈	7	11.5	1	1.6
消化器症状	下痢	11	18.0	1	1.6
	食欲不振	9	14.8		
	食欲亢進	5	8.2	2	3.3
	腹痛	8	13.1		
	便秘	12	19.7	5	8.2
	嘔気	8	13.1	2	3.3
	口渇	15	24.6	9	14.8
内分泌系	月経異常	5	8.2	4	6.6
その他	胸痛	4	6.6	1	1.6
	体重増加	5	8.2	5	8.2
	かぜ症候群	17	27.9		
	咽頭炎	4	6.6		
	上気道感染	5	8.2		
	鼻炎	6	9.8		
	調節異常	9	14.8	3	4.9
	低血圧	4	6.6	3	4.9
	CPK上昇	6	9.8	2	3.3
	高トリグリセリド血症	5	8.2	2	3.3
	高プロラクチン血症	21	34.4	21	34.4
	白血球増多	8	13.1		

空欄：該当症例なし

tion Algorithms（TIMA統合失調症アルゴリズム）[11,14]でも「急性期の統合失調症患者には，初発/再発に関わらずSGAが第一選択薬である」とされている。本試験期間中の全般改善度は全ての評価時点で前治療薬の改善率より高く，悪化率は一貫して低かった。PANSS/BPRSでは，合計ス

表13 錐体外路系副作用の発現状況

発現状況		発現率の95%信頼区間
錐体外路系副作用発現例数	32	39.3～65.4%
錐体外路系副作用発現率 (%)	52.5	
錐体外路系副作用発現件数	84	―

表14 DIEPSS合計スコア及び症状別スコア

項目	投与期間	例数	投与前 平均値±SD	投与後 平均値±SD	変化量 平均値±SD	Wilcoxon 符号付順位検定
合計	28週後	45	2.0±2.01	1.0±1.71	-1.0±2.05	p=0.0000
	52～56週後	32	1.8±1.41	1.0±1.28	-0.8±1.48	p=0.0042
	最終評価時	61	1.9±1.93	1.2±1.81	-0.7±2.09	p=0.0006
歩行	28週後	45	0.1±0.29	0.1±0.38	0.0±0.15	p=1.0000
	52～56週後	32	0.1±0.30	0.1±0.42	0.0±0.18	p=1.0000
	最終評価時	61	0.1±0.28	0.1±0.35	0.0±0.13	p=1.0000
動作緩慢	28週後	45	0.6±0.72	0.3±0.64	-0.3±0.58	p=0.0054
	52～56週後	32	0.7±0.73	0.4±0.72	-0.3±0.68	p=0.0449
	最終評価時	61	0.5±0.70	0.3±0.63	-0.2±0.57	p=0.0144
流涎	28週後	45	0.1±0.40	0.1±0.36	0.0±0.30	p=0.6250
	52～56週後	32	0.1±0.30	0.1±0.18	-0.1±0.25	p=0.5000
	最終評価時	61	0.1±0.37	0.1±0.40	0.0±0.39	p=1.0000
筋強剛	28週後	45	0.1±0.25	0.1±0.45	0.0±0.52	p=1.0000
	52～56週後	32	0.1±0.30	0.0±0.18	-0.1±0.35	p=0.6250
	最終評価時	61	0.1±0.25	0.0±0.13	0.0±0.28	p=0.3750
振戦	28週後	45	0.3±0.60	0.2±0.49	-0.2±0.60	p=0.1484
	52～56週後	32	0.2±0.42	0.2±0.37	-0.1±0.35	p=0.6250
	最終評価時	61	0.4±0.69	0.3±0.57	-0.2±0.55	p=0.0361
アカシジア	28週後	45	0.4±0.81	0.1±0.29	-0.3±0.79	p=0.0137
	52～56週後	32	0.4±0.76	0.2±0.37	-0.3±0.73	p=0.0547
	最終評価時	61	0.4±0.80	0.3±0.74	-0.1±1.00	p=0.3091
ジストニア	28週後	45	0.2±0.74	0.1±0.36	-0.1±0.46	p=0.1250
	52～56週後	32	0.1±0.35	0.0±0.18	0.0±0.18	p=1.0000
	最終評価時	61	0.2±0.64	0.1±0.33	-0.1±0.42	p=0.2500
ジスキネジア	28週後	45	0.1±0.44	0.0±0.15	-0.1±0.36	p=0.2500
	52～56週後	32	0.0±0.18	0.0±0.00	0.0±0.18	p=1.0000
	最終評価時	61	0.1±0.46	0.0±0.22	-0.1±0.42	p=0.2500
概括重症度	28週後	45	1.0±0.75	0.6±0.69	-0.4±0.62	p=0.0001
	52～56週後	32	0.9±0.49	0.6±0.50	-0.3±0.47	p=0.0020
	最終評価時	61	1.0±0.77	0.7±0.76	-0.3±0.62	p=0.0000

コアだけでなくPANSS尺度別及びBPRSクラスター別のスコアのいずれもが投与終了時で投与前より減少し，スコア変化量は先行して実施したBNSの8週間投与試験である第Ⅲ相比較試験[17]（対照薬：HPD）の結果とほぼ同様であった。また，他のSGAの第Ⅲ相比較試験[8,9,18,19,20]（対照薬：HPD）と比較してもPANSSのスコア変化量は同程度かそれ以上であったことから，BNSは急性期患者の第一選択薬としての精神症状改善効果が期待され，長期投与時でもその効果が持続す

表15 抗パーキンソン剤の併用状況
(投与開始前に抗パーキンソン剤を使用していた症例：56例)

評価時期		併用を中止できた	前治療薬より少量ですんだ	前治療薬とほぼ同量を必要とした	前治療薬より多くの量を必要とした	合計
28週後	例数	7	8	22	7	44
	%	15.9	18.2	50.0	15.9	
52〜56週後	例数	6	6	17	8	37
	%	16.2	16.2	45.9	21.6	
最終評価時	例数	10	12	23	11	56
	%	17.9	21.4	41.1	19.6	

表16 プロラクチンの推移 (ng/mL)

評価時期	例数	投与前 平均値 ± SD	投与後 平均値 ± SD	変化量 平均値 ± SD	Wilcoxon 符号付順位検定
8週後	48	20.2±17.87	12.1±12.52	-8.2±19.50	p=0.0036
28週後	37	23.9±19.70	14.1±9.87	-9.8±20.10	p=0.0054
52〜56週後	25	21.6±17.23	13.2±10.70	-8.4±14.11	p=0.0053
最終評価時	51	21.1±18.26	14.0±10.98	-7.1±17.20	p=0.0016

表17 体重の推移 (kg)

評価時期	例数	投与前 平均値 ± SD	投与後 平均値 ± SD	変化量 平均値 ± SD	Wilcoxon 符号付順位検定
8週後	53	59.9±11.04	59.8±11.24	-0.1±2.05	p = 0.6838
28週後	40	59.5±10.69	59.7±10.93	0.2±3.84	p = 0.7058
52〜56週後	28	60.5±12.04	61.5±13.17	1.0±4.45	p = 0.1974
最終評価時	56	59.9±10.84	60.5±11.20	0.6±5.09	p = 0.2414

る有用な薬剤であると考えられた。

統合失調症患者にとって抗精神病薬による副作用は極めて深刻な問題であり，コントロール不良の錐体外路症状や内分泌及び代謝系の副作用などによって十分な薬物治療を受けられない患者もいる[7]。また，抗精神病薬を長期投与すると慢性で難治性の遅発性ジスキネジアなどの運動障害が発現することがあり[1]，錐体外路症状をはじめとした服薬コンプライアンスに影響を及ぼす副作用の発現が少ない薬剤が望まれている。本試験の有害事象はほとんどの症例で発現し，副作用の発現割合は約70％であった。発現割合が高かった副作用はアカシジア，振戦，高プロラクチン血症といずれも抗精神病薬でよくみられる事象であり，遅発性や難治性のものではなかった。錐体外路系副作用は約半数に発現し，アカシジア，振戦の発現割合は高かったが，先に実施した8週間投与試験〔前期及び後期第Ⅱ相臨床試験，第Ⅲ相比較試験[17]（対照薬：HPD)〕でも同様の結果であり，投与期間の長期化に伴って錐体外路系副作用が増加することなく，遅発性ジスキネジアなどの運動障害も発現しなかった。また，DIEPSS合計スコアも投与前より有意に減少しており，本試験開始前に抗パーキンソン剤を使用していた症例の約20％で試験終了時までに併用を中止できた。以上のことから，錐体外路系症状の発現が少ないというSGAの特徴が確認できた。

錐体外路系症状以外に患者の服薬コンプライアンス不良や重篤な合併症を惹起する可能性のある副作用として，プロラクチン上昇，過度鎮静，起

表18 概括安全度

評価時期		副作用なし	軽度副作用あり（試験継続）	処置を必要とする副作用あり（試験継続）	試験薬の減量を必要とする副作用あり（試験継続）	試験の中止を必要とする副作用あり	合計	「副作用なし」の割合の95％信頼区間
28週後	例数	14	11	15	8	0	48	17.0〜44.1%
	%	29.2	22.9	31.3	16.7	0		
52〜56週後	例数	11	9	10	8	0	38	15.4〜45.9%
	%	28.9	23.7	26.3	21.1	0		
最終評価時	例数	16	13	17	9	5	60	16.1〜39.7%
	%	26.7	21.7	28.3	15.0	8.3		

表19 有用度

評価時期		極めて有用	かなり有用	やや有用	有用とは思われない	やや好ましくない	かなり好ましくない	非常に好ましくない	合計	有用率	有用率の95%信頼区間
28週後	例数	4	22	19	1	1	0	0	47	55.3%	40.1〜69.8%
	%	8.5	46.8	40.4	2.1	2.1	0	0			
52〜56週後	例数	5	16	16	0	1	0	0	38	55.3%	38.3〜71.4%
	%	13.2	42.1	42.1	0	2.6	0	0			
最終評価時	例数	7	18	19	3	4	5	4	60	41.7%	29.1〜55.1%
	%	11.7	30.0	31.7	5.0	6.7	8.3	6.7			

立性低血圧，体重増加，耐糖能異常，QTc延長等が挙げられる。

プロラクチン上昇は，種々の関連障害（月経異常，性機能障害，乳汁分泌，骨密度の減少・骨粗鬆症など）を引き起こす憂慮すべき問題である[30]。本試験では，前治療薬の影響で投与前から高かった血中プロラクチン値がaripiprazoleの長期投与試験[22,23]と同様にいずれの評価時期でも正常方向へ推移しており，月経異常の副作用発現割合は6.6%であった。Risperidone（RIS）の長期投与試験[10]ではプロラクチン上昇により月経異常が83例中7例（8.4%）に出現したと報告されており，長嶺らの研究[21]ではRISはFGAに次いでプロラクチン上昇作用が強いとされている。よって，BNSのプロラクチン上昇リスクは，少なくともFGAやRIS以下であると推察された。

体重増加はセロトニン5-HT$_{2c}$作用及び抗ヒスタミンH$_1$作用が関与していると考えられており，糖尿病や心血管系異常などのリスクを高め，さらには患者の服薬コンプライアンス不良につながる[28]。Allisonらによる抗精神病薬の二重盲検比較試験[2]では，抗精神病薬を10週間投与した場合の体重増加がHPDで＋1.08kg，clozapine（CLZ）で＋4.45kg，olanzapine（OLZ）で＋4.15kg，RISで＋2.10kgになるとされている。また，Wetterlingは，1966〜2000年に報告された文献を展望し，平均体重増加はCLZが＋1.7kg/月，OLZが＋2.3kg/月，RISが＋1.0kg/月であると報告している[33]。本試験での投与前後の体重変動は，8週間投与後で−0.1kg，最終評価時では＋0.6kgと，前述したAllisonやWetterlingの報告と比べるとBNSの体重増加リスクが低く，長期投与でも体重が増加する可能性が低いと推察された。

多くの抗精神病薬がアドレナリンα$_1$受容体遮断作用を有しており，過度鎮静や起立性低血圧の副作用を発現する。BNSの非臨床試験[32]からアドレナリンα$_1$受容体遮断作用はHPDやRISより弱く，過度鎮静や起立性低血圧の副作用が発現しにくいと推測され，本試験での過度鎮静や起立性低

血圧の発現割合は5％以下であった。また，本剤の第Ⅲ相比較試験[17]（対照薬：HPD）では過度鎮静の副作用発現割合がHPDより低かった。

近年，SGAによる耐糖能異常に関連した重篤な有害事象（糖尿病性ケトアシドーシスや糖尿病性昏睡など）が報告されている[24]。また，多くの抗精神病薬では，QTcを延長する作用のあることが知られている[12,28]。しかし，本試験では糖尿病性ケトアシドーシス，糖尿病性昏睡の発現はなく，QTc延長の心電図所見や突然死の報告もなかった。

以上より，BNSは幅広い改善効果を長期投与時にも持続し，既存の抗精神病薬のもつ副作用の軽減が期待でき，長期にわたって統合失調症治療に使用できる有用な薬剤であると考えた。

Ⅳ. 結　語

BNSの統合失調症に対する長期投与時での安全性及び有効性を検討するため，多施設共同オープン試験を実施した。BNSは陽性症状や陰性症状等に幅広く改善効果を示し，長期投与時でもその効果は持続した。また，錐体外路系副作用の発現割合は先に実施した8週間投与試験とほぼ同じで，長期投与による遅発的な運動障害も認められず，他の抗精神病薬で問題となるプロラクチン上昇，体重増加，過度鎮静などのリスクも低いと推察された。

よって，BNSはSGAの特徴を有しており，長期にわたって統合失調症治療に使用できる有用な薬剤であると考えた。

文　献

1) 秋山一文, 室井秀太, 佐伯吉規他：新規抗精神病薬へのスイッチング—遅発性運動障害の治療の視点から. 臨床精神薬理, 9：851–861, 2006.
2) Allison, D. B., Mentore, J. L., Heo, M. et al.：Antipsychotic-induced weight gain：A comprehensive research synthesis. Am. J. Psychiatry, 156(11)：1686–1696, 1999.
3) Castelão, J. F., Ferreira, L., Gelders, Y. G. et al.：The efficacy of the D2 and 5-HT2 antagonist risperidone (R 64 766) in the treatment of chronic psychosis. Schizophr. Res., 2：411–415, 1989.
4) Ceulemans, D. L. S., Gelders, Y. G., Hoppenbrouwers, M. L. et al.：Effect of serotonin antagonism in schizophrenia：A pilot study with setoperone. Psychopharmacology, 85：329–332, 1985.
5) Guy, W.：ECDEU assessment manual for psychopharmacology Revised. pp. 166–169, U. S. Department of Health, Education, and Welfare, Maryland, 1976.
6) 稲田俊也：薬原性錐体外路症状の評価と診断. 星和書店, 東京, 1996.
7) 稲垣 中：将来の日本におけるclozapineの投与対象について. 臨床精神薬理, 6：55–64, 2003.
8) Ishigooka, J., Inada, T., Miura, S.：Olanzapine versus haloperidol in the treatment of patients with chronic schizophrenia：Results of the Japan multicenter, double-blind olanzapine trial. Psychiatry Clin. Neurosci., 55：403–414, 2001.
9) 石郷岡純, 三浦貞則, 小山 司他：統合失調症に対するaripiprazoleの臨床評価—Haloperidolを対照薬とした第Ⅲ相二重盲検比較試験. 臨床精神薬理, 9：295–329, 2006.
10) 石郷岡純, 三浦貞則, 山下 格他：精神分裂病に対する新しいBenzisoxazol系抗精神病薬リスペリドンの長期投与における有効性および安全性の検討. 臨床精神医学, 23(4)：507–522, 1994.
11) 岩本邦弘, 稲垣 中, 稲田俊也：各種ガイドライン・アルゴリズムから学ぶ 統合失調症の薬物療法. pp. 48–49, アルタ出版, 東京, 2006.
12) Kammen, D. P.(監修/村崎光邦)：非定型・新規抗精神病薬—その忍容性を中心に. 臨床精神薬理, 4：483–492, 2001.
13) Kay, S. R., Opler, L. A. and Fiszbein, A.：陽性・陰性症状評価尺度 (PANSS) マニュアル(山田寛, 増井寛冶, 菊本弘次翻訳). 星和書店, 東京, 1991.
14) Miller, A. L., Hall, C. S., Buchanan, R. W. et al.：The Texas Medication Algorithm Project Antipsychotic Algorithm for Schizophrenia：2003 Update. J. Clin. Psychiatry, 65：500–508, 2004.
15) 宮田量治, 藤井康男, 稲垣 中他：Brief Psychiatric Rating Scale (BPRS) 日本語版の信頼性の検討. 臨床評価, 23(2)：357–367, 1995.
16) 村崎光邦：第3章 治療法の解説 I. 薬物・身体療法 B. 新世代型抗精神病薬. 統合失調症治療ガイドライン(佐藤光源, 井上新平編), pp. 137–170, 医学書院, 東京, 2004.

17) 村崎光邦：統合失調症に対するblonanserinの臨床評価—Haloperidolを対照とした二重盲検法による検証的試験. 臨床精神薬理, 10：2059-2079, 2007.
18) 村崎光邦, 小山 司, 福島 裕他：精神分裂病に対するフマル酸クエチアピンの臨床評価—Haloperidolを対照薬とした二重盲検比較試験. 臨床精神薬理, 4：127-155, 2001.
19) 村崎光邦, 小山 司, 町山幸輝他：新規抗精神病薬塩酸perospironeの精神分裂病に対する臨床評価—haloperidolを対照薬とした第Ⅲ相試験. 臨床評価, 24 (2・3)：159-205, 1997.
20) 村崎光邦, 山下 格, 町山幸輝他：精神分裂病に対する新規抗精神病薬Risperidoneの臨床評価—Haloperidolを対照薬とした第Ⅲ相試験. 臨床評価, 21(2)：221-259, 1993.
21) 長嶺敬彦：抗精神病薬による高プロラクチン血症—ドーパミン遮断特性からの考察. 臨床精神薬理, 8：615-619, 2005.
22) 中山 誠, 伊藤公一, 岡五百理他：Aripiprazoleの統合失調症に対する長期投与試験—北海道地区多施設共同非盲検試験. 臨床精神薬理, 9：635-658, 2006.
23) 丹羽真一, 岩崎 稠, 田中勝正他：統合失調症に対するaripiprazoleの長期投与試験—福島県グループ多施設共同非盲検試験. 臨床精神薬理, 9：909-931, 2006.
24) 岡田 俊：新規抗精神病薬と耐糖能異常. 臨床精神薬理, 5：1405-1412, 2002.
25) 大野 裕 訳：The Expert Consensus Guideline Series 精神分裂病の治療1999. ライフ・サイエンス, 東京, 2000.
26) Overall, J. E., Gorham, D. R.：The Brief Psychiatric Rating Scale (BPRS)：Recent development in ascertainment and scaling. Psychopharmacol. Bull., 24(1)：97-99, 1988.
27) 染矢俊幸：統合失調症. pp. 9-19, 新興医学出版社, 東京, 2004.
28) 須貝拓朗, 澤村一司, 染矢俊幸：抗精神病薬による注目すべき有害事象—非定型抗精神病薬を中心に. 臨床精神薬理, 9：423-429, 2006.
29) 高田浩一, 中根允文：精神分裂病の15年転帰—長崎市発生率研究コホートにおける初発精神分裂病者を対象として. 精神科治療学, 13(9)：1099-1105, 1998.
30) 武田俊彦, 平尾 徹：高プロラクチン血症を考慮した抗精神病薬選択. 臨床精神薬理, 9：871-880, 2006.
31) 堤祐一郎：急性期治療目標と治療方法は変化したか?—急性期治療最前線. 臨床精神薬理, 10：27-35, 2007.
32) 釆 輝昭, 久留宮聰：Blonanserinの薬理学的特徴. 臨床精神薬理, 10：1263-1272, 2007.
33) Wetterling, T.：Bodyweight gain with atypical antipsychotics. A comparative review. Drug Saf., 24(1)：59-73, 2001.

abstract

Long-term clinical study of blonanserin for schizophrenia
—A multicenter open study to determine safety and effectiveness in schizophrenic patients (Kanagawa Region Clinical Psychopharmacology Study Group) —

Mitsukuni Murasaki[*,#]

We conducted an open-label, multicenter trial to evaluate the long term safety and efficacy of blonanserin, a serotonin - dopamine antagonist, in patients with schizophrenia. Sixty-one patients over 16 years of age received oral treatment with blonanserin (8 -24 mg b.i.d.) for 26 to 56 weeks.

Of the 61 patients eligible for analysis, 48 received blonanserin for 26 weeks and 38 were treated for up to 56 weeks. There was reduction in total scores and symptom subscores of Positive and Negative Syndrome Scale (PANSS) and Brief Psychiatric Rating Scale (BPRS) at all assessment points with improvement on both positive and negative symptoms of schizophrenia. The improvement rate (percentage of patients graded "moderately improved" or better) for final global improvement was 75.0% for the 26-week group and 86.8% for patients treated up to 56 weeks, demonstrating the continued effectiveness of blonanserin with long-term administration. The overall incidence of adverse drug reactions and extrapyramidal adverse drug reactions was 72.1% and 52.5%, respectively, with similar incidences for the subgroup of patients that received longer-term treatment beyond 26 weeks. There was no trend of occurrence or increase in particular adverse drug reactions or aggravation of extrapyramidal symptoms with long term administration. Unlike other antipsychotics, there was no significant issue with respect to prolactin elevation or change in body weight.

In conclusion, blonanserin was safe and effective in the treatment of schizophrenia for up to 56 weeks demonstrating its usefulness as a long-term antipsychotic agent.

Jpn. J. Clin. Psychopharmacol., 10 : 2241–2257, 2007

---

[*]Institute of CNS Pharmacology. Epika kyoya Bldg. 3-1-7, Sagamiohno, Sagamihara, Kanagawa, 228-0803 Japan.
[#]Chief Investigator.

原著論文

統合失調症に対する blonanserin の長期投与試験
——多施設共同オープン試験（全国区）——

木 下 利 彦*

抄録：Blonanserin（BNS）の統合失調症患者に対する長期投与時の安全性及び有効性を，多施設共同オープン試験で検討した。解析対象例321例のうち，28週（182日）以上投与されたのは264例（82.2％），52週（364日）以上が155例（48.3％）であった。最終評価時の PANSS 及び BPRS 合計スコアは投与前より減少し，陽性及び陰性症状のいずれにも改善を示した。また，最終全般改善度改善率（「著明改善」＋「中等度改善」の割合）は，28週後が51.9％，最終評価時は48.1％と長期投与でも改善効果を維持した。試験期間内に発現した有害事象及び副作用発現率はそれぞれ96.9％，68.5％で，28週（182日）以上投与した症例でも同様であった。抗精神病薬の使用で問題となる錐体外路系副作用発現率は35.8％であり，新たに遅発性ジスキネジアなどの運動障害は発現しなかった。また，他の抗精神病薬で問題となるプロラクチン上昇，体重増加，起立性低血圧，過度鎮静，耐糖能異常などのリスクも低いと推察された。以上より，BNS は第二世代抗精神病薬の特徴を有し，長期間投与しても安全性に大きな問題はなく，精神症状改善効果が持続する有用な統合失調症治療薬であると考えられた。

臨床精神薬理 11：135-153, 2008

Key words : *blonanserin, serotonin-dopamine antagonist, schizophrenia, long-term study, safety*

はじめに

統合失調症は幻覚や妄想などの陽性症状，感情鈍麻，社会的引きこもりや意欲低下などの陰性症状，遂行機能や情報処理能力の低下などの認知機能障害といった多様な精神症状を有する疾患であり，病態生理や成因はいまだ解明されていない。また，症状の経過パターンは，①急性発症—波状経過型，②緩徐発症—慢性単純経過型，③両者の混合型の3型に分類されるが，いずれの分類でも生涯にわたり再発再燃のリスクを有するため，治療経過と予後が重要とされている[9]。

Chlorpromazine が1952年に最初の抗精神病薬として統合失調症治療に導入されて以来，phenothiazine 系，butyrophenone 系などのいわゆる第一世代抗精神病薬（first generation antipsychotics：FGA）が数多く開発され，統合失調症の薬物療法は著しく進展した。しかし，これら FGA は幻覚や妄想などの陽性症状に奏効する反面，感情鈍麻や社会的引きこもりなどの陰性症状への効果は不十分であり，脳内 dopamine 系の非選択的遮断が錐体外路症状や高プロラクチン血症などの副作用を惹起するという問題がある。更に，薬剤によってはアドレナリン α_1 受容体遮断作用に伴う過度鎮静及び起立性低血圧[10]，ヒスタミン H_1 受容体遮断に伴う眠気などの副作用も発現し，その身体的及び精神的苦痛により患者の QOL（Quality of life）が低下し，薬物治療が制限されること

2007年11月22日受理
Long-term clinical study of blonanserin for schizophrenia–A multicenter open study to determine safety and effectiveness in schizophrenic patients (Japan-wide study)–.
*関西医科大学精神神経科学
〔〒570-8506　大阪府守口市文園町10-15〕
Toshihiko Kinoshita : Department of Psychiatry, Kansai Medical University. 10-15, Fumizono-cho, Moriguchi-shi, Osaka, 570-8506, Japan.

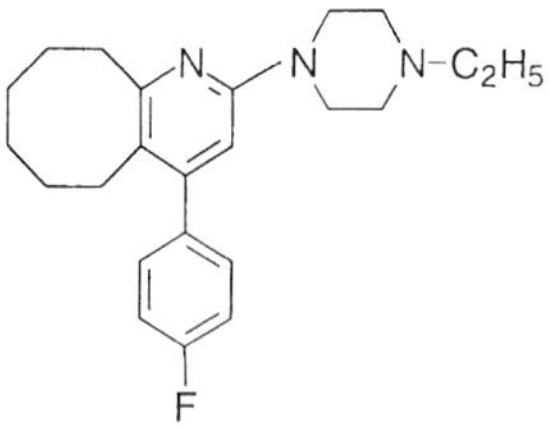

図1　Blonanserin の構造式

が少なくない[3,4]。

1990年代に入り，risperidone（RIS）をはじめとしたドパミンD_2及びセロトニン$5-HT_{2A}$受容体の両方に遮断作用を有する抗精神病薬が開発された。この第二世代抗精神病薬（second generation antipsychotics：SGA）は，陽性症状のみならず陰性症状にも良好な効果を示し，かつ錐体外路症状の発現が少ないといった特徴を有し[12]，FGAに代わって統合失調症薬物療法の第一選択薬となった。一方でSGAには，体重増加，耐糖能異常あるいはプロラクチン上昇等の重篤又は重要な副作用の報告もあり[15]，さらに安全性の高い薬剤の開発が望まれている。

大日本住友製薬株式会社が開発したblonanserin（BNS）は，シクロオクタピリジン骨格を有し（図1），ドパミンD_2及びセロトニン$5-HT_{2A}$受容体に強力で選択的な遮断作用を示す（それぞれのKi値：0.142及び0.812nmol/L）。また，アドレナリン$α_1$，セロトニン$5-HT_{2C}$，ヒスタミンH_1，ムスカリンM_1受容体への親和性は弱いという薬理プロフィールを持つ。BNSは他のSGAと異なり，セロトニン$5-HT_{2A}$よりドパミンD_2受容体への親和性が高いという特徴があるが，ラットを用いた薬理試験のED_{50}は，抗精神病薬の効力を予測する条件回避反応抑制作用でhaloperidol（HPD）と同程度，急性期錐体外路症状の指標とされているカタレプシー惹起作用ではHPDより約3倍高く，臨床での抗精神病効果を示す用量と錐体外路症状を発現する用量には違いがあると推察された[27]。これらのことから，BNSは統合失調症の広範な精神症状を改善するとともに，錐体外路症状，起立性低血圧，眠気，体重増加，消化器系障害等の副作用が少ない抗精神病薬として有用性が期待されている。

国内の統合失調症患者を対象とした本剤の前期及び後期第Ⅱ相臨床試験の結果より，BNSは陽性症状や陰性症状等の精神症状に幅広く有効であり，錐体外路症状の発現が少ないことが確認された。

統合失調症は他の精神疾患より不良な転帰をとり，持続的に精神病性症状を呈して一生の障害となることも多く[24]，抗精神病薬による治療は長期間にわたる可能性が高い。今回，BNSの長期投与時の安全性及び有効性を検討するために，本試験を実施した。

Ⅰ．試験方法

本試験は，1998年12月から2002年4月に91医療機関（表1）で治験審査委員会の承認を得て実施した。

1．対象

ICD-10研究用診断基準（DCR-10）でF20に属する16歳以上の統合失調症患者を対象とした。また，重篤な合併症を有する患者，悪性症候群・水中毒の既往のある患者，脱水・栄養不良状態などを伴う身体的疲弊がある患者，アルコール・薬物濫用歴を有する患者などは除外した。

2．GCPの遵守及びインフォームドコンセント

本試験は「医薬品の臨床試験の実施の基準に関する省令（平成9年3月27日厚生省令第28号）」（GCP）を遵守して実施した。

試験の実施に際して，事前に患者に同意説明文書を手渡し十分に説明し，質問する機会と試験に参加するか否かを判断する時間を十分に与えた上で，自由意志による同意を文書で得ることとした。患者本人から同意を得ることとしたが，同意能力を欠く患者を対象とする場合は代諾者（家族等患者の最善の利益をはかりうる人）の同意を得た。また，患者が未成年の場合は本人だけでなく必ず代諾者からも同意を得ることとした。

3．試験薬

BNS 2，4及び8mg錠（大日本住友製薬株式

表1 試験実施医療機関及び試験担当医師

	試験実施医療機関	診療科	試験担当医師
1	医療法人社団溪明会支笏湖病院	精神科	片岡　憲章
2	医療法人社団友愛会恵愛病院	精神科	遠藤　秀雄
3	北海道大学医学部附属病院	精神科神経科	小山　司
4	医療法人社団正心会岡本病院	精神科	小野寺　勇夫
5	医療法人社団慶愛会札幌花園病院	精神科	伊藤　公一
6	医療法人社団札幌グリーン病院	精神科	和田　雅司
7	社会福祉法人聖母会天使病院	精神科神経科	松原　良次
8	医療法人社団信洋会石山病院	精神科	吉村　洋吉
9	医療法人社団林下病院	精神科	林下　忠行
10	北海道厚生農業協同組合連合会総合病院倶知安厚生病院	精神神経科	中山　誠
11	国立十勝療養所	精神科	松原　繁廣
12	国立療養所南花巻病院	精神科	平野　敬之 井原　裕
13	医療法人社団有恒会こだまホスピタル	精神科	進藤　克博
14	医療法人清靖会木村病院	精神科	木村　靖
15	佐藤病院	精神科	佐藤　光精
16	医療法人社団興生会横手興生病院	精神科	三宮　正久 加田　博秀 樋之口　潤一郎
17	茨城県立友部病院	精神科	大福　浩二郎 弘末　明良
18	医療法人朝日会朝日病院	精神科	朝日　晴彦
19	医療法人社団誠之会氏家病院	精神科	松村　茂
20	医療法人社団栄仁会大平下病院	精神科	藤沼　仁至
21	医療法人社団慈全会那須高原病院	精神科	杉浦　啓太
22	医療法人社団慈光会東武丸山病院	精神科	倉持　弘
23	医療法人社団秀峰会越谷吉伸病院	精神科	中村　吉伸
24	医療法人社団鳳生会成田病院	精神科	鈴木　みね子
25	財団法人復光会総武病院	精神科	井川　玄朗 佐藤　譲二
26	医療法人社団明星会東条メンタルホスピタル	精神科	金井　輝
27	東京慈恵会医科大学附属柏病院	精神神経科	笠原　洋勇
28	医療法人財団厚生協会東京足立病院	精神科	田代　芳郎
29	日本大学医学部附属板橋病院	精神神経科	小島　卓也
30	東京慈恵会医科大学附属青戸病院	精神神経科	髙橋　敏治
31	駿河台日本大学病院	精神神経科	永島　正紀 安部　恒一
32	東京警察病院	神経科	南海　昌博
33	東京医科歯科大学医学部附属病院	精神科神経科	松島　英介
34	東京慈恵会医科大学附属病院	精神神経科	牛島　定信
35	医療法人社団研精会山田病院	精神科	都丸　義雄
36	医療法人社団光生会平川病院	精神科	平川　義久
37	医療法人社団碧水会長谷川病院	精神科	佐中　徹
38	東京都職員共済組合清瀬病院	神経科	諏訪　克行 山本　紀子
39	東京都立荏原病院	神経科	一瀬　邦弘 土井　永史
40	社会福祉法人湘南福祉協会総合病院湘南病院	精神神経科	大滝　紀宏
41	聖マリアンナ医科大学病院	神経精神科	諸川　由実代
42	医療法人社団常心会川室記念病院	精神科	川室　優
43	小矢部大家病院	精神科	渡辺　多恵

表1 試験実施医療機関及び試験担当医師（つづき）

	試験実施医療機関	診療科	試験担当医師
44	医療法人社団仁清会グリーンヒルズ若草病院	精神科	高木　哲郎 片町　隆夫
45	国立金沢病院	精神科	坂井　尚登
46	医療法人社団青和病院	精神科	青木　達之
47	社団法人岐阜病院	精神科	山村　均
48	医療法人社団宗美会清水駿府病院	精神科	水野　明典
49	医療法人社団南山会河津浜病院	精神科	奥脇　和夫
50	藤田保健衛生大学病院	精神科	尾崎　紀夫 池田　淑夫
51	医療法人社団静心会桶狭間病院	精神科	伊藤　哲彦
52	愛知医科大学附属病院	神経精神科	大原　貢 林　拓二
53	大阪市立大学医学部附属病院	神経精神科	山上　榮 勝元　榮一
54	医療法人社団永和会貝塚サナトリウム	精神科	横谷　昇
55	医療法人社団桐葉会木島病院	精神科	西村　隆宏
56	医療法人聖志会泉州病院	精神科	辻　敬
57	医療法人社団恒昭会上野芝病院	精神科神経科	石田　栄吉 豊田　勝弘
58	関西医科大学附属病院	精神神経科	木下　利彦
59	医療法人財団清心會山本病院	精神科	渡辺　新太郎
60	神戸大学医学部附属病院	精神神経科	柿木　達也
61	和歌山県立五稜病院	精神科	早野　泰造
62	医療法人財団仁厚会倉吉病院	精神科	田中　潔
63	島根医科大学医学部附属病院	精神科神経科	石野　博志 妹尾　晴夫
64	財団法人慈圭会慈圭病院	精神科神経科	堀井　茂男
65	財団法人江原積善会積善病院	精神科	高橋　茂
66	医療法人社団高見徳風会希望ヶ丘ホスピタル	精神科	日笠　完治
67	医療法人社団井口会向陽台病院	精神科神経科	田中　和芳
68	広島鉄道病院	神経科	熊田　利郎
69	医療法人社団下関病院	精神科	水木　泰
70	徳島大学医学部附属病院	精神科神経科	永峰　勲
71	高知県立芸陽病院	精神科	山下　元司
72	高知医科大学医学部附属病院	神経科精神科	下寺　信次 井上　新平 元木　洋介
73	久留米大学病院	精神神経科	坂本　哲郎 石田　重信
74	医療法人社団翠会行橋記念病院	精神科	伊藤　正敏
75	医療法人和光会今宿病院	精神科	深堀　元文
76	福岡大学病院	精神神経科	西園　昌久 堤　啓 石井　久敬
77	医療法人社団泯江堂油山病院	精神科	山縣　久幹 三野原　義光
78	医療法人社団進藤病院	精神科	義村　勝 明石　廣海 原田　剛志
79	医療法人森本病院	精神科	森本　博
80	長崎大学医学部附属病院	精神科神経科	中根　允文
81	医療法人社団見松会諫早精神科病院	精神科	穐山　明正
82	国立病院長崎医療センター	精神科	高橋　克朗

表1 試験実施医療機関及び試験担当医師（つづき）

	試験実施医療機関	診療科	試験担当医師
83	医療法人社団陽明会宮原病院	精神科	宮原　明夫
84	熊本大学医学部附属病院	神経科精神科	桂木　正一 山下　建昭
85	医療法人社団親和会衛藤病院	精神科	衛藤　和郎
86	大分医科大学医学部附属病院	精神神経科	永山　治男 土山　幸之助
87	財団法人弘潤会野崎病院	精神科	後藤　勇
88	宮崎医科大学医学部附属病院	精神科	石田　康
89	宮崎県立病院富養園	精神科	石神　吉成 首藤　謙二
90	沖縄県立宮古病院	精神科	髙橋　正明
91	医療法人社団陽和会南山病院	精神科	譜久原　朝和

会社製造）を使用した。

4．投与方法
1）投与量及び投与期間

適格性を確認した後，BNS 8～24 mg/日を1日2回，26～56週間経口投与した。初回投与量を8 mg/日とし，24 mg/日までの範囲で漸増漸減した（増減幅：2～8 mg/日）。高齢者（65歳以上）では安全性に配慮し，初回投与量を4 mg/日にする等，慎重に投与した。

2）投与開始方法

前治療抗精神病薬がない場合は直ちにBNSの単独投与を開始し，前治療抗精神病薬がある場合は以下の（1）又は（2）のいずれかの方法で開始することとした。

(1) BNSの追加投与を開始する。ただし，前治療抗精神病薬としてRIS, quetiapine（QTP），perospirone（PER），olanzapine（OLZ）が投与されている場合は，それらの薬剤を中止した後開始する。
(2) 前治療抗精神病薬の投与を全て中止し，BNSの単独投与を開始する。

5．併用薬
1）抗精神病薬

抗精神病薬（RIS, QTP, PER, OLZを除く）を併用可とした。

2）抗パーキンソン剤

試験開始前に使用していない場合，新たな投与は禁止した。試験開始前より使用していた場合は継続使用可とし，可能な限り漸次減量しながら中止を試みることとした。なお，試験期間中に錐体外路症状が発現又は増悪した場合は使用可とした。

3）その他の薬剤

試験開始前より使用していた場合は，可能な限り処方変更をしないで継続使用することとした。なお，試験期間中に不眠等の症状が発現又は増悪した場合は追加投与可とした。

6．評価方法

有効性は，陽性・陰性症状評価尺度（Positive and Negative Syndrome Scale：PANSS）日本語版[11]，簡易精神症状評価尺度（Brief Psychiatric Rating Scale：BPRS）日本語版（慶応義塾大学精神神経科臨床精神薬理研究班訳）[13,21]，全般改善度及び最終全般改善度により評価した。なお，全般改善度及び最終全般改善度は，試験開始直前の状態と比較して「著明改善」「中等度改善」「軽度改善」「不変」「軽度悪化」「中等度悪化」「著明悪化」の7段階又は「判定不能」のいずれかに評価し，前治療抗精神病薬の使用があった場合は表2に示した基準に従った。

安全性は，有害事象，副作用，薬原性錐体外路症状評価尺度（Drug Induced Extra-Pyramidal Symptoms Scale：DIEPSS）[6]，抗パーキンソン剤の併用状況，概括安全度，臨床検査（血液学的・血液生化学的・尿），生理学的検査（血圧・脈拍数・体温・体重），安静時12誘導心電図検査及び脳波検査により評価した。

表2 前治療抗精神病薬がある場合の全般改善度，最終全般改善度の判定基準

試験薬の有効性	改善度の判定基準
前治療抗精神病薬とほぼ同じ	前治療抗精神病薬の改善度を試験薬の改善度とする
前治療抗精神病薬より高い	前治療抗精神病薬の改善度より1段階以上あげる
前治療抗精神病薬より低い	前治療抗精神病薬の改善度より1段階以上さげる

有用性は，最終全般改善度及び概括安全度などを考慮して「極めて有用」「かなり有用」「やや有用」「有用とは思われない」「やや好ましくない」「かなり好ましくない」「非常に好ましくない」の7段階又は「判定不能」のいずれかに評価した。

7．症例の取扱い

試験終了後に開催した医学専門家との症例検討会で試験実施計画書からの逸脱例，中止例などの問題症例の取扱いや判定の妥当性を検討し，データを固定した。集計・解析はデータ固定前に作成した統計解析計画書に従って実施した。

8．解析方法

有効性は「最大の解析対象集団（Full Analysis Set：FAS）」で解析した。安全性は試験薬を投与した全ての症例からなる「有害事象解析対象集団」，服薬期間182日以上の症例からなる「有害事象解析対象集団［服薬期間182日以上］」，「臨床検査解析対象集団」で解析した。また，有用性は「有用性解析対象集団」で解析した。有意水準は両側5％，信頼区間係数は95％とした。

1）有効性

PANSSスコア（各項目別スコア，合計スコア，尺度別スコア[11]）及びBPRSスコア（各項目別スコア，合計スコア，クラスター別スコア[5]）の試験薬投与前後の比較を評価時期別にWilcoxon符号付順位検定で検討した。

最終全般改善度は改善率（「著明改善」＋「中等度改善」の割合）を，全般改善度は改善率と悪化率（「軽度悪化」＋「中等度悪化」＋「著明悪化」の割合）を評価時期別に算出し，両側95％信頼区間で検討した。

2）安全性

有害事象，副作用及び錐体外路系副作用の発現率を試験期間全体と評価時期別で算出し，両側95％信頼区間で検討した。臨床検査値，DIEPSS項目別及び概括重症度を除く合計スコア変化量の試験薬投与前後の比較は，評価時期別にWilcoxon符号付順位検定で検討した。

概括安全度は，「副作用なし」と判定された症例の割合を評価時期別に算出し，両側95％信頼区間で検討した。

3）有用性

有用度は，有用率（「極めて有用」＋「かなり有用」の割合）を評価時期別に算出し，両側95％信頼区間で検討した。

II．試験結果

1．症例の内訳

組み入れた322例のうち，試験開始前に同意撤回した1例を除く321例に試験薬が投与され，試験を完了したのは248例（77.3％）であった。28週（182日）完了例264例（82.2％）のうち，28～52週（364日）で完了したのは93例（29.0％），52～56週で完了したのは155例（48.3％）であった。FAS及び有害事象解析対象集団は試験薬が投与された321例であり，試験薬投与後の臨床検査値データがない1例を除いた320例を臨床検査解析対象集団とした。また，有用性解析対象集団は，副作用が発現しなかった101例のうち不適格例（5例），「症状悪化」以外の理由で投与7日間未満に中止した症例（1例），併用薬違反例（1例）の計7例を除いた314例とした（図2）。

2．対象患者の特性及び試験薬の投与量

男性が多く，年齢は45.2±14.0歳，2/3が入院患者であった。また，罹病期間は約70％の症例が10年以上で，病型はほとんどの症例が妄想型/破瓜型/残遺型のいずれかに該当し，経過類型は約半数の症例が慢性欠陥型であった。試験開始時

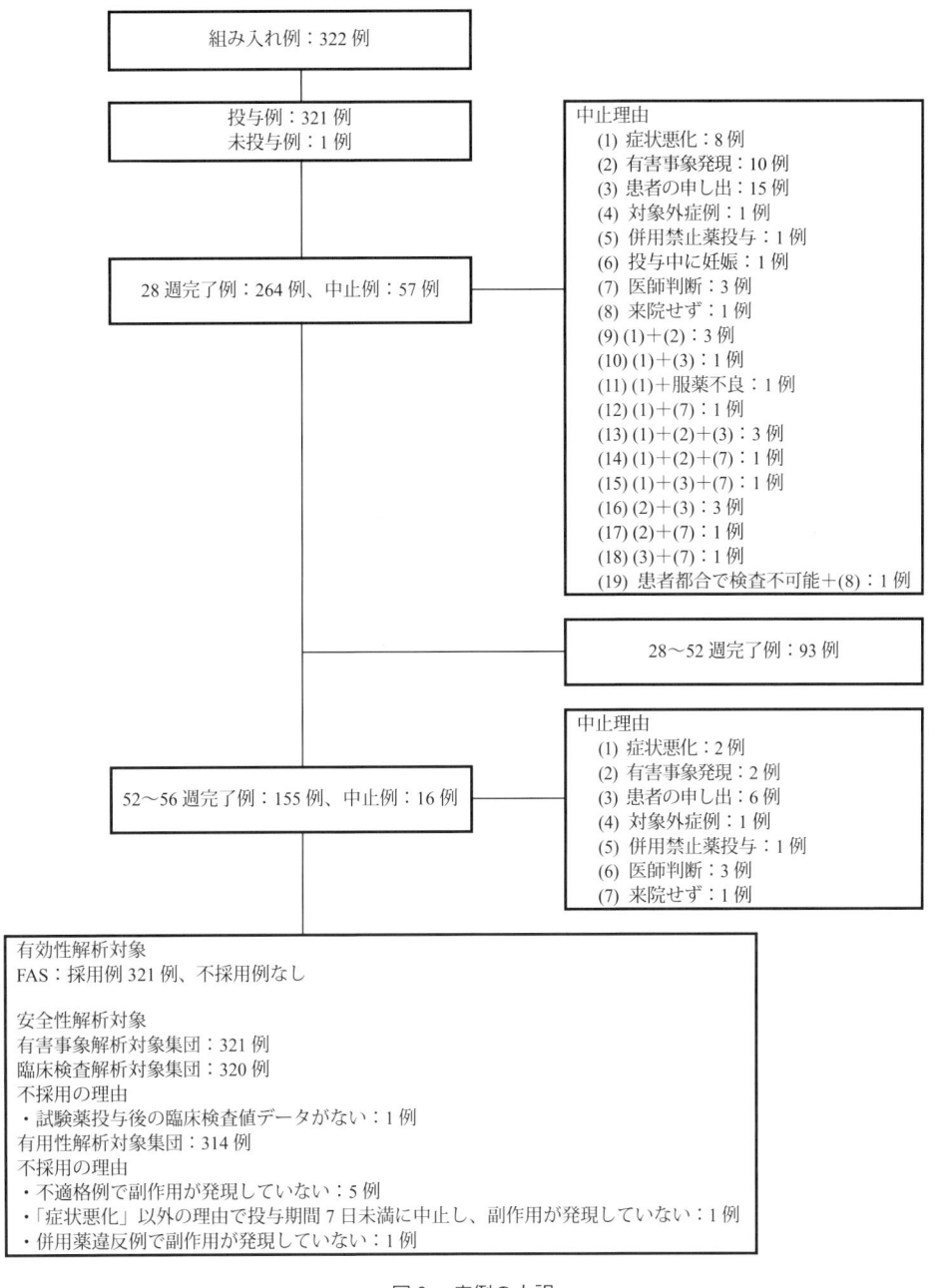

```
組み入れ例：322例
    ↓
投与例：321例
未投与例：1例
    ↓
28週完了例：264例、中止例：57例        中止理由
                                    (1) 症状悪化：8例
                                    (2) 有害事象発現：10例
                                    (3) 患者の申し出：15例
                                    (4) 対象外症例：1例
                                    (5) 併用禁止薬投与：1例
                                    (6) 投与中に妊娠：1例
                                    (7) 医師判断：3例
                                    (8) 来院せず：1例
                                    (9) (1)+(2)：3例
                                    (10) (1)+(3)：1例
                                    (11) (1)+服薬不良：1例
                                    (12) (1)+(7)：1例
                                    (13) (1)+(2)+(3)：3例
                                    (14) (1)+(2)+(7)：1例
                                    (15) (1)+(3)+(7)：1例
                                    (16) (2)+(3)：3例
                                    (17) (2)+(7)：1例
                                    (18) (3)+(7)：1例
                                    (19) 患者都合で検査不可能+(8)：1例

                28～52週完了例：93例

52～56週完了例：155例、中止例：16例      中止理由
                                    (1) 症状悪化：2例
                                    (2) 有害事象発現：2例
                                    (3) 患者の申し出：6例
                                    (4) 対象外症例：1例
                                    (5) 併用禁止薬投与：1例
                                    (6) 医師判断：3例
                                    (7) 来院せず：1例

有効性解析対象
 FAS：採用例321例、不採用例なし
安全性解析対象
 有害事象解析対象集団：321例
 臨床検査解析対象集団：320例
 不採用の理由
 ・試験薬投与後の臨床検査値データがない：1例
 有用性解析対象集団：314例
 不採用の理由
 ・不適格例で副作用が発現していない：5例
 ・「症状悪化」以外の理由で投与期間7日未満に中止し、副作用が発現していない：1例
 ・併用薬違反例で副作用が発現していない：1例
```

図2 症例の内訳

の状態像は「幻覚，妄想が前景に出ている場合」及び「自発性欠如，感情鈍麻が前景にある場合 II（慢性経過，症状固定のもの）」で約80%を占めた。試験開始前の PANSS 合計スコアは約80で，82.2%（263/321例）の症例が陰性症状優位であった（表3）。また，ほとんどの症例が試験開始前に抗精神病薬及び抗パーキンソン剤を使用していた（表4）。

試験期間中の抗精神病薬及び抗パーキンソン剤の併用率はともに約90%であった（表4）。試験薬の平均投与期間は268.2±123.2日，平均最終投与量は13.0±6.7mg/日，平均最高投与量は14.8

表3 人口統計学的特性及び他の基準値の特性

項目	分類	例数	%	項目	分類	例数	%
性別	男	200	62.3	経過類型	急性荒廃型	2	0.6
	女	121	37.7		慢性荒廃方	53	16.5
年齢	非高齢者（64歳以下）	289	90.0		急性欠陥型	5	1.6
	高齢者（65歳以上）	32	10.0		慢性欠陥型	168	52.3
	平均値 ± SD	45.2 ± 14.0			周期性荒廃移行型	9	2.8
体重 (kg)	平均値 ± SD	62.6 ± 13.3			周期性欠陥移行型	41	12.8
入院・外来	入院	214	66.7		周期性完全寛解型	14	4.4
	外来	107	33.3		初発	24	7.5
罹病期間	1年未満	9	2.8		不明	5	1.6
	1年～2年未満	14	4.4	PANSS類型分類	陽性症状優位	45	14.1
	2年～3年未満	11	3.4		陰性症状優位	263	82.2
	3年～5年未満	16	5.0		優位性なし	12	3.8
	5年～10年未満	38	11.8	試験開始時の状態像	幻覚、妄想が前景に出ている場合	62	19.3
	10年以上	231	72.0		妄想が前景に出ている場合	25	7.8
	不明	2	0.6		自発性欠如、感情鈍麻が前景にある場合Ⅰ（新鮮な破瓜型等）	15	4.7
既往歴	有	118	36.8				
	無	203	63.2				
合併症	有	236	73.5		自発性欠如、感情鈍麻が前景にある場合Ⅱ（慢性経過、症状固定のもの）	200	62.3
	無	85	26.5				
投与開始前のPANSS合計スコア	平均値 ± SD	79.5 ± 24.5					
病型(ICD-10)	妄想型	111	34.6		神経症様状態が前景に出ている場合	8	2.5
	破瓜型	91	28.3				
	緊張型	10	3.1		うつ状態が前景に出ている場合	6	1.9
	鑑別不能型	11	3.4				
	残遺型	88	27.4		その他	5	1.6
	単純型	5	1.6	前治療向精神薬の全般改善度	前治療抗精神病薬なし	3	0.9
	特定不能のもの	5	1.6		著明改善	6	1.9
病型(DSM-IV)	妄想型	111	34.6		中等度改善	73	22.7
	解体型	87	27.1		軽度改善	118	36.8
	緊張型	9	2.8		不変	116	36.1
	鑑別不能型	18	5.6		軽度悪化	4	1.2
	残遺型	95	29.6		中等度悪化	1	0.3
	その他	1	0.3				

±7.2mg/日であった（表5）。

3．有効性
1) PANSSによる精神症状評価
合計スコア変化量は，投与28週後が-8.1±12.60，52～56週後が-11.4±14.33，最終評価時では-6.4±15.98と，いずれの評価時期も投与前よりスコアが減少した。また，尺度別スコアでも全ての項目（陽性尺度，陰性尺度，総合精神病理評価尺度）で投与前より減少した（表6）。

2) BPRSによる精神症状評価
合計スコア変化量は，投与28週後が-5.6±8.81，52～56週後が-7.3±9.05，最終評価時では-4.3±10.06と，PANSSと同様にいずれの評価時期も投与前よりスコアが減少した。また，クラスター別スコアでも全ての項目（欲動性低下，思考障害，不安-抑うつ，興奮，敵意-疑惑）で投与前より減少した（表7）。

3) 全般改善度による精神症状評価
全般改善度改善率（「著明改善」＋「中等度改

表4 前治療薬及び併用薬（抗精神病薬及び抗パーキンソン剤）

項目	分類	例数	%	項目	分類	例数	%
前治療抗精神病薬の有無	あり	318	99.1	抗精神病薬の併用の有無	あり	286	89.1
	なし	3	0.9		なし	35	10.9
前治療抗パーキンソン剤の有無	あり	297	92.5	抗パーキンソン剤の併用の有無	あり	299	93.1
	なし	24	7.5		なし	22	6.9

表5 試験終了時の試験薬投与量

項目	分類	例数	%
最終投与量	2mg/日	2	0.6
	4mg/日	25	7.8
	8mg/日	130	40.5
	12mg/日	36	11.2
	16mg/日	49	15.3
	20mg/日	16	5.0
	24mg/日	60	18.7
	32mg/日	1	0.3
	その他	1	0.3
	不明	1	0.3
	平均値±標準偏差 (mg/日)	13.0 ± 6.7	
最高投与量	4mg/日	11	3.4
	8mg/日	114	35.5
	12mg/日	35	10.9
	16mg/日	48	15.0
	20mg/日	21	6.5
	24mg/日	84	26.2
	32mg/日	3	0.9
	その他	4	1.2
	不明	1	0.3
	平均値±標準偏差 (mg/日)	14.8 ± 7.2	
投与期間	8週以下	29	9.0
	8週～26週未満	28	8.7
	26週～52週未満	109	34.0
	52週以上	155	48.3
	平均値±標準偏差（日）	268.2 ± 123.2	

善」の割合）はいずれの評価時期でも前治療抗精神病薬の改善率〔24.6％（79/321例）〕を上回り，悪化率は5.0％以下であった（図3）。

最終全般改善度改善率は，投与28週後が51.9％（137/264例），52～56週後が55.5％（86/155例），最終評価時が48.1％（153/318例）であり，改善率の95％信頼区間の下限は前治療抗精神病薬の改善率（24.6％）を上回った（表8）。

4．安全性
1）有害事象及び副作用
有害事象はほぼ全例〔96.9％（311/321例）〕，副作用は68.5％（220/321例）の症例に認められ，有害事象及び副作用の多くは投与28週（182日）までに発現した。また，安全性評価対象集団〔服薬期間182日以上〕でも同様であった。死亡を含む重篤な有害事象は19例に発現し，死亡例は1例（自殺既遂），その他の重篤な有害事象は「妄想/幻覚」5例，「昏迷」1例，「不安/易刺激性/アカシジア」1例，「偶発的曝露（誤飲）/無力症/歩行困難/傾眠/嘔吐」1例，「昏睡」1例，「悪性新生物」1例，「喀血」1例，「骨折/脳挫傷/外傷性頭蓋内出血」1例，「被害妄想」1例，「食欲不振/不安/無力症/うつ病/易刺激性/倦怠感」1

表6 PANSS合計及び尺度別スコアの推移

項目		評価時期	例数	投与前		投与後		変化量		検定[#1] p値
				平均値	標準偏差	平均値	標準偏差	平均値	標準偏差	
合計スコア		28週後	255	80.0	24.82	71.9	23.75	-8.1	12.60	p = 0.0000
		52～56週後	154	82.0	25.52	70.6	24.55	-11.4	14.33	p = 0.0000
		最終評価時	315	79.4	24.58	73.0	25.56	-6.4	15.98	p = 0.0000
尺度	陽性	28週後	255	16.1	6.77	14.6	6.30	-1.4	3.69	p = 0.0000
		52～56週後	154	16.7	6.92	14.5	6.27	-2.2	4.04	p = 0.0000
		最終評価時	315	16.0	6.65	15.1	6.95	-0.9	4.83	p = 0.0000
	陰性	28週後	255	23.9	8.12	21.2	7.76	-2.7	4.14	p = 0.0000
		52～56週後	154	24.2	8.18	20.8	7.96	-3.3	4.42	p = 0.0000
		最終評価時	315	23.6	8.08	21.2	7.90	-2.4	4.48	p = 0.0000
	総合精神病理評価	28週後	255	40.0	12.96	36.0	12.21	-4.0	6.69	p = 0.0000
		52～56週後	154	41.1	13.18	35.3	12.37	-5.8	7.64	p = 0.0000
		最終評価時	315	39.8	12.88	36.7	13.21	-3.1	8.71	p = 0.0000

#1：Wilcoxon 1標本検定

表7 BPRS合計及びクラスター別スコアの推移

項目		評価時期	例数	投与前		投与後		変化量		検定[#1] p値
				平均値	標準偏差	平均値	標準偏差	平均値	標準偏差	
合計スコア		28週後	256	42.6	13.30	37.0	12.64	-5.6	8.81	p = 0.0000
		52～56週後	154	44.1	13.78	36.8	12.48	-7.3	9.05	p = 0.0000
		最終評価時	320	42.6	13.36	38.3	13.76	-4.3	10.06	p = 0.0000
クラスター	欲動性低下	28週後	256	11.9	3.92	10.0	3.78	-1.9	2.63	p = 0.0000
		52～56週後	154	12.1	3.85	9.8	3.64	-2.3	2.75	p = 0.0000
		最終評価時	320	11.8	4.02	10.1	3.90	-1.8	2.82	p = 0.0000
	思考障害	28週後	256	10.3	4.36	9.3	4.13	-1.0	2.63	p = 0.0000
		52～56週後	154	10.5	4.41	9.2	4.00	-1.4	2.63	p = 0.0000
		最終評価時	320	10.2	4.25	9.4	4.27	-0.7	2.87	p = 0.0000
	不安―抑うつ	28週後	256	8.1	3.65	6.8	3.07	-1.3	2.28	p = 0.0000
		52～56週後	154	8.5	3.72	6.8	2.77	-1.7	2.58	p = 0.0000
		最終評価時	320	8.3	3.80	7.2	3.33	-1.1	2.68	p = 0.0000
	興奮	28週後	256	6.3	3.02	5.6	2.66	-0.7	1.92	p = 0.0000
		52～56週後	154	6.5	3.03	5.6	2.53	-0.9	1.92	p = 0.0000
		最終評価時	320	6.4	2.98	6.0	3.10	-0.4	2.48	p = 0.0000
	敵意―疑惑	28週後	256	6.0	2.92	5.3	2.60	-0.7	1.93	p = 0.0000
		52～56週後	154	6.4	3.16	5.4	2.63	-1.0	2.15	p = 0.0000
		最終評価時	320	6.0	2.91	5.7	3.00	-0.4	2.30	p = 0.0000

#1：Wilcoxon 1標本検定

例，「異常感/消極的思考」1例，「不眠症/易興奮性」1例，「易興奮性/幻覚」1例，「不安/易興奮性/易刺激性」1例の計18例であった。なお，「昏迷」1例と「不安/易刺激性/アカシジア」1例以外は試験薬との因果関係が否定された（表9，10，11）。

発現率の高かった有害事象はアカシジア，寡動，振戦，頭痛，傾眠，神経過敏，不安，不眠，倦怠感，めまい，下痢，食欲不振，便秘，嘔気，口渇，かぜ症候群，高プロラクチン血症で，副作用はアカシジア，振戦，不眠，高プロラクチン血症であった（表12）。

2）錐体外路症状

錐体外路系副作用の発現率は35.8%（115/321例）であり（表13），症状別ではアカシジア及び振戦の発現率が高かった（表12）。

DIEPSSでは，合計スコア及び概括重症度スコアがいずれの評価時期でも投与前より減少し，項

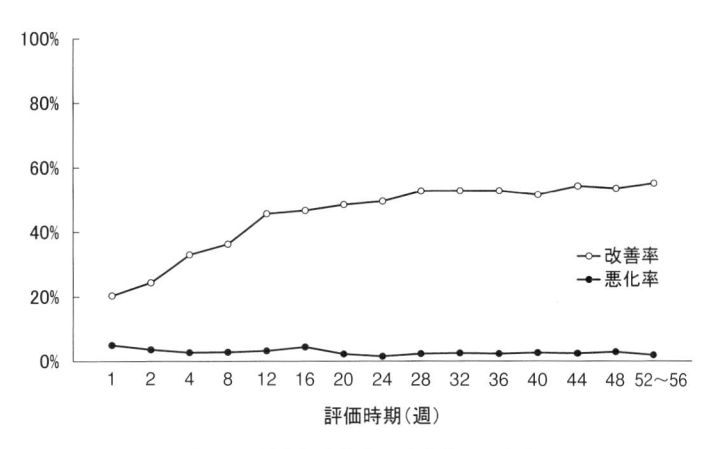

図3　週別全般改善度の改善率と悪化率

表8　最終全般改善度

評価時期	著明改善	中等度改善	軽度改善	不変	軽度悪化	中等度悪化	著明悪化	合計	改善率[#1]（95%信頼区間）
28週後	20 (7.6)	117 (44.3)	81 (30.7)	39 (14.8)	5 (1.9)	2 (0.8)	0	264	51.9% (45.7〜58.1%)
52〜56週後	12 (7.7)	74 (47.7)	44 (28.4)	22 (14.2)	2 (1.3)	1 (0.6)	0	155	55.5% (47.3〜63.5%)
最終評価時	24 (7.5)	129 (40.6)	93 (29.2)	47 (14.8)	8 (2.5)	12 (3.8)	5 (1.6)	318	48.1% (42.5〜53.8%)

[#1]：中等度改善以上の症例の割合　　　　　　　　　　　　　　　　　　　　　　　　　　　　　例数（%）

表9　有害事象/副作用/重篤な有害事象の発現状況

発現状況		発現率の95%信頼区間
有害事象発現例数	311	94.3〜98.5%
有害事象発現率 (%)	96.9	
有害事象発現件数	3714	—
死亡例数	1	
重篤な有害事象発現例数	19	
重篤な有害事象発現率(%)	5.9	
副作用発現例数	220	63.1〜73.6%
副作用発現率 (%)	68.5	
副作用発現件数	1153	—

日別では歩行，動作緩慢及び振戦のスコアが投与前より減少した（表14）。

ほとんどの症例が試験開始前に抗パーキンソン剤を使用していたが〔92.5%（297/321例）〕，投与28週後及び最終評価時では「併用を中止できた」又は「前治療薬より少量ですんだ」と評価された症例が20%程度いた（表15）。また，試験開始前に抗パーキンソン剤を使用していなかった症例は321例中24例で（表4），そのうち20例が抗パーキンソン剤の併用を必要としなかった。

3）臨床検査及びその他の検査

臨床検査及びその他の検査では投与前後で大きな変化はなかった。プロラクチンはいずれの評価時期でも投与前に比べ正常方向へ推移し（表16），体重は投与前後でほぼ同じであった（表17）。

4）概括安全度

「副作用なし」の症例の割合はいずれの評価時期でも35%前後であった（表18）。

表10　発現時期別有害事象発現率

発現時期	有害事象解析対象集団				有害事象解析対象集団[服薬期間182日以上]			
	発現		合計例数	発現率の95%信頼区間	発現		合計例数	発現率の95%信頼区間
	例数	%			例数	%		
合計	311	96.9	321	94.3〜98.5%	256	97.0	264	94.1〜98.7%
8週以下	266	82.9	321	78.3〜86.8%	214	81.1	264	75.8〜85.6%
26週未満	254	87.0	292	82.6〜90.6%	231	87.5	264	82.9〜91.2%
52週未満	184	69.7	264	63.8〜75.2%	184	69.7	264	63.8〜75.2%
52週以上	49	31.6	155	24.4〜39.6%	49	31.6	155	24.4〜39.6%

表11　発現時期別副作用発現率

発現時期	有害事象解析対象集団				有害事象解析対象集団[服薬期間182日以上]			
	発現		合計例数	発現率の95%信頼区間	発現		合計例数	発現率の95%信頼区間
	例数	%			例数	%		
合計	220	68.5	321	63.1〜73.6%	177	67.0	264	61.0〜72.7%
8週以下	175	54.5	321	48.9〜60.1%	132	50.0	264	43.8〜56.2%
26週未満	123	42.1	292	36.4〜48.0%	116	43.9	264	37.9〜50.2%
52週未満	87	33.0	264	27.3〜39.0%	87	33.0	264	27.3〜39.0%
52週以上	16	10.3	155	6.0〜16.2%	16	10.3	155	6.0〜16.2%

5．有用性

有用率はいずれの評価時期でも35%前後であり，投与期間につれて有用率が低下することはなかった（表19）。

Ⅲ．考　察

SGAであるBNSの統合失調症に対する長期投与時での安全性及び有効性を検討するため，多施設共同オープン試験を実施した。

本試験に組み入れた被験者は，国内で実施された他のSGAの長期投与試験[8,18,19]と同様，罹病期間が長く，陰性症状が優位で症状が固定された慢性の統合失調症患者が多く，ほとんどが何らかの抗精神病薬による治療経験を有していた。

本試験実施当時のSGAの処方率は現在ほど高くはなく[14]，また本試験ではSGA以外の抗精神病薬の併用を制限しなかったことから，本試験のBNSの使用状況は医療現場でFGAを使用していた統合失調症患者にBNSの追加投与又は単剤に切り替えた場合に近いと考えられる。BNSの平均最終投与量（13.0±6.7mg/日）は，先に実施した前期第Ⅱ相臨床試験，後期第Ⅱ相臨床試験と同様で第Ⅲ相比較試験[16]〔対照薬：HPD〕の15.8±6.1mg/日よりは若干少なく，長期投与時でもBNSの使用量は増加しなかった。また，ほとんどの症例で前治療抗精神病薬が使用されていたが，試験開始時から終了時までBNS単独投与を行うことができた症例が10.9%（35/321例）あった。よって，BNSに切り替える際には，追加投与だけでなく，直ちに単剤治療を始める選択肢もあると考えられる。

急性期の統合失調症患者の多くは幻覚，妄想，興奮といった陽性症状を有し，過去には急速な鎮静と幻覚妄想状態の消失を治療目標としてドパミンD_2遮断作用の強いFGAの多剤大量投与が一般的であった。しかし，FGAは陽性症状を改善する一方で，感情鈍麻や意欲低下といった陰性症状には効果が不十分であり，鎮静を目的とした長期間の投与が却って薬剤性の陰性症状や認知機能障害を惹起し，社会復帰の妨げになるともいわれている[26]。従って，統合失調症では早期から陽性症状のみならず陰性症状にも有効な薬物治療を行う必要があり，国内外の統合失調症治療ガイドライン[15,22]では初発・再発を問わず急性期の第一選択薬としてSGAを推奨している。本試験期間中の

表12 有害事象/副作用の事象別発現率（発現割合5％以上）

区分	基本語	有害事象 321例		副作用 321例	
		例数	%	例数	%
錐体外路症状	流涎	29	9.0	24	7.5
	アカシジア	62	19.3	55	17.1
	ジスキネジア	21	6.5	16	5.0
	寡動	49	15.3	35	10.9
	筋強剛	20	6.2	15	4.7
	構音障害	33	10.3	24	7.5
	振戦	61	19.0	51	15.9
	歩行異常	26	8.1	15	4.7
精神神経症状	頭痛	79	24.6	24	7.5
	うつ病	34	10.6	11	3.4
	傾眠	84	26.2	41	12.8
	神経過敏	64	19.9	25	7.8
	不安	75	23.4	23	7.2
	不眠	119	37.1	56	17.4
全身症状	温度感覚変化	41	12.8	7	2.2
	倦怠感	71	22.1	28	8.7
	無力症	38	11.8	18	5.6
	めまい	66	20.6	31	9.7
循環器症状	頻脈	26	8.1	4	1.2
消化器症状	下痢	63	19.6	5	1.6
	歯痛	21	6.5		
	食欲不振	53	16.5	12	3.7
	食欲亢進	21	6.5	15	4.7
	腹痛	41	12.8	10	3.1
	便秘	75	23.4	41	12.8
	嘔気	62	19.3	20	6.2
	嘔吐	18	5.6	4	1.2
	口渇	50	15.6	30	9.3
その他	胸痛	24	7.5	8	2.5
	体重増加	23	7.2	16	5.0
	背部痛	39	12.1		
	発熱	38	11.8	2	0.6
	疼痛	19	5.9		
	γ-GTP上昇	21	6.5	8	2.5
	GOT上昇	17	5.3	7	2.2
	GPT上昇	28	8.7	11	3.4
	関節痛	22	6.9		
	紫斑	18	5.6		
	かぜ症候群	116	36.1	1	0.3
	咽頭炎	28	8.7		
	咳	18	5.6	1	0.3
	上気道感染	23	7.2		
	鼻炎	27	8.4		
	結膜炎	16	5.0		
	高血圧	18	5.6	4	1.2
	低血圧	21	6.5	11	3.4
	CPK上昇	34	10.6	15	4.7
	高トリグリセリド血症	36	11.2	9	2.8
	高プロラクチン血症	95	29.6	67	20.9
	湿疹	31	9.7	1	0.3
	真菌性皮膚炎	20	6.2		

空欄：該当症例なし

表13 錐体外路系副作用の発現状況

発現状況		発現率の95%信頼区間
錐体外路系副作用発現例数	115	30.6〜41.3%
錐体外路系副作用発現率（%）	35.8	
錐体外路系副作用発現件数	287	—

全般改善度は全ての評価時点で前治療抗精神病薬の改善率より高く，悪化率は低かった。PANSS及びBPRSでは，合計スコアだけでなくPANSS尺度別及びBPRSクラスター別のスコアのいずれもが最終評価時で投与前より減少した。また，合計スコア変化量は，PANSSでは投与28週後が－8.1±12.60，52〜56週後が－11.4±14.33，BPRSでは投与28週後が－5.6±8.81，52〜56週後が－7.3±9.05であり，本試験と同様にプロスペクティブな長期投与試験として国内で実施されたaripiprazole（APZ）の2試験[18,19]とほぼ同じ結果であった。本剤の第Ⅲ相比較試験[16]（対照薬：HPD）でもPANSS合計スコア変化量は－10.0±18.4で長期投与時と大きな差はなく，PANSS陰性尺度ではHPDより効果が認められた。よって，BNSは他のSGAと同様に統合失調症の治療に早期から使用でき，長期投与時でもその効果が持続する有用な薬剤であると考えられた。

統合失調症患者は抗精神病薬による副作用に悩まされることが多く，コントロール困難な錐体外路症状，眠気・過度鎮静の中枢系症状，肥満・糖尿病・高プロラクチン血症といった代謝・内分泌系の副作用などが薬物治療の障害となる[7]。また，抗精神病薬の長期投与により，慢性で難治性の遅発性運動障害が発現することがあり[1]，錐体外路症状を始めとした副作用の発現率が少ない薬剤が望まれる。本試験では96.9%の症例に有害事象が発現し，副作用発現率は68.5%であった。APZの2試験[18,19]でも有害事象が約90%，副作用が60%程度と大きな違いはなかった。発現率が高かった副作用はアカシジア，振戦，不眠，高プロラクチン血症といずれも抗精神病薬の副作用としてよくみられる症状であり，遅発性や難治性のものはなかった。死亡を含む重篤な有害事象は5.9%（19/321例）に発現したが，BNSとの関連が疑われたのは，「昏迷」と「不安／易刺激性／アカシジア」各1例のみであった。

錐体外路系副作用発現率は35.8%（115/321例）であった。症状別ではアカシジア及び振戦の発現率が高かったが，先に実施した8週間投与試験〔前期第Ⅱ相臨床試験，後期第Ⅱ相臨床試験，第Ⅲ相比較試験[16]（対照薬：HPD）〕より低く，長期投与により錐体外路系副作用が増加することはなかった。また，新たに遅発性ジスキネジアなどの運動障害の発現はなく，DIEPSS合計スコアは投与前より減少し，第Ⅲ相比較試験[16]（対照薬：HPD）でもHPDより有意に減少していた。よって，BNSは錐体外路症状の発現が少ないというSGAの特徴を有することが確認できた。

プロラクチン値が上昇すると，月経異常，性機能障害，乳汁分泌，骨密度の減少・骨粗鬆症などを惹起する[25]。本試験では，前治療抗精神病薬の影響で投与前から高かったプロラクチン値がAPZの長期投与試験[18,19]と同様にいずれの評価時期でも正常方向へ推移した。また，BNSの高プロラクチン血症の副作用発現率は20.9%であったが，プロラクチンの上昇が関連すると考えられる副作用の発現率は，月経異常が1.9%，非産褥性乳汁分泌が0.6%，女性型乳房0.3%，射精障害が0.3%と低かった。RISはSGAの中でもFGAと同程度のプロラクチン上昇作用があると報告されており[17,25]，国内で実施した長期投与試験[8]では，月経異常の副作用が83例中7例（8.4%）に発現している。従って，BNSのプロラクチン上昇リスクは，少なくともFGAやRISより低いと考えられる。

体重増加はセロトニン5-HT_{2c}作用及び抗ヒスタミンH_1作用が関与していると考えられており，長期的には肥満，糖尿病及び心血管系異常などのリスクを高め，患者の服薬コンプライアンスが低下する[23]。本試験での投与前後の体重は，8

表14 DIEPSS 合計スコア及び項目別スコア

項目	投与期間	例数	投与前 平均値 ± SD	投与後 平均値 ± SD	変化量 平均値 ± SD	Wilcoxon 符号付順位検定
合計	28 週後	255	2.1 ± 2.97	1.7 ± 2.74	-0.4 ± 1.60	p = 0.0001
	52〜56 週後	153	1.7 ± 2.52	1.3 ± 2.09	-0.4 ± 1.53	p = 0.0001
	最終評価時	319	2.1 ± 2.98	1.8 ± 2.81	-0.3 ± 1.74	p = 0.0000
歩行	28 週後	255	0.3 ± 0.68	0.3 ± 0.61	-0.1 ± 0.35	p = 0.0015
	52〜56 週後	153	0.3 ± 0.62	0.2 ± 0.54	-0.1 ± 0.31	p = 0.0039
	最終評価時	319	0.4 ± 0.73	0.3 ± 0.67	-0.1 ± 0.33	p = 0.0002
動作緩慢	28 週後	255	0.6 ± 0.90	0.5 ± 0.80	-0.1 ± 0.54	p = 0.0000
	52〜56 週後	153	0.6 ± 0.88	0.4 ± 0.73	-0.2 ± 0.51	p = 0.0000
	最終評価時	319	0.7 ± 0.94	0.5 ± 0.83	-0.1 ± 0.51	p = 0.0000
流涎	28 週後	255	0.2 ± 0.48	0.1 ± 0.38	-0.1 ± 0.45	p = 0.0846
	52〜56 週後	153	0.1 ± 0.44	0.1 ± 0.31	0.0 ± 0.38	p = 0.3047
	最終評価時	319	0.2 ± 0.53	0.1 ± 0.46	0.0 ± 0.45	p = 0.0724
筋強剛	28 週後	255	0.2 ± 0.47	0.1 ± 0.44	0.0 ± 0.23	p = 0.0557
	52〜56 週後	153	0.1 ± 0.43	0.1 ± 0.29	-0.1 ± 0.29	p = 0.0195
	最終評価時	319	0.2 ± 0.47	0.1 ± 0.42	0.0 ± 0.26	p = 0.0519
振戦	28 週後	255	0.4 ± 0.70	0.3 ± 0.64	-0.1 ± 0.49	p = 0.0318
	52〜56 週後	153	0.3 ± 0.63	0.2 ± 0.54	-0.1 ± 0.44	p = 0.0248
	最終評価時	319	0.4 ± 0.70	0.3 ± 0.63	-0.1 ± 0.50	p = 0.0137
アカシジア	28 週後	255	0.2 ± 0.57	0.2 ± 0.51	0.0 ± 0.54	p = 0.4807
	52〜56 週後	153	0.1 ± 0.49	0.1 ± 0.43	0.0 ± 0.49	p = 0.6592
	最終評価時	319	0.2 ± 0.59	0.2 ± 0.59	0.0 ± 0.56	p = 0.9181
ジストニア	28 週後	255	0.1 ± 0.42	0.1 ± 0.41	0.0 ± 0.17	p = 1.0000
	52〜56 週後	153	0.1 ± 0.28	0.0 ± 0.19	0.0 ± 0.20	p = 0.7500
	最終評価時	319	0.1 ± 0.39	0.1 ± 0.38	0.0 ± 0.17	p = 1.0000
ジスキネジア	28 週後	255	0.1 ± 0.46	0.1 ± 0.42	0.0 ± 0.29	p = 0.6719
	52〜56 週後	153	0.1 ± 0.35	0.1 ± 0.28	0.0 ± 0.28	p = 0.8125
	最終評価時	319	0.1 ± 0.46	0.1 ± 0.46	0.0 ± 0.43	p = 0.7804
概括重症度	28 週後	255	0.7 ± 0.78	0.6 ± 0.75	-0.1 ± 0.60	p = 0.0049
	52〜56 週後	153	0.7 ± 0.73	0.5 ± 0.65	-0.1 ± 0.50	p = 0.0005
	最終評価時	319	0.8 ± 0.81	0.7 ± 0.78	-0.1 ± 0.60	p = 0.0028

週間投与後-0.1kg，52〜56週間投与後+0.3kgとほとんど変動しなかった。Wetterling[28]及びAllisonら[2]はOLZやRISで1ヵ月に1〜2kg程度の体重増加のリスクがあることを報告しており，BNSの体重増加リスクはSGAの中では低いと考えられる。

抗精神病薬ではアドレナリンα_1受容体遮断作用を有しているものが多く，副作用として起立性低血圧や過度鎮静が問題となる。BNSの非臨床試験[27]では，アドレナリンα_1受容体遮断作用はHPDやRISに比べて弱く，本試験でも起立性低血圧や過度鎮静の副作用発現率は5％以下であった。また，BNSの第Ⅲ相比較試験[16]（対照薬：HPD）では，過度鎮静の副作用発現率がHPDより低く，アドレナリンα_1受容体が関連する症状の発現リスクはHPDやRISより少ないと考えられる。

SGAと耐糖能異常の関連性が示唆され問題となっており，耐糖能異常に起因すると考えられる糖尿病性ケトアシドーシスや，糖尿病性昏睡などの重篤な有害事象が報告されている[20]。また，多くの抗精神病薬では，QTcを延長する作用のあることが知られている[10,23]。本試験では糖尿病性ケトアシドーシス，糖尿病性昏睡の発現はなく，QTc延長も軽度の1例が発現したのみで，Torsades de Pointesを疑わせるような心電図所見は

表15 抗パーキンソン剤の併用状況（試験開始前に抗パーキンソン剤を使用していた症例）

評価時期		併用を中止できた	前治療薬より少量ですんだ	前治療薬とほぼ同量を必要とした	前治療薬より多くの量を必要とした	判定不能	合計
28週後	例数	17	36	171	17	6	247
	%	6.9	14.6	69.2	6.9	2.4	
52〜56週後	例数	15	26	84	13	5	143
	%	10.5	18.2	58.7	9.1	3.5	
最終評価時	例数	24	39	196	23	12	294
	%	8.2	13.3	66.7	7.8	4.1	

表16 プロラクチンの推移

投与期間	例数	投与前 平均値 ± SD	投与後 平均値 ± SD	変化量 平均値 ± SD	Wilcoxon 符号付順位検定
8週後	276	30.5±29.59	26.0±24.66	-4.6±19.23	p=0.0019
28週後	233	29.3±30.00	24.2±25.62	-5.0±19.43	p=0.0002
52〜56週後	148	29.4±29.02	24.4±28.65	-5.0±21.02	p=0.0019
最終評価時	310	29.6±30.30	24.9±26.78	-4.7±21.36	p=0.0003

(ng/mL)

表17 体重の推移

評価時期	例数	投与前 平均値 ± SD	投与後 平均値 ± SD	変化量 平均値 ± SD	Wilcoxon 符号付順位検定
8週後	266	62.2 ± 13.67	62.0 ± 13.70	-0.1 ± 2.35	p = 0.1614
28週後	232	62.5 ± 13.80	62.5 ± 13.74	0.0 ± 4.04	p = 0.4003
52〜56週後	141	62.2 ± 13.76	62.5 ± 14.08	0.3 ± 5.59	p = 0.4637
最終評価時	296	62.6 ± 13.30	62.6 ± 13.39	0.0 ± 4.61	p = 0.9493

(kg)

表18 概括安全度

評価時期		副作用なし	軽度副作用あり（試験継続）	処置を必要とする副作用あり（試験継続）	試験薬の減量を必要とする副作用あり（試験継続）	試験の中止を必要とする副作用あり	合計	「副作用なし」の割合の95%信頼区間
28週後	例数	98	65	77	24	0	264	31.3〜43.3%
	%	37.1	24.6	29.2	9.1	0		
52〜56週後	例数	53	35	53	14	0	155	26.8〜42.2%
	%	34.2	22.6	34.2	9.0	0		
最終評価時	例数	101	71	99	31	19	321	26.4〜36.9%
	%	31.5	22.1	30.8	9.7	5.9		

なかった。

　本試験は多施設共同のオープン試験で，SGA以外の併用制限を設定せず，医療現場に近い方法での長期使用について検討した。BNSは統合失調症の多様な精神症状に長期間改善効果を示し，既存の抗精神病薬で発現する副作用の軽減が期待でき，長期にわたって使用できる有用な治療薬であると考えた。

IV. 結　語

　BNSの統合失調症に対する長期投与時での安

表19 有用度

評価時期		極めて有用	かなり有用	やや有用	有用とは思われない	やや好ましくない	かなり好ましくない	非常に好ましくない	合計	有用率	有用率の95%信頼区間
28週後	例数	8	85	117	35	11	3	0	259	35.9%	30.1～42.1%
	%	3.1	32.8	45.2	13.5	4.2	1.2	0			
52～56週後	例数	4	54	63	22	9	1	0	153	37.9%	30.2～46.1%
	%	2.6	35.3	41.2	14.4	5.9	0.7	0			
最終評価時	例数	12	85	125	47	20	17	6	312	31.1%	26.0～36.5%
	%	3.8	27.2	40.1	15.1	6.4	5.4	1.9			

全性及び有効性を検討するため，多施設共同オープン試験を実施した．BNSは陽性症状のみならず陰性症状等にも幅広く改善効果を示し，長期間その効果は持続した．また，多くの患者が他の抗精神病薬を併用していたにも関わらず，錐体外路症状の発現率は先に実施した8週間投与試験とほぼ同じで，長期投与でも遅発性の運動障害等の事象は発現しなかった．他の抗精神病薬で問題となるプロラクチン上昇，体重増加，起立性低血圧，過度鎮静，耐糖能異常などのリスクも低いと推察された．

以上より，BNSはSGAの特徴を有し，長期にわたって有用な統合失調症治療薬であると考えられた．

文　献

1) 秋山一文, 室井秀太, 佐伯吉規他：新規抗精神病薬へのスイッチング―遅発性運動障害の治療の視点から―. 臨床精神薬理, 9：851-861, 2006.
2) Allison, D. B., Mentore, J. L., Heo, M. et al.: Antipsychotic-induced weight gain: A comprehensive research synthesis. Am J Psychiatry, 156 (11): 1686-1696, 1999.
3) Castelão, J. F., Ferreira, L., Gelders, Y. G. et al.: The efficacy of the D2 and 5-HT2 antagonist risperidone (R 64 766) in the treatment of chronic psychosis. Schizophr. Res., 2: 411-415, 1989.
4) Ceulemans, D. L. S., Gelders, Y. G., Hoppenbrouwers, M. L. et al.: Effect of serotonin antagonism in schizophrenia: A pilot study with setoperone. Psychopharmacology, 85: 329-332, 1985.
5) Guy, W.: ECDEU assessment manual for psychopharmacology Revised, pp. 166-169, U. S. DEPARTMENT OF HEALTH, EDUCATION, AND WELFARE, Maryland, 1976.
6) 稲田俊也：薬原性錐体外路症状の評価と診断―DIEPSSの解説と利用の手引き―. 星和書店, 東京, 1996.
7) 稲垣中：将来の日本におけるclozapineの投与対象について. 臨床精神薬理, 6：55-64, 2003.
8) 石郷岡純, 三浦貞則, 山下格他：精神分裂病に対する新しいBenzisoxazol系抗精神病薬リスペリドンの長期投与における有効性および安全性の検討. 臨床精神医学, 23(4)：507-522, 1994.
9) 岩舘敏晴：第4章 統合失調症の管理・治療 経過・予後. 新しい診断と治療のABC 32/ 精神2 統合失調症(上島国利 編), pp. 141-147, 最新医学社, 大阪, 2005.
10) Kammen, D. P. (監修/ 村崎光邦)：非定型・新規抗精神病薬―その忍容性を中心に―. 臨床精神薬理, 4：483-492, 2001.
11) Kay, S. R., Opler, L. A. and Fiszbein, A.：陽性・陰性症状評価尺度 (PANSS) マニュアル(山田寛, 増井寛治, 菊本弘次 訳), 星和書店, 東京, 1991.
12) McEvoy, J. P., Scheifler, P. L. and Frances, A.: The Expert Consensus Guideline Series 精神分裂病の治療1999(大野裕 訳), ライフ・サイエンス, 東京, 2000.
13) 宮田量治, 藤井康男, 稲垣中他：Brief Psychiatric Rating Scale (BPRS) 日本語版の信頼性の検討. 臨床評価, 23(2)：357-367, 1995.
14) 諸川由実代：非定型抗精神病薬治療の世界的動向. 臨床精神薬理, 4 (12)：1615-1624, 2001.
15) 村崎光邦：第3章 治療法の解説 I. 薬物・身体療法 B. 新世代型抗精神病薬. 統合失調症治療ガイドライン(佐藤光源, 井上新平 編), pp. 137-170, 医学書院, 東京, 2004.
16) 村崎光邦：統合失調症に対するblonanserinの

臨床評価―Haloperidol を対照とした二重盲検法による検証的試験-. 臨床精神薬理, 10 (11) : 2059-2079, 2007.
17) 長嶺敬彦 : 抗精神病薬による高プロラクチン血症―ドーパミン遮断特性からの考察-. 臨床精神薬理, 8 : 615-619, 2005.
18) 中山誠, 伊藤公一, 岡五百理他 : Aripiprazole の統合失調症に対する長期投与試験―北海道地区多施設共同非盲検試験-. 臨床精神薬理, 9 : 635-658, 2006.
19) 丹羽真一, 岩崎稠, 田中勝正他 : 統合失調症に対する aripiprazole の長期投与試験―福島県グループ多施設共同非盲検試験-. 臨床精神薬理, 9 : 909-931, 2006.
20) 岡田俊 : 新規抗精神病薬と耐糖能異常. 臨床精神薬理, 5 : 1405-1412, 2002.
21) Overall, J. E., Gorham, D. R. : The Brief Psychiatric Rating Scale (BPRS) : Recent developments in ascertainment and scaling. Psychopharmacol. Bull., 24(1) : 97-99, 1988.
22) 佐藤光源, 樋口輝彦, 井上新平 監訳 : 米国精神医学会治療ガイドラインコンペンディアム. 医学書院, 東京, 2006.
23) 須貝拓朗, 澤村一司, 染矢俊幸 : 抗精神病薬による注目すべき有害事象―非定型抗精神病薬を中心に-. 臨床精神薬理, 9 : 423-429, 2006.
24) 高田浩一, 中根允文 : 精神分裂病の15年転帰―長崎市発生率研究コホートにおける初発精神分裂病者を対象として-. 精神科治療学, 13(9) : 1099-1105, 1998.
25) 武田俊彦, 平尾徹 : 高プロラクチン血症を考慮した抗精神病薬選択. 臨床精神薬理, 9 : 871-880, 2006.
26) 堤祐一郎 : 急性期治療目標と治療方法は変化したか?-急性期治療最前線-. 臨床精神薬理, 10 : 27-35, 2007.
27) 采輝昭, 久留宮聰 : Blonanserin の薬理学的特徴. 臨床精神薬理, 10 : 1263-1272, 2007.
28) Wetterling, T. : Body weight gain with atypical antipsychotics. A comparative review. Drug Safety, 24(1) : 59-73, 2001.

abstract

Long-term clinical study of blonanserin for schizophrenia
—A multicenter open study to determine safety and effectiveness in schizophrenic patients (Japan-wide study) —

Toshihiko Kinoshita*

We conducted an open-label multicenter trial to evaluate the safety and efficacy of long-term administration of blonanserin, a serotonin - dopamine antagonist, in patients with schizophrenia. Three hundred twenty-one patients aged 16 or older received oral treatment with blonanserin (8 -24 mg b.i.d.) for 26 to 56 weeks.

264 patients (82.2%) received blonanserin for 26 weeks and 155 patients (48.3%) were treated for more than 52 weeks. There was improvement in total scores and symptom subscores of Positive and Negative Syndrome Scale (PANSS) and Brief Psychiatric Rating Scale (BPRS) at the final assessment point with improvement on both the positive and negative symptoms of schizophrenia. The improvement rate (percentage of patients graded "moderately improved" or "markedly improved") for final global improvement was 51.9% at 28 weeks and 48.1% at the final assessment point, demonstrating the continued effectiveness of blonanserin with long-term administration. The overall incidence of adverse events and adverse drug reactions were 96.9% and 68.5%, respectively, with similar incidences for the subgroup of patients that received treatment beyond 26 weeks. The overall incidence of extrapyramidal adverse drug reactions was 35.8% and there was no motor impairment such as newly occurring tardive dyskinesia. Other safety findings indicated a lower risk of prolactin elevation, body weight increase, orthostatic hypotension, hypersedation and abnormal glucose tolerance with blonanserin than with other antipsychotics.

In conclusion, blonanserin was safe and effective in the treatment of schizophrenia for up to 56 weeks, demonstrating its usefulness as a long-term antipsychotic agent.

Jpn. J. Clin. Psychopharmacol., 11 : 135–153, 2008

---

*Department of Psychiatry, Kansai Medical University. 10–15, Fumizono-cho, Moriguchi-shi, Osaka, 570-8506, Japan.

原著論文

統合失調症に対する blonanserin の臨床評価
──Risperidone を対照とした二重盲検比較試験──

三浦 貞則[*,#]

抄録：Blonanserin（BNS）の統合失調症に対する有効性及び安全性を，risperidone（RIS）を対照薬とした多施設共同無作為化二重盲検比較試験で検討した。有効性解析対象300例での試験終了時 PANSS 合計スコア変化量は BNS 群が -11.05 ± 17.27，RIS 群が -11.51 ± 17.38 と試験薬投与前より精神症状が改善し，変化量の薬剤群間差（RIS 群－BNS 群）は -0.46 ± 2.00 と両側95％信頼区間（$-4.40\sim3.48$）の下限が非劣性の許容差である -7 を上回り，RIS に対する BNS の非劣性が検証された。BNS 群は RIS 群と同様に尺度別 PANSS スコアや BPRS スコアでも改善を示し，幅広い精神症状改善効果が認められた。有害事象発現割合は両群ではぼ同じであったが，事象別では高プロラクチン血症，血中プロラクチン増加，体重増加，食欲亢進，起立性低血圧，γ-GTP 増加が RIS 群より BNS 群で低く，アカシジア，易興奮性，そう痒症が BNS 群より RIS 群で低かった（$p<0.05$）。また，耐糖能関連臨床検査値（血糖値，HbA1c，インスリン）や QTc は，いずれの群でも投与前後で大きな変化はなかった。以上より，BNS は統合失調症治療に有用であると考えられた。

臨床精神薬理　11：297-314, 2008

Key words：*blonanserin, risperidone, serotonin-dopamine antagonist, schizophrenia, randomized controlled study*

はじめに

統合失調症は，幻覚や妄想などの陽性症状，感情の平板化，思考の貧困や意欲の欠如などの陰性症状，注意力低下や情報処理障害などの認知機能症状といった様々な精神症状を有する疾患であり，中脳辺縁系や中脳皮質のドパミン神経が発症に関連しているとする「ドパミン仮説」が有力である[27]。統合失調症の治療に使用される phenothiazine 系，butyrophenone 系などの第一世代抗精神病薬の多くはドパミン D_2 受容体遮断作用を有し，陽性症状に良好な効果を示す。しかし，陰性症状の改善は不十分で，アカシジアや振戦といった錐体外路系症状，過度鎮静，血圧低下等の副作用によって使用が制限されることもある[2,3]。

1990年代に入って，セロトニン 5-HT_2 受容体遮断作用が統合失調症の陰性症状を改善する可能性に着目し[24]，risperidone（RIS）をはじめとしたドパミン D_2 及びセロトニン 5-HT_{2A} 受容体の両方に遮断作用を持つ抗精神病薬が開発された。この第二世代の抗精神病薬（second generation antipsychotics：SGA）は陽性症状をはじめとした幅広い精神症状に改善を示し，錐体外路症状の発現も少なく，米国精神医学会や日本の統合失調症治療ガイドライン[18,25]で薬物治療の一次選択薬に推奨されている。また，国内での抗精神病薬全体の売り上げに占める SGA〔RIS，olanzapine（OLZ），perospirone（PER），quetiapine（QTP），aripipra-

---

2007年12月13日受理

Clinical evaluation of blonanserin for schizophrenia—A randomized controlled study comparing blonanserin with risperidone.

[*]北里大学名誉教授
〔〒228-8555　神奈川県相模原市麻溝台2-1-1〕
Sadanori Miura: Professor emeritus, Kitasato University School of Medicine. 2-1-1, Asamizodai, Sagamihara, Kanagawa, 228-8555, Japan.

[#]医学専門家　Medical Advisor.

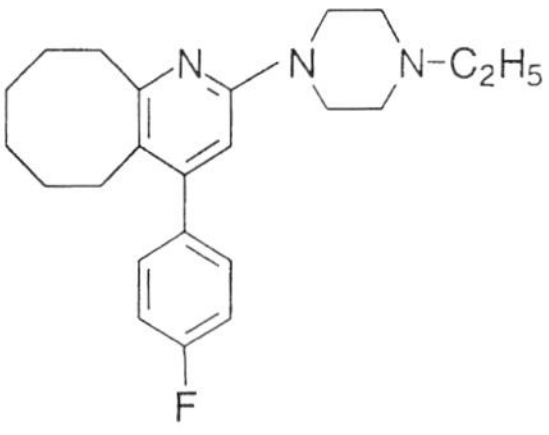

図1 Blonanserin の構造式

zole（APZ）〕の割合は年々増加している。一方，耐糖能異常，体重増加，QT延長等の重篤又は重要な副作用が報告されており[18]，より安全性の高いSGAの開発が望まれている。

大日本住友製薬株式会社が開発したblonanserin（BNS）はシクロオクタピリジン骨格を有し（図1），ドパミンD_2及びセロトニン5-HT_{2A}受容体を強力に遮断する。また，ドパミンD_1，セロトニン5-HT_{2c}，アドレナリン$α_1$，ヒスタミンH_1，ムスカリンM_1受容体遮断作用は弱く，受容体の選択性が高いという薬理プロフィールを持つ。BNSは他のSGAと異なり，セロトニン5-HT_{2A}よりドパミンD_2受容体への親和性が高いという特徴があるが，ラットを用いた薬理試験のED_{50}は，抗精神病薬の効力を予測する条件回避反応抑制作用でhaloperidol（HPD）と同程度，急性期錐体外路症状の指標とされているカタレプシー惹起作用ではHPDより約3倍高く，臨床での抗精神病効果を示す用量と錐体外路症状を発現する用量には違いがあると推察された[29]。よって，統合失調症の精神症状に幅広く効果を示し，錐体外路系症状，起立性低血圧，眠気，体重増加，消化器系障害等の副作用が少ない抗精神病薬として有用性が期待される。

国内で実施されたhaloperidol（HPD）対照の二重盲検比較試験[19]では，陽性・陰性症状等に幅広い改善を示し，特に陰性症状にはHPDより効果が大きかった。また，錐体外路系有害事象発現割合はHPDより少なく，SGAであるBNSの特徴が示された。

以上よりBNSは優れた統合失調症治療薬と考えられるが，SGAでの臨床的位置付けを明確にするため，医療現場で広く使用されて有効性や安全性が確立しているRISを対照とした多施設共同無作為化二重盲検比較試験を実施した。

Ⅰ．試 験 方 法

本試験は2003年8月から2004年11月に，59医療機関（表1）でそれぞれの治験審査委員会の承認を得て実施した。

1．対象

ICD-10（DCR研究用診断基準）のF20に属する15歳以上の統合失調症患者で，陽性・陰性症状評価尺度（Positive and Negative Syndrome Scale：PANSS）[12]合計スコアが60～120の患者を対象とした。また，主たる状態像が興奮，昏迷状態の患者や荒廃例，難治例の患者，以前にRIS 6 mg/日までで効果がなかった患者，投与開始直前の評価の28日前以降に持効性抗精神病薬を使用した患者，重篤な合併症を有する患者，悪性症候群や水中毒の既往のある患者，脱水や栄養不良状態などを伴う身体的疲弊がある患者，自傷行為又は自殺企図の可能性が高い患者，糖尿病あるいはその疑いのある患者，RISで禁忌又は慎重投与にあたる患者などを除外した。

2．GCPの遵守及びインフォームドコンセント

本試験は「医薬品の臨床試験の実施の基準に関する省令」（GCP）を遵守して実施し，患者又は代諾者から文書による同意を取得した。試験の実施に際して，患者本人から同意を得ることとしたが，同意能力を欠く患者を対象とする場合は代諾者（家族等患者の最善の利益をはかりうる人）の同意を得た。また，患者が未成年の場合は本人だけでなく必ず代諾者からも同意を得ることとした。

3．試験薬

被験薬としてBNS 2及び4 mg錠（大日本住友製薬株式会社製造），対照薬としてRIS 1及び2 mg錠（ヤンセンファーマ株式会社製造），プラセボは被験薬及び対照薬のそれぞれと識別不能である4種のプラセボ錠（BNSプラセボ錠：大日本住友製薬株式会社製造，RISプラセボ錠：ヤン

表1 試験実施医療機関及び試験責任医師

	試験実施医療機関	診療科	試験責任医師
1	医療法人社団溪明会支笏湖病院	精神科	片岡 憲章
2	医療法人中江病院	精神科	中江 重孝
3	医療法人社団正心会岡本病院	精神科	小野寺 勇夫
4	医療法人社団慶愛会札幌花園病院	精神科	伊藤 公一
5	医療法人社団図南会あしりべつ病院	精神科	柏倉 慎
6	医療法人澤山会手稲病院	精神科	宮野 悟
7	医療法人ときわ病院	精神科	宮澤 仁朗
8	医療法人社団林下病院	精神科	林下 忠行
9	弘前大学医学部附属病院	神経科精神科	篠崎 直子
10	社団医療法人智徳会岩手晴和病院	精神科	田嶋 宣行
11	国立大学法人秋田大学医学部附属病院	神経科精神科	佐藤 浩徳
12	秋田県厚生農業協同組合連合会由利組合総合病院	精神科	鎌田 光宏
13	医療法人慧眞会協和病院	精神科	穂積 慧
14	医療法人吉川医院	精神科	吉川 順
15	福島県立医科大学医学部附属病院	神経精神科	丹羽 真一
16	財団法人磐城済世会舞子浜病院	精神科	馬目 太永
17	医療法人安積保養園附属あさかホスピタル	精神科	森 由紀子
18	医療法人大和会西毛病院	精神科	高木 博敬
19	独立行政法人国立病院機構下総精神医療センター	精神科	織田 辰郎
20	日本医科大学付属千葉北総病院	メンタルヘルス科	木村 真人
21	医療法人社団式場記念会式場隆三郎記念クリニック	精神科	式場 隆史
22	日本医科大学付属病院	精神神経科	坂本 博子
23	医療法人社団根岸病院	精神科	鈴木 雅博
24	医療法人社団碧水会長谷川病院	精神科	木代 眞樹
25	久留米ヶ丘病院	精神神経科	中野 嘉樹
26	日本医科大学付属多摩永山病院	精神神経科	葉田 道雄
27	東京都立荏原病院	神経科	土井 永史 諏訪 浩
28	聖マリアンナ医科大学病院	神経精神科	諸川 由実代
29	独立行政法人国立病院機構金沢医療センター	精神科	坂井 尚登
30	長野県厚生農業協同組合連合会安曇総合病院	精神科	平林 一政
31	社団法人岐阜病院	精神科神経科	山村 均
32	医療法人社団宗美会清水駿府病院	精神科	水野 明典
33	医療法人財団新六会大富士病院	精神科	大木 美香
34	医療法人社団仁信会南富士病院	精神科	三宮 正久 窪田 幸久
35	医療法人静心会桶狭間病院	精神科	古川 修
36	国立大学法人三重大学医学部附属病院	精神科神経科	谷井 久志
37	独立行政法人国立病院機構榊原病院	精神科	長尾 圭造
38	大阪府立急性期・総合医療センター	精神科	上間 武
39	医療法人恒昭会上野芝病院	精神神経科	石田 栄吉
40	大阪医科大学附属病院	精神神経科	米田 博
41	特定医療法人大阪精神医学研究所新阿武山病院	精神神経科	岡村 武彦
42	医療法人北斗会さわ病院	精神科	深尾 晃三
43	医療法人豊済会小曽根病院	精神科	西元 善幸
44	医療法人長尾会寝屋川サナトリウム	精神科	長尾 喜一郎
45	関西医科大学附属病院	精神神経科	延原 健二
46	医療法人恒昭会藍野花園病院	精神神経科	清水 信夫
47	兵庫県立光風病院	精神科	岩尾 俊一郎
48	医療法人社団恵風会高岡病院	精神科	藤原 豊
49	奈良県立医科大学附属病院	精神科	中村 祐

表1　試験実施医療機関及び試験責任医師（つづき）

	試験実施医療機関	診療科	試験責任医師
50	財団法人慈圭会慈圭病院	精神科神経科	堀井　茂男
51	医療法人社団和恒会ふたば病院	精神科	早川　浩
52	医療法人大慈会三原病院	精神科	村岡　満太郎
53	医療法人せのがわ瀬野川病院	精神科	小沼　杏坪
54	医療法人仁和会児玉病院	精神科	中井　俊一
55	徳島県立中央病院	精神神経科	元木　義政
56	徳島大学病院	脳・神経・精神科	石元　康仁
57	香川県立丸亀病院	精神科	花野　素典
58	医療法人社団松和会門司松ヶ江病院	精神科	山浦　敏宏
59	琉球大学医学部附属病院	精神科神経科	近藤　毅

表2　前治療抗精神病薬がある場合の全般改善度，最終全般改善度の判定基準

試験薬の有効性	改善度の判定基準
前治療抗精神病薬とほぼ同じ	前治療抗精神病薬の改善度を試験薬の改善度とする
前治療抗精神病薬より高い	前治療抗精神病薬の改善度より1段階以上あげる
前治療抗精神病薬より低い	前治療抗精神病薬の改善度より1段階以上さげる

センファーマ株式会社製造）を使用した（ダブルダミー法）。試験薬はBNS群及びRIS群が1：1になるよう1ブロック6例で割付けた。

4．投与方法

適格性を確認した後，被験者を無作為に割付け，BNS 8～24mg/日（開始用量8mg/日）又はRIS 2～6mg/日（同2mg/日）を1日2回，朝食及び夕食後に8週間経口投与した。投与後に評価した簡易精神症状評価尺度（Brief Psychiatric Rating Scale：BPRS）[17,23] 合計スコアが投与開始直前より6以上低下していなければ，忍容性に問題がない限り増量し（増量幅：BNS 4mg/日，RIS 1mg/日），忍容性に問題がある場合は減量を可とした。

抗精神病薬（vegetamin®, levomepromazineを含む），carbamazepine, methamphetamine hydrochloride, epinephrine, CYP3A4阻害薬（ketoconazole, erythromycinなど），電気けいれん療法の併用は禁止した。抗パーキンソン剤については，試験期間中の予防投与を禁止し，投与開始直前より使用している薬剤を投与2週後までに中止することとしたが，困難な場合は以降も減量や中止を試み，新たな錐体外路症状の発現や症状が増悪した場合は抗パーキンソン剤等価換算表[8] に記載のある薬剤の使用を可とした。

5．中止基準

症状が改善して治療不要となった患者，症状悪化・有害事象発現・妊娠などにより試験継続が不可能な患者，試験実施計画書が遵守できないことが判明した患者，患者又は代諾者から試験中止の申し出があった場合などは試験を中止した。

6．評価項目

有効性は，PANSS日本語版[12]，BPRS日本語版（慶応義塾大学精神神経科臨床精神薬理研究班訳）[17,23]，全般改善度及び最終全般改善度により評価した。なお，全般改善度や最終全般改善度は試験開始直前の状態と比較して「著明改善」「中等度改善」「軽度改善」「不変」「軽度悪化」「中等度悪化」「著明悪化」の7段階又は「判定不能」のいずれかに評価し，前治療抗精神病薬がある場合は表2に示した基準に従った。安全性は，有害事象，薬原性錐体外路症状評価尺度（Drug Induced Extra-Pyramidal Symptoms Scale：DIEPSS）[7]，臨床検査（血液学的，血液生化学的，尿），生理学的検査（血圧，脈拍数，体温，体重），安静時12誘導心電図検査，脳波検査により評価し，心電図所見，心電図パラメータ及び

QTc値は心電図評価者（責任者：日本医科大学第1内科教授加藤貴雄）が集中評価した。

7．データ固定及び開鍵

開鍵前に試験実施計画書から逸脱した問題症例の取扱いを決定し，データを固定した。盲検性が維持されていることを割付け機関が確認した後に開鍵し，予め作成した統計解析計画書に従って解析を実施した。

8．解析方法

主要な解析は，試験薬投与後の有効性が評価され，GCP逸脱例を除いた最大の解析対象集団（Full Analysis Set：FAS）で実施し，安全性は有害事象解析対象集団及び臨床検査解析対象集団で解析した。有意水準は患者背景が両側15％，その他の項目は両側5％とした。

1）有効性
(1) 主要評価項目

試験終了時のPANSS合計スコア変化量について，薬剤群間差（RIS群－BNS群）の両側95％信頼区間下限値が非劣性の許容差－7を上回った場合にBNSのRISに対する非劣性が検証されると定めた。非劣性の許容差はRISの国内外臨床試験成績[4, 15]から設定した。

(2) 副次的評価項目

PANSS及びBPRSは，BPRS合計スコア，PANSS尺度[12]別スコア，BPRSクラスター[5]別スコアについて，試験薬投与前後の比較はスコアを薬剤群別・評価時期別にWilcoxon符号付順位検定で，薬剤群間の比較はスコア変化量を評価時期別にWilcoxon順位和検定で検討した。全般改善度は改善例（著明改善及び中等度改善の合算）の割合を薬剤群別・評価時期別にWilcoxon順位和検定で，最終全般改善度は改善例の割合を薬剤群間差の両側95％信頼区間で検討した。

2）安全性

有害事象，副作用，錐体外路系有害事象の発現割合をFisherの直接確率法により薬剤群間で比較した。概括重症度を除くDIEPSS合計スコア変化量はStudent-t検定で薬剤群間を比較した。臨床検査，生理学的検査，心電図検査，脳波検査については，試験薬投与前後の推移と異常変動発現割合を薬剤群別・評価時期別に検討した。

9．症例数

非劣性の許容差を－7と設定し，PANSS合計スコア変化量の薬剤群間差を0，標準偏差を20と仮定した[4, 19]。検出力80％で薬剤群間差の両側95％信頼区間の下限値が許容差を上回るために必要な解析対象例数は260例（130例/群）と算出された。解析除外を考慮し，目標症例数は300例（150例/群）とした。

Ⅱ．試験結果

1．症例の内訳

無作為化された302例のうち試験薬が投与されたのは301例（BNS群156例，RIS群145例）で，試験中止割合はBNS群29.5％（46/156例），RIS群25.5％（37/145例）と大きな違いはなかった（図2）。試験薬が投与された301例すべてで有害事象が評価され，投与後の有効性及び臨床検査値評価がない1例（RIS群：自殺既遂）を除いた300例（BNS群156例，RIS群144例）がFAS及び臨床検査解析対象集団となった。

2．対象患者の特性及び試験薬の投与量

表3に示した通り，いずれの群も男性が若干多く，平均年齢は約45歳であった。また，70％以上の症例が罹病期間5年以上，病型（ICD-10及びDSM-IV）は妄想型/破瓜型/残遺型，経過類型は慢性欠陥型/周期性欠陥型/慢性荒廃型，試験開始時の状態像は自発性欠如，感情鈍麻が前景にある場合Ⅱ（慢性経過，症状固定のもの）/幻覚，妄想が前景に出ている場合に該当した。投与開始直前のPANSS合計スコアは約90で，75％以上が陰性症状優位であった。試験直前には抗精神病薬をほとんどの症例が，抗パーキンソン剤を約半数の症例が使用していた。

試験終了時の平均投与量はBNS 16.3±6.2mg/日，RIS 4.0±1.5mg/日であった。

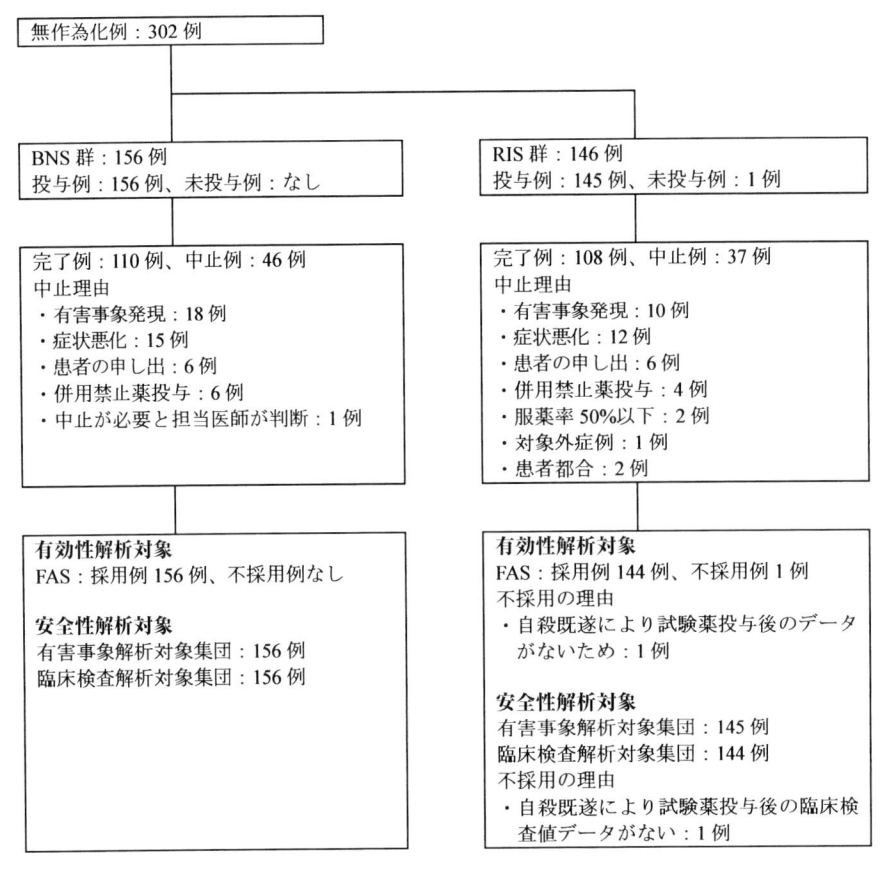

```
┌─────────────────────────┐
│ 無作為化例：302 例        │
└─────────────────────────┘
        │
   ┌────┴────────────────────────────┐
   │                                  │
┌──────────────────────┐  ┌──────────────────────┐
│ BNS 群：156 例        │  │ RIS 群：146 例        │
│ 投与例：156 例、未投与例：なし│  │ 投与例：145 例、未投与例：1 例│
└──────────────────────┘  └──────────────────────┘
   │                          │
┌──────────────────────────┐  ┌──────────────────────────┐
│ 完了：110 例、中止：46 例   │  │ 完了：108 例、中止：37 例   │
│ 中止理由                  │  │ 中止理由                  │
│ ・有害事象発現：18 例      │  │ ・有害事象発現：10 例      │
│ ・症状悪化：15 例          │  │ ・症状悪化：12 例          │
│ ・患者の申し出：6 例       │  │ ・患者の申し出：6 例       │
│ ・併用禁止薬投与：6 例     │  │ ・併用禁止薬投与：4 例     │
│ ・中止が必要と担当医師が判断：1 例│  │ ・服薬率50％以下：2 例    │
│                            │  │ ・対象外症例：1 例         │
│                            │  │ ・患者都合：2 例           │
└──────────────────────────┘  └──────────────────────────┘
   │                          │
┌──────────────────────────┐  ┌──────────────────────────┐
│ **有効性解析対象**         │  │ **有効性解析対象**         │
│ FAS：採用例 156 例、不採用例なし│  │ FAS：採用例 144 例、不採用例 1 例│
│                            │  │ 不採用の理由               │
│ **安全性解析対象**         │  │ ・自殺既遂により試験薬投与後のデータ│
│ 有害事象解析対象集団：156 例│  │  がないため：1 例          │
│ 臨床検査解析対象集団：156 例│  │ **安全性解析対象**         │
│                            │  │ 有害事象解析対象集団：145 例│
│                            │  │ 臨床検査解析対象集団：144 例│
│                            │  │ 不採用の理由               │
│                            │  │ ・自殺既遂により試験薬投与後の臨床検│
│                            │  │  査値データがない：1 例    │
└──────────────────────────┘  └──────────────────────────┘
```

図2　症例の内訳

3．有効性

1）主要評価項目

PANSS 合計スコアは両群とも試験終了時に減少し（$p<0.001$），スコア変化量は BNS 群が -11.05 ± 17.27，RIS 群が -11.51 ± 17.38 と同程度であった（表4）。スコア変化量の薬剤群間差の両側95％信頼区間の下限は許容差の「－7」を上回っており，BNS 群の RIS 群に対する非劣性が検証された。

2）副次的評価項目

(1) PANSS

いずれの群も2週後評価時以降の合計スコアは減少し，同様の推移を示した（図3）。また，PANSS 尺度別スコアはいずれの群も陽性尺度，陰性尺度，総合精神病理評価尺度の全てで減少し，試験終了時の尺度別変化量は両群とも同程度であった（表5）。

(2) BPRS

BPRS 合計スコアは PANSS と同様にいずれの群も1週後評価時以降減少し，両群とも同様の推移を示した（図4）。試験終了時の BPRS 合計/クラスター別スコア変化量は両群ともほぼ同じであった（表6）。

(3) 全般改善度

前治療抗精神病薬がある症例での全般改善度改善割合は薬剤群間で違いはなく（表7），投与後の全般改善度改善割合はいずれの群も経時的に大きくなり，8週後では薬剤群間で違いはなかった（表8）。最終全般改善度改善割合は BNS 群が51.0％（79/155例），RIS 群が56.6％（81/143例）とほぼ同程度であった（表9）。

表3 人口統計学的特性及び他の基準値の特性

項目	分類	BNS (156例) n	BNS (156例) %	RIS (144例) n	RIS (144例) %	検定[#1] p値
性別	男	88	56.4	75	52.1	0.487
	女	68	43.6	69	47.9	
年齢（歳）	15～19歳	0	0.0	3	2.1	—
	20～29歳	24	15.4	19	13.2	
	30～39歳	38	24.4	30	20.8	
	40～49歳	34	21.8	25	17.4	
	50～59歳	29	18.6	38	26.4	
	60～69歳	22	14.1	20	13.9	
	70歳≦	9	5.8	9	6.3	
	平均値±標準偏差	45.0±14.8		46.0±14.5		
罹病期間	1年未満	9	5.9	9	6.6	0.856
	1年以上 2年未満	4	2.6	4	2.9	
	2年以上 3年未満	6	3.9	3	2.2	
	3年以上 5年未満	13	8.5	12	8.8	
	5年以上 10年未満	24	15.7	28	20.6	
	10年以上	97	63.4	80	58.8	
	不明[#2]	3	—	8	—	
病型（ICD-10）	妄想型	65	41.7	65	45.1	0.594
	破瓜型	32	20.5	34	23.6	
	緊張型	9	5.8	5	3.5	
	鑑別不能型	11	7.1	13	9.0	
	統合失調症後抑うつ	0	0.0	0	0.0	
	残遺型	36	23.1	27	18.8	
	単純型	2	1.3	0	0.0	
	他の統合失調症	0	0.0	0	0.0	
	特定不能のもの	1	0.6	0	0.0	
病型（DSM-IV）	妄想型	65	41.7	65	45.1	0.747
	解体型	33	21.2	29	20.1	
	緊張型	9	5.8	5	3.5	
	鑑別不能型	12	7.7	15	10.4	
	残遺型	37	23.7	30	20.8	
	その他	0	0.0	0	0.0	
経過類型	急性荒廃型	3	2.0	0	0.0	0.640
	慢性荒廃型	15	10.2	13	9.6	
	急性欠陥型	4	2.7	6	4.4	
	慢性欠陥型	73	49.7	68	50.4	
	周期性荒廃移行型	6	4.1	2	1.5	
	周期性欠陥移行型	21	14.3	24	17.8	
	周期性完全寛解型	8	5.4	8	5.9	
	初発	17	11.6	14	10.4	
	不明[#2]	9	—	9	—	
試験開始時の状態像	幻覚、妄想が前景に出ている場合	42	26.9	41	28.5	0.361
	妄想が前景に出ている場合	14	9.0	16	11.1	
	自発性欠如、感情鈍麻が前景にある場合Ⅰ（新鮮な破瓜型など）	5	3.2	10	6.9	
	自発性欠如、感情鈍麻が前景にある場合Ⅱ（慢性経過、症状固定のもの）	88	56.4	70	48.6	
	神経症様状態が前景に出ている場合	2	1.3	5	3.5	
	うつ状態が前景に出ている場合	4	2.6	1	0.7	
	その他	1	0.6	1	0.7	

表3 人口統計学的特性及び他の基準値の特性（つづき）

項目	分類	BNS (156例) n	BNS (156例) %	RIS (144例) n	RIS (144例) %	検定[#1] p値
投与開始直前の PANSS合計スコア	平均値 ± 標準偏差	87.1 ± 14.7		86.7 ± 15.3		0.809[#3]
PANSS類型分類	陽性症状優位	30	19.2	31	21.5	0.795
	優位性なし	6	3.8	4	2.8	
	陰性症状優位	120	76.9	109	75.7	
前治療抗精神病薬の有無	なし	18	11.5	16	11.1	1.000
	あり	138	88.5	128	88.9	
前治療抗精神病薬の使用量（mg/日）[#4]	平均値 ± 標準偏差	8.41 ± 5.91		7.96 ± 5.39		0.515[#3]
前治療抗パーキンソン剤の有無	なし	70	44.9	67	46.5	―
	あり	86	55.1	77	53.5	
前治療抗パーキンソン剤の使用量（mg/日）[#5]	平均値 ± 標準偏差	3.61 ± 2.27		3.13 ± 2.36		0.185[#3]

BNS：blonanserin、RIS：risperidone、―：検定せず
#1：Fisherの直接確率法、#2：「不明」は症例割合算出の母数から除いた、#3：一元配置型分散分析、
#4：ハロペリドール換算量、#5：ビペリデン換算量

表4 PANSS合計スコア変化量

薬剤群	n	試験開始直前のスコア 平均値	試験開始直前のスコア 標準偏差	試験終了時のスコア 平均値	試験終了時のスコア 標準偏差	投与前後の比較[#1]	変化量 平均値	変化量 標準偏差	薬剤群間の差[#2] 推定値	薬剤群間の差[#2] 標準誤差	薬剤群間の差[#2] 95%信頼区間
BNS	156	87.1	14.7	76.1	21.4	p < 0.001	−11.05	17.27	−0.46	2.00	−4.40〜3.48
RIS	144	86.7	15.3	75.2	22.1	p < 0.001	−11.51	17.38			

BNS：blonanserin、RIS：risperidone、#1：Wilcoxonの符号付順位和検定、#2：1 way-ANOVAモデル

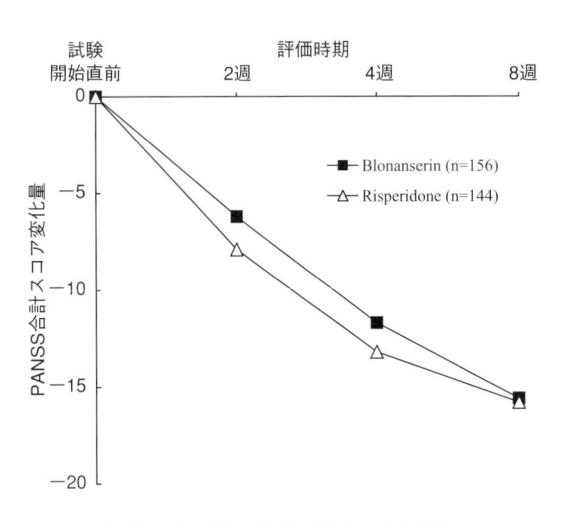

図3 PANSS合計スコア変化量の推移

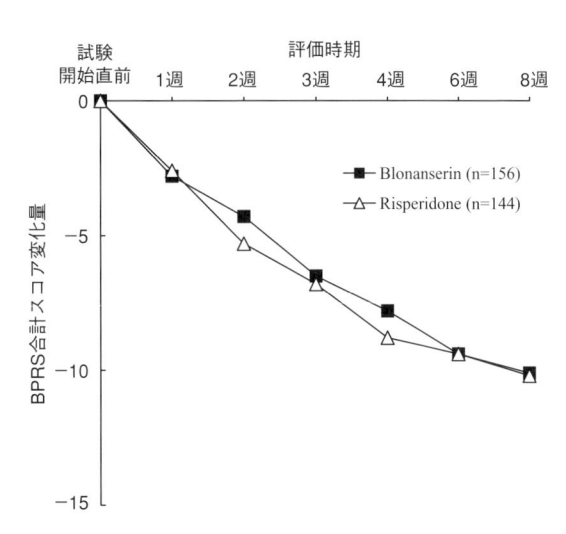

図4 BPRS合計スコア変化量の推移

4．安全性
1）有害事象

両群ともほぼ全例に有害事象が発現し，有害事象と副作用の発現割合はいずれも薬剤群間で違いはなかった（表10）。RIS群の1例が死亡し（自殺既遂），死亡を含む重篤な有害事象はBNS群3

表5 PANSS尺度別スコア変化量

尺度	薬剤群	n	試験開始直前のスコア		試験終了時のスコア		投与前後の比較[#1]	変化量		95% IC		薬剤群間の比較[#2]
			平均値	標準偏差	平均値	標準偏差		平均値	標準偏差	下限	上限	
陽性尺度	BNS	156	18.8	5.2	16.3	6.3	p<0.001	−2.5	5.5	−3.4	−1.6	p=0.984
	RIS	144	19.0	6.2	15.9	6.6	p<0.001	−3.1	5.9	−4.0	−2.1	
陰性尺度	BNS	156	24.3	5.7	20.9	6.3	p<0.001	−3.4	4.6	−4.2	−2.7	p=0.382
	RIS	144	24.6	5.8	21.6	6.7	p<0.001	−3.0	4.3	−3.7	−2.3	
総合精神病理尺度	BNS	156	44.1	8.1	38.9	11.2	p<0.001	−5.1	9.1	−6.6	−3.7	p=0.960
	RIS	144	43.1	7.9	37.6	11.3	p<0.001	−5.5	9.1	−7.0	−3.9	

BNS：blonanserin、RIS：risperidone、95% IC：95%信頼区間
#1：Wilcoxonの符号付順位和検定、#2：Wilcoxonの順位和検定

表6 BPRS合計及びクラスター別スコア変化量

尺度	薬剤群	n	試験開始直前のスコア		試験終了時のスコア		投与前後の比較[#1]	変化量		95% IC		薬剤群間の比較[#2]
			平均値	標準偏差	平均値	標準偏差		平均値	標準偏差	下限	上限	
合計	BNS	156	47.9	9.1	40.7	12.8	p<0.001	−7.2	11.0	−8.9	−5.5	p=0.876
	RIS	144	47.9	10.0	40.5	13.2	p<0.001	−7.4	11.2	−9.3	−5.6	
不安・抑うつ	BNS	156	9.8	3.7	8.2	3.8	p<0.001	−1.6	3.2	−2.1	−1.1	p=0.891
	RIS	144	9.4	3.7	7.8	3.6	p<0.001	−1.6	3.6	−2.2	−1.0	
欲動性低下	BNS	156	12.4	3.4	10.2	3.5	p<0.001	−2.2	2.6	−2.6	−1.8	p=0.348
	RIS	144	12.7	3.3	10.8	3.6	p<0.001	−2.0	2.7	−2.4	−1.5	
思考障害	BNS	156	11.3	3.5	9.9	4.0	p<0.001	−1.4	3.2	−2.0	−0.9	p=0.948
	RIS	144	11.5	3.8	9.9	4.0	p<0.001	−1.6	3.3	−2.1	−1.1	
興奮	BNS	156	7.2	2.3	6.3	2.7	p<0.001	−1.0	2.4	−1.3	−0.6	p=0.444
	RIS	144	7.0	2.4	5.9	2.8	p<0.001	−1.1	2.5	−1.5	−0.7	
敵意・疑惑	BNS	156	7.1	2.8	6.2	3.1	p<0.001	−1.0	2.6	−1.4	−0.6	p=0.821
	RIS	144	7.2	3.0	6.0	3.1	p<0.001	−1.2	2.9	−1.7	−0.7	

BNS：blonanserin、RIS：risperidone、95% IC：95%信頼区間
#1：Wilcoxonの符号付順位和検定、#2：Wilcoxonの順位和検定

表7 前治療抗精神病薬の全般改善度

薬剤群（合計）	項目	著明改善	中等度改善	軽度改善	不変	軽度悪化	中等度悪化	著明悪化	判定不能	改善例の割合[#1](%)	薬剤群間の比較[#2]	前治療薬なし[#3]
BNS (156例)	n	1	31	76	26	3	2	0	4	22.4	p=0.557	13
	%	0.7	21.7	53.1	18.2	2.1	1.4	0.0	2.8			
RIS (144例)	n	0	26	69	29	6	1	0	0	19.8		13
	%	0.0	19.8	52.7	22.1	4.6	0.8	0.0	0.0			

BNS：blonanserin、RIS：risperidone
#1：「著明改善」+「中等度改善」の割合、#2：Wilcoxonの符号付順位和検定
#3：改善割合の分母には含めない

例（被害妄想/不眠症，自殺企図，企図的過量投与：各1例），RIS群2例（自殺既遂，幻聴：各1例）に発現し，RIS群の自殺既遂以外は治験薬との因果関係が否定された。

発現割合が高かったのは，BNS群が血中プロラクチン増加，不眠症，運動緩慢，振戦，アカシジア，傾眠，RIS群が血中プロラクチン増加，運動緩慢，不眠症，振戦，倦怠感，傾眠であった（表11）。薬剤群間では，高プロラクチン血症，血中プロラクチン増加，γ-GTP増加，体重増加，食欲亢進，起立性低血圧の発現割合がBNS群で低く，アカシジア，易興奮性，そう痒症でRIS群が低かった（p<0.05）。副作用もほぼ同様の傾向であった。

表8　全般改善度の推移

評価時期	BNS			RIS			薬剤群間の比較[#2]
	n	改善例[#1]	%	n	改善例[#1]	%	
1週後	152	49	32.2	139	38	27.3	p = 0.231
2週後	146	64	43.8	132	59	44.7	p = 0.714
3週後	135	69	51.1	125	63	50.4	p = 1.000
4週後	121	68	56.2	116	66	56.9	p = 0.854
6週後	117	74	63.2	113	72	63.7	p = 0.806
8週後	109	69	63.3	108	73	67.6	p = 0.975

BNS : blonanserin、RIS : risperidone、改善例:「著明改善」+「中等度改善」
#1:「著明改善」+「中等度改善」、#2 : Wilcoxonの符号付順位和検定

表9　最終全般改善度

薬剤群	項目	著明改善	中等度改善	軽度改善	不変	軽度悪化	中等度悪化	著明悪化	判定不能	合計	改善例の割合[#1] (%)	改善割合の薬剤群間差の95%信頼区間
BNS	n	27	52	48	14	9	4	1	0	155	51.0	−5.7～16.9%
	%	17.4	33.5	31.0	9.0	5.8	2.6	0.6	0.0			
RIS	n	21	60	33	20	2	5	2	0	143	56.6	
	%	14.7	42.0	23.1	14.0	1.4	3.5	1.4	0.0			

BNS : blonanserin、RIS : risperidone
#1:「著明改善」+「中等度改善」の割合

表10　有害事象・副作用の発現状況

	BNS（156例）	RIS群（145例）	Fisherの直接確立法
有害事象発現例数	153	143	p = 1.000
有害事象発現割合 (%)	98.1	98.6	
有害事象発現件数	1157	1086	—
死亡例数	0	1	
重篤な有害事象発現例数	3	2	—
重篤な有害事象発現割合(%)	1.9	1.4	
副作用発現例数	148	142	p = 0.221
副作用発現割合 (%)	94.9	97.9	
副作用発現件数	824	769	—

BNS : blonanserin、RIS : risperidone、− : 検定せず

2）錐体外路系有害事象

錐体外路系有害事象は両群とも約2/3の症例に発現し，薬剤群間で発現割合に違いはなかった．表12に示した通り，いずれの群でも運動緩慢，振戦，アカシジア，流涎過多，歩行異常，筋骨格硬直，構音障害，運動低下が多く発現し，アカシジアはBNS群の方が高い発現割合であった（p = 0.020）．

概括重症度を除くDIEPSS合計スコアは両群とも最大で約1ポイント増加した（表13）が，いずれの評価時期でも両群のスコア変化量はほぼ同じであった（表14）．

なお，試験期間中の抗パーキンソン剤の併用割合は，いずれの群でも投与開始直前の約50%から減少し，RIS群がBNS群より低かった．

3）臨床検査，その他の検査

表15に示したように，臨床検査とその他の検査で両群の異常変動発現割合が大きく異なったのはプロラクチンであった．プロラクチンは，RIS群では更に悪化する方向へ推移したのに対しBNS群では正常方向へ推移した（図5）．耐糖能に関連する血糖値，HbA1c，インスリンはいずれも投与前後で大きな変動はみられなかった（表16）．体重は両群ともに投与前後でほぼ同じであった（表17）．心電図検査ではQTc値を算出したが両群ともほとんど変動せず（表18），心電図評

表11　有害事象・副作用の事象別発現割合

(いずれかの群で発現割合 5%以上又は薬剤群間の検定で p<0.05 の事象)

器官別大分類	基本語	有害事象					副作用				
		BNS (156例)		RIS (145例)		検定[#1]	BNS (156例)		RIS (145例)		検定[#1]
		n	%	n	%	p値	n	%	n	%	p値
発現例数合計		153	98.1	143	98.6	1.000	148	94.9	142	97.9	0.221
内分泌障害	高プロラクチン血症	1	0.6	8	5.5	0.016	1	0.6	8	5.5	0.016
胃腸障害	便秘	16	10.3	21	14.5	0.295	9	5.8	17	11.7	0.099
	下痢	12	7.7	13	9.0	0.835	4	2.6	2	1.4	0.686
	悪心	16	10.3	16	11.0	0.853	13	8.3	10	6.9	0.670
	流涎過多	31	19.9	26	17.9	0.769	31	19.9	26	17.9	0.769
	嘔吐	13	8.3	9	6.2	0.514	11	7.1	6	4.1	0.324
全身障害および投与局所様態	無力症	17	10.9	14	9.7	0.850	12	7.7	10	6.9	0.828
	歩行困難	12	7.7	17	11.7	0.248	12	7.7	17	11.7	0.248
	歩行異常	27	17.3	22	15.2	0.642	27	17.3	22	15.2	0.642
	倦怠感	27	17.3	34	23.4	0.199	24	15.4	30	20.7	0.293
	発熱	10	6.4	16	11.0	0.217			2	1.4	0.231
	口渇	20	12.8	16	11.0	0.723	18	11.5	15	10.3	0.854
感染症および寄生虫症	鼻咽頭炎	27	17.3	28	19.3	0.658					
傷害、中毒および処置合併症	擦過傷	8	5.1	7	4.8	1.000					
	挫傷	9	5.8	6	4.1	0.602					
臨床検査	ALT (GPT)増加	5	3.2	12	8.3	0.079	5	3.2	9	6.2	0.277
	AST (GOT)増加	3	1.9	9	6.2	0.077	3	1.9	8	5.5	0.127
	血中 CPK 増加	23	14.7	16	11.0	0.392	17	10.9	12	8.3	0.558
	血中プロラクチン増加	72	46.2	114	78.6	<0.001	71	45.5	114	78.6	<0.001
	γ-GTP 増加			6	4.1	0.012			4	2.8	0.053
	体重減少	12	7.7	8	5.5	0.495	6	3.8	2	1.4	0.285
	体重増加	1	0.6	7	4.8	0.031	1	0.6	6	4.1	0.059
代謝および栄養障害	食欲不振	19	12.2	23	15.9	0.407	15	9.6	15	10.3	0.850
	食欲亢進	2	1.3	10	6.9	0.017	2	1.3	9	6.2	0.030
筋骨格系および結合組織障害	筋骨格硬直	24	15.4	20	13.8	0.746	23	14.7	19	13.1	0.741
神経系障害	アカシジア	45	28.8	25	17.2	0.020	45	28.8	25	17.2	0.020
	運動緩慢	57	36.5	56	38.6	0.722	56	35.9	55	37.9	0.722
	浮動性めまい	20	12.8	16	11.0	0.723	14	9.0	12	8.3	0.841
	体位性めまい	11	7.1	9	6.2	0.820	10	6.4	8	5.5	0.811
	ジスキネジー	12	7.7	5	3.4	0.137	12	7.7	5	3.4	0.137
	構音障害	18	11.5	13	9.0	0.570	18	11.5	12	8.3	0.442
	頭痛	24	15.4	21	14.5	0.872	13	8.3	9	6.2	0.514
	運動低下	15	9.6	20	13.8	0.284	15	9.6	20	13.8	0.284
	傾眠	32	20.5	29	20.0	1.000	23	14.7	19	13.1	0.741
	振戦	49	31.4	36	24.8	0.249	48	30.8	35	24.1	0.245
精神障害	不安	27	17.3	18	12.4	0.260	17	10.9	10	6.9	0.313
	うつ病	10	6.4	13	9.0	0.516	6	3.8	7	4.8	0.780
	易興奮性	18	11.5	7	4.8	0.038	12	7.7	3	2.1	0.033
	不眠症	66	42.3	52	35.9	0.288	55	35.3	37	25.5	0.080
	易刺激性	22	14.1	11	7.6	0.096	11	7.1	7	4.8	0.473
皮膚および皮下組織障害	そう痒症	10	6.4	2	1.4	0.036	1	0.6	1	0.7	1.000
血管障害	起立性低血圧	1	0.6	7	4.8	0.031	1	0.6	7	4.8	0.031

BNS：blonanserin、RIS：risperidone 、空欄：該当症例なし、#1：Fisher の直接確率法

表12 錐体外路系有害事象の事象別発現割合

器官別大分類	基本語	有害事象				検定[#1]
		BNS（156例）		RIS（145例）		
		n	%	n	%	p値
発現例数合計		104	66.7	89	61.4	0.400
眼障害	眼球回転運動			1	0.7	0.482
胃腸障害	嚥下障害	1	0.6	2	0.4	0.610
	流涎過多	31	19.9	26	17.9	0.769
全身障害および投与局所様態	無力症	1	0.6	0	0	1.000
	歩行困難	12	7.7	17	11.7	0.248
	歩行異常	27	17.3	22	15.2	0.642
臨床検査	角膜反射低下			1	0.7	0.482
筋骨格系および結合組織障害	姿勢異常			1	0.7	0.482
	筋骨格硬直	22	14.1	19	13.1	0.867
神経系障害	アカシジア	45	28.8	25	17.2	0.020
	運動緩慢	56	35.9	55	37.9	0.722
	構語障害			1	0.7	0.482
	ジスキネジー	12	7.7	5	3.4	0.137
	構音障害	18	11.5	12	8.3	0.442
	ジストニー	7	4.5	4	2.8	0.544
	運動低下	15	9.6	20	13.8	0.284
	会話障害	2	1.3	1	0.7	1.000
	振戦	48	30.8	35	24.1	0.245
	パーキンソン歩行	2	1.3	1	0.7	1.000

BNS：blonanserin、RIS：risperidone 、空欄：該当症例なし、#1：Fisherの直接確率法

表13 概括重症度を除くDIEPSS合計スコアの最大変化量

薬剤群	n	変化量				薬剤群間の差			2標本 Student-t検定
		平均値	標準偏差	95%信頼区間		平均値	95%信頼区間		
				下限	上限		下限	上限	
BNS	156	1.3	2.7	0.9	1.8	-0.35	-0.93	0.24	p=0.243
RIS	145	1.0	2.4	0.6	1.4				

BNS：blonanserin、RIS：risperidone

表14 概括重症度を除くDIEPSS合計スコアの推移

評価時期	BNS			RIS			薬剤群間の比較[#1]
	n	平均値	標準偏差	n	平均値	標準偏差	
1週後	152	0.1	1.3	140	0.1	1.5	p=0.849
2週後	146	0.1	2.2	132	0.0	1.5	p=0.421
3週後	135	0.3	2.5	124	-0.2	1.8	p=0.094
4週後	122	0.3	2.8	116	0.0	2.0	p=0.507
6週後	117	0.3	3.0	113	0.1	2.5	p=0.484
8週後	109	0.0	2.6	108	-0.1	2.2	p=0.801
最終評価時	156	0.4	2.9	145	0.2	2.3	p=0.466

BNS：blonanserin、RIS：risperidone
#1：2標本のStudent-t検定

価者がQT延長と判断したのはBNS群3例，RIS群2例のみでいずれも軽度であった。その他，生理学的検査と脳波検査では大きな変動はみられなかった。

表15 臨床検査及びその他の検査の異常変動発現割合

項目		BNS 評価例数	n	%	RIS 評価例数	n	%
血液学的検査	白血球数	154	8	5.2	143	9	6.3
	赤血球数	154	2	1.3	143	1	0.7
	ヘモグロビン量	154	1	0.6	143	1	0.7
	ヘマトクリット値	154	1	0.6	143	1	0.7
	血小板数	154	2	1.3	143	0	0.0
	好中球	123	2	1.6	113	2	1.8
	好中球／桿状核球	31	1	3.2	30	0	0.0
	好中球／分葉核球	31	2	6.5	30	2	6.7
	リンパ球	154	3	1.9	143	5	3.5
	好酸球	154	1	0.6	143	1	0.7
	好塩基球	154	0	0.0	143	0	0.0
	単球	154	0	0.0	143	0	0.0
血液生化学的検査	AST (GOT)	156	3	1.9	144	9	6.3
	ALT (GPT)	156	5	3.2	144	12	8.3
	ALP	156	0	0.0	144	0	0.0
	γ-GTP	156	0	0.0	144	6	4.2
	総蛋白	156	1	0.6	144	0	0.0
	総ビリルビン	156	4	2.6	144	0	0.0
	LDH	156	6	3.8	144	1	0.7
	CPK	156	23	14.7	144	16	11.1
	BUN	156	4	2.6	144	2	1.4
	クレアチニン	156	0	0.0	144	0	0.0
	総コレステロール	156	5	3.2	143	2	1.4
	トリグリセリド	156	7	4.5	143	4	2.8
	Na	156	2	1.3	144	1	0.7
	K	156	4	2.6	144	1	0.7
	Cl	156	2	1.3	144	1	0.7
	プロラクチン	156	74	47.4	144	122	84.7
	リン脂質	156	0	0.0	144	3	2.1
	血糖値	156	3	1.9	144	3	2.1
	HbA1c	156	0	0.0	144	1	0.7
	インスリン	155	6	3.9	144	5	3.5
尿検査	尿糖	153	1	0.7	143	0	0.0
	尿蛋白	153	3	2.0	143	0	0.0
	尿ウロビリノゲン	153	1	0.7	143	0	0.0
生理学的検査	臥位血圧	156	6	3.8	144	4	2.8
	立位血圧	155	6	3.9	144	7	4.9
	脈拍数	156	5	3.2	144	6	4.2
	体温	156	14	9.0	144	22	15.3
	体重	155	13	8.4	144	15	10.4
心電図検査	心電図所見	156	13	8.3	144	10	6.9
	QT 時間延長	155	3	1.9	144	2	1.4
	脳波検査	60	2	3.3	53	2	3.8

BNS : blonanserin、RIS : risperidone

III. 考　察

SGA である BNS の臨床的位置付けを明確にするため，RIS を対照とした多施設共同無作為化二重盲検比較試験を実施した。

試験に組み入れた被験者の多くは罹病期間が長く，既に何らかの抗精神病薬によって治療されて

慢性の症状経過を辿っていると考えられ，先に実施したHPD対照の二重盲検比較試験[19]や他のSGAの国内臨床比較試験[9,10,20,21]と同様であった。

本試験では，統合失調症の様々な症状の類型分類や多軸評価に有用で[12]，海外でも臨床試験に使用されている[15] PANSSの合計スコア変化量を主要評価項目とした。BNS群のPANSS合計スコア変化量は -11.05 ± 17.27 でRIS群（-11.51 ± 17.38）とほぼ同じであり，薬剤群間差 -0.46 ± 2.00 の両側95%信頼区間（$-4.40 \sim 3.48$）の下限が許容差の「-7」を上回ったため，BNSのRISに対する非劣性が検証された。また，PANSS尺度別分類（陽性・陰性・総合精神病理評価），BPRS，最終全般改善度でもRISと同程度の効果を示した。国内外の統合失調症治療ガイドライン[18,25]では統合失調症薬物治療の一次選択薬としてSGAを推奨しており，中でもRISは米国のエキスパートコンセンサスガイドライン[11]で陽性・陰性症状，初発・再発を問わない治療薬とされている。国内外で最も使用されているRISと全般的な効果，症状分類別の効果，及び効果発現時期などが同程度であったことから，BNSは統合失調症の広範な精神症状に改善効果を示すと考えられる。また，BNSの試験開始直前のPANSS合計スコアと試験終了時のスコア変化量を他のSGAと比較すると，国内二重盲検比較試験（HPD対照，8週間投与）ではOLZ：88.3 ± 21.3，-11.84 ± 17.42（n=90）[9]，APZ：87.0 ± 21.5，-9.8 ± 17.6（n=120）[10]，PER：84.4 ± 19.1，-5.84 ± 23.9（n=69）[21]，QTP：80.5 ± 22.2，-2.0（n=97）[20]であり，RIS以外のSGAとは少なくとも同程度の精神症状改善効果を有すると考えられる。

有害事象は両群ともにほとんどの症例で発現し，いずれの群も錐体外路症状，中枢神経系症状

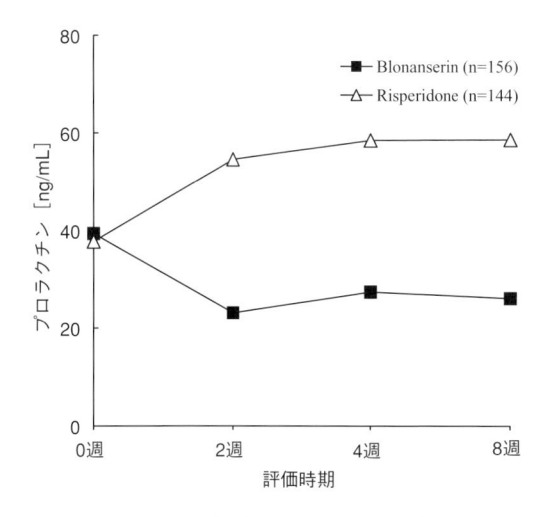

図5 血中プロラクチン値の推移

表16 耐糖能に関連する臨床検査（血糖値，HbA1c，インスリン）の推移

項目	薬剤群	試験開始直前			試験終了時		
		n	平均値	標準偏差	n	平均値	標準偏差
血糖値 (mg/dL)	BNS	154	89.6	10.6	140	89.5	14.7
	RIS	141	88.6	10.6	136	89.5	10.5
HbA1c (%)	BNS	156	4.81	0.41	154	4.82	0.43
	RIS	144	4.83	0.43	144	4.85	0.41
インスリン (μU/mL)	BNS	151	7.90	6.55	139	7.99	6.84
	RIS	139	7.50	6.02	134	7.68	9.32

BNS：blonanserin、RIS：risperidone

表17 体重の推移

薬剤群	試験開始直前			試験終了時		
	n	平均値 (kg)	標準偏差	n	平均値 (kg)	標準偏差
BNS	156	61.48	12.73	155	60.35	12.72
RIS	144	61.15	12.94	144	61.00	13.19

BNS：blonanserin、RIS：risperidone

表18 QTc変化量の推移

項目	評価時期	BNS					RIS				
		n	平均値 (msec)	標準偏差	95%信頼区間		n	平均値 (msec)	標準偏差	95%信頼区間	
					下限	上限				下限	上限
QTcB[#1] (目視法)	2週後	145	−10.2	28.8	−14.9	−5.5	130	1.0	29.1	−4.0	6.1
	4週後	122	−7.1	28.2	−12.2	−2.1	114	1.0	27.1	−4.0	6.1
	8週後	108	−4.5	28.1	−9.9	0.8	105	1.0	28.5	−4.5	6.5
	試験終了時	154	−1.1	30.1	−5.9	3.7	144	0.1	28.5	−4.6	4.8
QTcB[#1] (接線法)	2週後	145	−11.7	30.5	−16.7	−6.7	130	2.3	30.6	−3.0	7.6
	4週後	122	−7.1	30.9	−12.7	−1.6	114	1.3	30.2	−4.3	6.9
	8週後	108	−4.6	29.6	−10.3	1.0	105	2.0	30.5	−4.0	7.9
	試験終了時	154	−0.7	31.5	−5.7	4.3	144	2.6	31.4	−2.6	7.8
QTcF[#2] (目視法)	2週後	145	−6.6	23.7	−10.5	−2.8	130	−1.5	23.6	−5.6	2.6
	4週後	122	−3.3	22.8	−7.4	0.8	114	0.3	22.3	−3.9	4.4
	8週後	108	−1.9	23.1	−6.3	2.5	105	2.4	22.8	−2.0	6.8
	試験終了時	154	−0.8	23.5	−4.6	2.9	144	0.3	23.4	−3.6	4.1
QTcF[#2] (接線法)	2週後	145	−8.2	25.0	−12.3	−4.1	130	−0.3	24.4	−4.5	4.0
	4週後	122	−3.2	24.9	−7.6	1.3	114	0.7	24.5	−3.8	5.2
	8週後	108	−2.0	23.1	−6.4	2.4	105	3.4	24.9	−1.4	8.2
	試験終了時	154	−0.4	24.1	−4.3	3.4	144	2.7	26.0	−1.6	7.0

BNS:blonanserin、RIS:risperidone、#1:Bazett法にてQT値補正、#2:Fridericia法にてQT値補正

や血中プロラクチン増加が多かった。他のSGAの国内二重盲検比較試験[9,10,20,21]でもほぼ同様の結果であり，BNSで特異的に発現したものはなかったと考えられる。抗精神病薬でよくみられる有害事象では，高プロラクチン血症，血中プロラクチン増加，体重増加，起立性低血圧がBNS群で低く，アカシジア，易興奮性はRIS群が低かった。

統合失調症の薬物治療で服薬コンプライアンスに大きく影響する錐体外路系有害事象は，両群とも約2/3の症例に発現し，いずれの群でも運動緩慢，振戦，アカシジア，流涎過多，歩行異常といった典型的な事象が多かった。また，DIEPSSの変化も両群ではほぼ同じであり，BNSとRISの錐体外路系症状発現のリスクに大きな違いはないと考えられる。6 mgを超える高用量のRISでは錐体外路系有害事象が発現しやすいといわれているが[25]，本試験ではRISを2～6 mg/日の用量範囲で使用した。更に，BNSのHPD対照の二重盲検比較試験[19]では錐体外路系有害事象発現割合がBNS群で56.6%（73/129例），HPD群で77.3%（102/132例）とBNS群で低かった（p<0.001：Fisherの直接確率法）。よって，RIS以外のSGAと比べても錐体外路系有害事象発現リスクが大きく異なることはないと推察される。

抗精神病薬では漏斗下垂体ドパミン経路の遮断によってプロラクチンが上昇し[28]，女性では無月経や乳汁漏出症，男性では勃起障害などの性機能不全や女性化乳房の原因となる[30]。また，二次的にエストロゲン分泌不全を惹起してヒト骨量減少を引き起こす可能性もある[14]など，患者のQuality of Life（QOL）に大きく影響する[22]。高プロラクチン血症や血中プロラクチン増加の発現割合はBNS群がRIS群より低く，RIS群では血中プロラクチン値が上昇したのに対し，BNS群では下降（正常化）方向に推移したことから，BNSのプロラクチン上昇リスクはRISより低いと考えられる。

体重増加は日常生活能力を低下させ，服薬コンプライアンスの不良に繋がる[26]。SGAの体重増加作用には抗セロトニン5-HT$_{2C}$作用及び抗ヒスタミンH$_1$作用が関与していることが示唆され[6]，OLZやQTPの体重増加発現リスクは特に大きく，RISはSGAの中では低いと考えられている[1]。BNSは抗ヒスタミンH$_1$作用が弱く[29]，BNS群の体重増加や食欲亢進の発現割合はRIS群より低い，試験薬投与期間は体重がほとんど変化しなかったという点から，BNSの体重増加リスク

はRISより低いと考えられる。

また，多くのSGAは抗アドレナリンα_1作用があり[16,29]，起立性低血圧が発現する可能性が高い。起立性低血圧はふらつき・めまい・立ちくらみなどの原因となり，転倒などの危険性もある。BNSはアドレナリンα_1受容体の遮断作用が弱く，実際BNS群の起立性低血圧の発現割合はRIS群よりも低かった。

近年，他のSGAで急激な血糖上昇による糖尿病性昏睡やケトアシドーシスが報告されており，国内の添付文書で糖尿病患者はOLZとQTPが禁忌・警告，APZが警告，RIS，PERが慎重投与とされている。しかし，本試験ではいずれの群も血糖値，HbA1c，インスリンは大きく変動せず，糖尿病性昏睡やケトアシドーシスを疑わせる事象はなかった。

更に，抗精神病薬ではQT延長を引き金にTorsades de pointes等に至り突然死することが懸念されているが[13]，本試験での投与前後のQTcの推移はいずれの群も臨床的に意味のある変化を示さなかった。

以上のように，BNSは統合失調症に対して，国内外で最も使用されているSGAのRISに匹敵する効果を有し，統合失調症の広範な精神症状に改善効果を示した。また，SGAで問題となる錐体外路系症状，糖尿病性昏睡・ケトアシドーシス，QT延長のリスクはRISとほぼ同じで，アカシジアや易興奮性の発現はBNSが高かったが，血中プロラクチン増加，体重増加，起立性低血圧のリスクはRISより低く，安全面ではRISとやや異なる特徴があると考えられた。BNSの安全性プロフィールから，若年層の女性やメタボリック症候群を合併している統合失調症患者でのQOLやアドヒアランスの低下を防ぐ可能性も示唆された。これらのことから，BNSは有用な統合失調症治療薬であると考えられる。

Ⅳ．結　語

BNSの統合失調症に対する有効性及び安全性を検討するため，RISを対照に多施設共同無作為化二重盲検比較試験を実施した。主要評価項目のPANSS合計スコア変化量でBNSのRISに対する非劣性が検証され，陽性・陰性症状などの幅広い精神症状にもRISと同様の改善効果を示した。有害事象の発現はRISと同程度であり，SGAで問題となる錐体外路系症状，糖尿病性昏睡・ケトアシドーシス，QT延長のリスクはRISとほぼ同じで，アカシジアや易興奮性の発現はBNSが高かったが，血中プロラクチン増加，体重増加，食欲亢進，起立性低血圧のリスクはRISより低かった。以上より，BNSは治療の一次選択薬とされているSGAのRISに匹敵する有効性とやや異なる安全性プロフィールを有し，統合失調症治療に有用であると考えられた。

文　献

1) Allison, D. B., Mentore, J. L., Heo, M. et al. : Antipsychotic-induced weight gain : A comprehensive research synthesis. Am. J. Psychiatry, 156(11) : 1686–1696, 1999.
2) Castelão, J. F., Ferreira, L., Gelders, Y. G. et al. : The efficacy of the D_2 and 5-HT_2 antagonist risperidone (R 64 766) in the treatment of chronic psychosis. Schizophr. Res., 2 : 411–415, 1989.
3) Ceulemans, D. L. S., Gelders, Y. G., Hoppenbrouwers, M. L. et al. : Effect of serotonin antagonism in schizophrenia : A pilot study with setoperone. Psychopharmacology, 85 : 329–332, 1985.
4) 藤井康男，山下格，山内俊雄他：慢性分裂病入院患者に対するリスペリドンの効果と安全性—PANSSを用いた薬効評価の試み．臨床精神医学，22(1) : 101–116, 1993.
5) Guy, W. : ECDEU assessment manual for psychopharmacology Revised, pp. 166–169, U. S. Department Of Health, Education, And Welfare, Maryland, 1976.
6) 秀村武彦：非定型抗精神病薬による体重増加とコンプライアンス．臨床精神薬理，5(4) : 381–390, 2002.
7) 稲田俊也：薬原性錐体外路症状の評価と診断—DIEPSSの解説と利用の手引き．星和書店，東京，1996.
8) 稲垣中，稲田俊也，藤井康男他：向精神薬の等価換算．pp. 30–35，星和書店，東京，1999.
9) Ishigooka, J., Inada, T. and Miura, S. : Olanzap-

ine versus haloperidol in the treatment of patients with chronic schizophrenia : Results of the Japan multicenter, double-blind olanzapine trial. Psychiatry Clin. Neurosci., 55 : 403–414, 2001.

10) 石郷岡純, 三浦貞則, 小山 司他：統合失調症に対する aripiprazole の臨床評価―Haloperidol を対照薬とした第Ⅲ相二重盲検比較試験. 臨床精神薬理, 9(2) : 295–329, 2006.

11) Kane, J. M., Leucht, S. L., Carpenter, D. : I 薬剤の選択, 用量, 等価換算量. エキスパート コンセンサス ガイドライン シリーズ 精神病性障害 薬物治療の最適化(大野 裕 監訳), pp. 41–72, アルタ出版, 東京, 2004.

12) Kay, S. R., Opler, L. A. and Fiszbein, A. : 陽性・陰性症状評価尺度 (PANSS) マニュアル(山田寛, 増井寛治, 菊本弘次 訳). 星和書店, 東京, 1991.

13) 岸本泰士郎, 渡邊衡一郎：錐体外路症状以外の副作用における定型抗精神病薬と非定型抗精神病薬の比較. 臨床精神薬理, 5 (2) : 185–196, 2002.

14) Klibanski, A., Biller, B. M., Rosenthal, D. I. et al. : Effects of prolactin and estrogen deficiency in amenorrheic bone loss. J. Clin. Endocrinol. Metab., 67 (1) : 124–130, 1988.

15) Marder, S. R., Davis, J. M. and Chouinard, G. : The effects of risperidone on the five dimensions of schizophrenia derived by factor analysis : Combined results of the North American trials. J. Clin. Psychiatry, 58 (12) : 538–546, 1997.

16) 宮本聖也, Lieberman, J. A., 青葉安里：第二世代抗精神病薬による急性期治療のあり方. 臨床精神薬理, 4 (12) : 1633–1641, 2001.

17) 宮田量治, 藤井康男, 稲垣 中他：Brief Psychiatric Rating Scale (BPRS) 日本語版の信頼性の検討. 臨床評価, 23(2) : 357–367, 1995.

18) 村崎光邦：第3章 治療法の解説 I. 薬物・身体療法 B. 新世代型抗精神病薬. 統合失調症治療ガイドライン(佐藤光源, 井上新平 編), pp. 137–170, 医学書院, 東京, 2004.

19) 村崎光邦：統合失調症に対する blonanserin の臨床評価―Haloperidol を対照とした二重盲検法による検証的試験. 臨床精神薬理, 10 (11) : 2059–2079, 2007.

20) 村崎光邦, 小山 司, 福島 裕他：精神分裂病に対するフマル酸クエチアピンの臨床評価―Haloperidol を対照薬とした二重盲検比較試験. 臨床精神薬理, 4(1) : 127–155, 2001.

21) 村崎光邦, 小山 司, 町山幸輝他：新規抗精神病薬塩酸 perospirone の精神分裂病に対する臨床評価―Haloperidol を対照薬とした第Ⅲ相試験. 臨床評価, 24 (2.3) : 159–205, 1997.

22) 太田共夫：新規抗精神病薬と高プロラクチン血症―性機能不全に関連して. 臨床精神薬理, 5 (10) : 1413–1420, 2002.

23) Overall, J. E. : The Brief Psychiatric Rating Scale (BPRS) : Recent developments in ascertainment and scaling. Psychopharmacol. Bull., 24(1) : 97–99, 1988.

24) Reyntjens, A., Gelders, Y. G., Hoppenbrouwers, M. L. et al. : Thymosthenic effects of ritanserin (R 55667), a centrally acting serotonin-S_2 receptor blocker. Drug Dev. Res., 8 : 205–211, 1986.

25) 佐藤光源, 樋口輝彦, 井上新平 監訳：米国精神医学会治療ガイドラインコンペンディアム. 医学書院, 東京, 2006.

26) 佐藤耕一：第5部 向精神薬の副作用とその対策 II 主要な副作用とその対策 肥満. 精神治療薬大系(改訂新版2001)下巻(三浦貞則 監修), pp. 245–260, 星和書店, 東京, 2001.

27) Stahl, S. M. : 第10章 精神病と精神分裂病 (統合失調症). 精神薬理学エセンシャルズ(仙波純一 訳), pp. 355–388, メディカル・サイエンス・インターナショナル, 東京, 2002.

28) Stahl, S. M. : 第11章 抗精神病薬. 精神薬理学エセンシャルズ(仙波純一 訳), pp. 389–445, メディカル・サイエンス・インターナショナル, 東京, 2002.

29) 采 輝昭, 久留宮聰：Blonanserin の薬理学的特徴. 臨床精神薬理, 10(7) : 1263–1272, 2007.

30) 和田 攻, 大久保昭行, 永田直一他 編：プロラクチン. 臨床検査ガイド 縮刷版, pp. 437–441, 文光堂, 東京, 1991.

abstract

Clinical evaluation of blonanserin for schizophrenia
―A randomized study comparing blonanserin with risperidone―

Sadanori Miura[*,#]

We performed a multicenter, randomized, double-blind, trial to evaluate the efficacy and safety of blonanserin, a serotonin-receptor antagonist, comparing with risperidone in patients with schizophrenia. Three-hundred-two patients with schizophrenia over 15 years of age were randomized to receive 8-week oral treatment with blonanserin (8 to 24 mg b.i.d.) or risperidone (2 to 6 mg b.i.d.). The primary endpoint was the change in the PANSS (Positive and Negative Syndrome Scale) total score at completion of treatment. Secondary efficacy assessments included changes in the PANSS sub-scales score and BPRS (Brief Psychiatric Rating Scale) total and cluster score at completion of treatment.

A total of 300 patients were eligible for analysis: 156 patients in the blonanserin group and 144 patients in the risperidone group. The changes in the PANSS total score (mean ± SD) were -11.05 ± 17.27 in the blonanserin group and -11.51 ± 17.38 in the risperidone group. The two-sided 95% confidence interval (CI) for the difference between the treatment groups was -4.40 to 3.48, with the lower limit being above -7, indicating the non-inferiority of blonanserin to risperidone. Blonanserin was as effective as risperidone in the PANSS sub-scales score and BPRS cluster score, and showed improvement on both the positive and negative symptoms of schizophrenia.

There was no significant difference in incidence of adverse events, adverse drug reactions and extrapyramidal adverse events between the treatment groups (p=1.000, 0.221 and 0.400, respectively). Hyperprolactinemia, prolactin increased, orthostatic hypotension, weight gain, γ-GTP increased and increased appetite were significantly lower in the blonanserin group (p<0.05), but akathisia, excitement and pruritus was lower in the risperidone group than in the blonanserin group (p<0.05). There was a similarly low incidence of events related to QT prolongation and glucose tolerance in both groups.

These results demonstrate that blonanserin is a useful antipsychotic in the treatment of schizophrenia.

Jpn. J. Clin. Psychopharmacol., 11 : 297–314, 2008

---

[*] *Professor emeritus, Kitasato University School of Medicine. 2-1-1, Asamizodai, Sagamihara, Kanagawa, 228-8555, Japan.*
[#] *Medical Advisor.*

原著論文

統合失調症患者の認知機能障害に対する新規抗精神病薬 blonanserin の効果
―― Risperidone との無作為化二重盲検比較 ――

三宅　誕実* 　宮本　聖也* 　竹内　　愛* 　山田　聡子*
田所　正典* 　大迫　直子* 　塚原さち子* 　穴井己理子*
遠藤多香子* 　諸川由実代* 　山口　　登*

抄録：Blonanserin（BNS）は本邦で開発された新しい第 2 世代抗精神病薬である。今回我々は，統合失調症患者の認知機能障害の特徴を明らかにした上で，統合失調症患者に対する risperidone（RIS）を対照とした BNS の 8 週間の無作為化二重盲検比較試験（第Ⅲ相試験）において，両薬剤の認知機能障害に対する効果を比較検討した。対象は統合失調症の通院あるいは入院患者26例と健常者10例である。患者群においては，認知機能検査として Mini-Mental State Examination（MMSE），Wechsler Memory Scale-Revised（WMS-R）の論理的記憶ⅠとⅡ，Wisconsin Card Sorting Test（WCST），Wechsler Adult Intelligence Scale-Revised（WAIS-R）の符号問題および類似問題を，薬剤投与前および 8 週間後に施行した。臨床症状は Positive and Negative Syndrome Scale（PANSS）を用いて評価した。健常者群では，同じ認知機能検査を 1 回施行し患者群と比較した。その結果，患者群では健常者群と比較して，WMS-R 論理的記憶，WCST カテゴリー数および WAIS-R 符号評価点が反映する認知機能の有意な障害を認めた。両薬剤群ともに，WMS-R 論理的記憶得点と PANSS 総得点は投与前後で有意な改善を認めた。また，BNS 群では WAIS-R 符号評価点の有意な改善を認めた。一方，すべての認知機能評価項目と PANSS 総得点において，両薬剤群間に有意な差は認められなかった。以上より，BNS は RIS と同等の臨床効果をもち，両薬剤とも言語性記憶の即時・遅延再生に対する改善効果を有する可能性，並びに BNS は，注意・処理速度に対して改善効果を有する可能性が示唆された。

臨床精神薬理　11：315-326, 2008

Key words : *schizophrenia, second-generation antipsychotic, cognition, blonanserin, risperidone*

2007年11月 2 日受理
Effect of new-generation antipsychotic blonanserin on cognitive impairment in schizophrenia : A randomized double-blind comparison with risperidone.
*聖マリアンナ医科大学神経精神科学教室
〔〒216-8511　神奈川県川崎市宮前区菅生 2-16-1〕
Nobumi Miyake, Seiya Miyamoto, Ai Takeuchi, Satoko Yamada, Masanori Tadokoro, Naoko Osako, Sachiko Tsukahara, Kiriko Anai, Takako Endo, Yumiyo Morokawa, Noboru Yamaguchi : Department of Neuropsychiatry, St.Marianna University School of Medicine. 2-16-1, Sugao, Miyamae-ku, Kawasaki, Kanagawa, 216-8511, Japan.

Ⅰ．はじめに

統合失調症患者は，注意機能，記憶機能，実行機能など幅広い認知機能領域において，健常者の平均よりも1.0～1.7標準偏差程度の検査成績の低下を認めると報告されている[11]。また近年，統合失調症患者の社会的予後は，幻覚妄想状態や意欲・自発性低下などの症状の改善よりも，認知機能障害の改善の程度と強い関連を持つことが指摘さ

れており[9]，認知機能障害は薬物療法上の重要な治療の標的と考えられている[25,26,28]。このような観点から，第2世代抗精神病薬（Second-Generation Antipsychotics，SGA）の認知機能に対する効果を明らかにする目的で，種々の神経心理学的検査を組み合わせた認知機能検査バッテリーを用いた臨床試験が施行され，その知見が集積されつつある[1,6,8,15,16,17,19,20]。いくつかの総説やメタ解析によれば，SGAは第1世代抗精神病薬（First-Generation Antipsychotics，FGA）と比較して，認知機能改善効果は若干優れており，個々の認知機能改善プロフィールは薬剤ごとに異なることが示唆されている[18,21,22,35]。しかし，それぞれの報告によって試験デザインや採用した認知機能検査バッテリーが異なるため，認知機能改善効果における各薬剤の違いについては必ずしも一致した見解が得られていないのが現状である[7]。

本邦で開発されたblonanserin（AD-5423）は既存のSGAと異なり，ドパミンD_2受容体親和性がセロトニン5-HT_{2A}受容体親和性と比較して強いという特徴を有する新しいタイプのSGAであり[27]，統合失調症の新たな薬物治療の選択肢として期待されている[3,24,32]。今回我々は，統合失調症患者の認知機能障害の特徴を明らかにした上で，認知機能改善効果に及ぼすblonanserinおよび既存のSGAであるrisperidoneの効果の違いを明らかにすることを目的として本研究を施行した。

II．対象と方法

1．対象

統合失調症患者は，平成15年6月から平成17年3月まで聖マリアンナ医科大学病院神経精神科において実施した「AD-5423の統合失調症患者を対象とした二重盲検法による検証的試験［第III相］」にエントリーした被験者である。当該治験のプロトコール[24]に従い，International Classification of Diseases 10th revision（ICD-10）[36]で統合失調症と診断され，試験開始前のPositive and Negative Syndrome Scale（PANSS）[13,14]の合計スコアが60〜120点の，通院あるいは入院患者26例を対象とした。被験者の年齢は15歳以上である。

主な除外基準は以下の通りである。①試験開始前にblonanserinの投与を受けた患者，②興奮・昏迷状態の患者，③荒廃例および難治例の患者，④試験開始前に抗精神病薬の持効製剤が投与されていた患者，⑤以前にrisperidoneで治療効果を認めなかった患者，⑥抗パーキンソン薬の使用を中止できない患者，⑦けいれん性疾患，脳器質性疾患や重篤な合併症のある患者，⑧自傷行為または自殺企図の可能性の高い患者。健常者群は精神疾患の既往がなく，年齢，教育歴を患者群と揃えた健常成人10例である。

なお，本研究は聖マリアンナ医科大学病院治験審査委員会および生命倫理委員会の承認を得た上，対象者に本研究内容を説明し文書同意を取得した。

2．抗精神病薬の投与方法

統合失調症患者を，無作為にblonanserin投与群およびrisperidone投与群の2群に振り分けた。Blonanserinおよびrisperidoneは，それぞれ8〜24mg/日，2〜6mg/日の用量範囲内で漸増法，flexible doseにて二重盲検下に8週間，1日2回経口投与した。また抗精神病薬の前治療薬がある場合には，washout期間を設けず速やかに試験薬に切り替えた。

3．併用薬剤

併用禁止薬は，他の抗精神病薬，carbamazepine, methamphetamine, epinephrineおよびcytochrome P450（CYP）3A4を阻害する可能性の高い薬剤（ketoconazole, erythromycinなど）とした。併用制限薬は抗パーキンソン薬（biperiden, trihexyphenidyl, promethazine, profenamine, piroheptine, metixene, mazaticol, amantadine, diphenhydramine, hydroxyzine）とし，予防的な投与を行なわないこと，試験開始前に使用していた場合は漸減中止すること，新たな錐体外路症状（extrapyramidal symptoms，EPS）の発現時には使用可能とした。併用禁止薬および併用制限薬以外の薬剤については併用可能とした。

表1　認知機能検査バッテリー

検査項目および順序	検査目的
MMSE	全般的認知機能の簡易スクリーニング
WMS-R logical memory I	言語性記憶の即時再生
WCST	実行機能
WAIS-R digit symbol	注意・処理速度
WMS-R logical memory II	言語性記憶の遅延再生
WAIS-R similarities	抽象言語理解

MMSE：Mini-Mental State Examination, WMS-R：Wechsler Memory Scale-Revised, WCST：Wisconsin Card Sorting Test, WAIS-R：Wechsler Adult Intelligence Scale-Revised

4．評価項目と評価方法

認知機能検査バッテリーは，Mini-Mental State Examination（MMSE）[5]，Wechsler Memory Scale-Revised（WMS-R）論理的記憶IおよびII[31,34]，Wisconsin Card Sorting Test（WCST）[10]，Wechsler Adult Intelligence Scale-Revised（WAIS-R）符号問題および類似問題[30,33]を組み合わせて施行した（表1）。

統合失調症患者における認知機能検査は，薬剤の投与前（baseline）と8週間後または中止時（endpoint）の計2回，神経心理学的検査に熟達した臨床心理士が行なった。また，精神症状の評価として，baselineとendpointに治験分担医師が盲検下に施行したPANSS評価得点を採用した。一方，健常者群には同一の認知機能検査を1回施行し，患者群の検査成績と比較した。

5．統計解析

統計解析にはStatcel ver.2（オーエムエス出版）を用い，正規性の検定後データの特性ごとに群内および群間比較を行なった。患者群と健常者群，および薬剤投与前後の認知機能評価が採用された症例の人口統計学的特性においては，Fisherの直接確率法もしくは一元配置型分散分析を用いて比較した。認知機能および精神症状のbaselineとendpointの群内比較においては，Wilcoxon符号付順位和検定を用いて行なった。健常者群と両薬剤投与群の認知機能の群間比較，また両薬剤群間の精神症状および認知機能の群間比較にはStudent's t testを用いた。いずれも$p<0.05$を有意水準とした。

III．結　果

1．症例の内訳

症例の内訳を図1に示す。26例の患者がエントリーし，両薬剤群それぞれ13例ずつに無作為に振り分けられた。試験期間中の脱落例は9例（blonanserin群5例，risperidone群4例）であった。Blonanserin群における脱落理由は，有害事象（不眠）2例，症状増悪2例，併用禁止薬使用1例であった。一方risperidone群における脱落理由は，有害事象（不眠，性機能障害）2例，症状増悪1例，コンプライアンス不良1例であった。

PANSSの評価は脱落例を含めた26例全例で薬剤投与前後における評価が可能であった。一方，薬剤投与前後における認知機能評価が可能であった症例は22例（blonanserin群10例，risperidone群12例）であった。このため，認知機能検査バッテリーおよびPANSSの両者が施行された22例を，認知機能と精神症状の評価解析対象例とした。

対象患者と健常者群の背景を表2に示す。統合失調症患者群（26例，男性16例，女性10例）の平均年齢は34.5 ± 8.8歳（mean±S.D.，以下同様），平均罹病期間は8.7 ± 6.4年であった。健常者群（10例，男性5例，女性5例）の平均年齢は33.2 ± 9.5歳であった。統合失調症患者群と健常者群の間で対象者の性別，年齢および教育歴に有意な差は認めなかった。

また，薬剤投与前後の認知機能評価の解析対象

```
             ┌──────────────┐
             │ 統合失調症患者 │
             │    26例      │
             │   無作為化    │
             └──────┬───────┘
          ┌────────┴─────────┐
          ▼                  ▼
   ┌─────────────┐    ┌─────────────┐
   │ Blonanserin群│    │ Risperidone群│
   │    13例     │    │    13例     │
   └─────────────┘    └─────────────┘
```

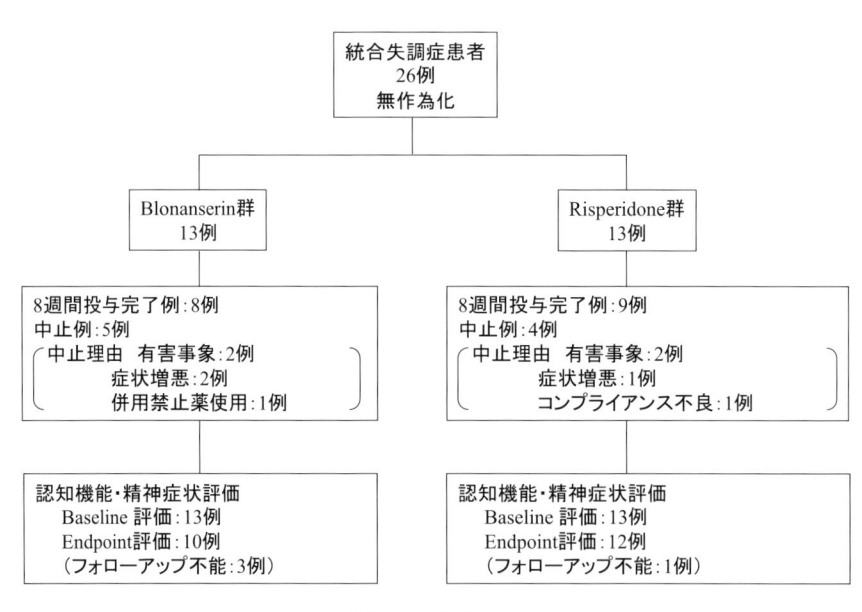

Blonanserin群:
- 8週間投与完了例:8例
- 中止例:5例
  - 中止理由 有害事象:2例
  - 症状増悪:2例
  - 併用禁止薬使用:1例
- 認知機能・精神症状評価
  - Baseline 評価:13例
  - Endpoint 評価:10例
  - （フォローアップ不能:3例）

Risperidone群:
- 8週間投与完了例:9例
- 中止例:4例
  - 中止理由 有害事象:2例
  - 症状増悪:1例
  - コンプライアンス不良:1例
- 認知機能・精神症状評価
  - Baseline 評価:13例
  - Endpoint 評価:12例
  - （フォローアップ不能:1例）

図1　症例の内訳

表2　統合失調症患者群と健常者群の背景因子（baseline の認知機能評価例）

		統合失調症患者	健常者群	p 値
対象者数		26	10	0.398[a]
性別（男性/女性）		16/10	5/5	
年齢（歳）	平均（標準偏差）	34.5（8.8）	33.2（9.5）	0.708[b]
	最小値/最大値	19.0/53.0	20.0/47.0	
教育歴（年）	平均（標準偏差）	12.8（1.9）	14.0（1.4）	0.090[b]
	最小値/最大値	9.0/16.0	12.0/16.0	
罹病期間（年）	平均（標準偏差）	8.7（6.4）	—	—
	最小値/最大値	0.2/20.0		

a：Fisher の直接確率法，b：一元配置分散分析

となった blonanserin 群10例と risperidone 群12例の間には，試験開始前の抗パーキンソン薬の使用の有無を除き，人口統計学的特性および他の基準値の特性において有意な差を認めなかった（表3）。前治療薬のうち抗精神病薬の内訳は，blonanserin 群 では risperidone 6 名，perospirone 1 名，nemonapride 1 名，2 剤併用 2 名であり，risperidone 群においては risperidone 6 名，quetiapine 1 名，haloperidol 1 名，2 剤併用 1 名，3 剤併用 1 名であった。

両薬剤投与群における baseline, endpoint の抗精神病薬投与量（haloperidol 等価換算量）[12]と抗パーキンソン薬投与量（biperiden 等価換算量）[12]は，いずれも risperidone 群と比較して blonanserin 群で高値を示したが，両者の間に統計学的な有意差は認めなかった（表4）。

2．臨床評価項目
(1) 神経心理学的検査
1) 統合失調症患者群と健常者群における認知機能検査成績の比較

統合失調症患者群の baseline の認知機能は，WMS-R 論理的記憶 I および II 得点，WCST カテゴリー数および WAIS-R 符号評価点において，

表3 Blonanserin群とrisperidone群の背景因子（認知機能評価解析対象例）

		Blonanserin群	Risperidone群	p値
対象者数		10	12	
性別（男性/女性）		5/5	9/3	0.221[a]
年齢（歳）	平均（標準偏差）	35.1 (8.3)	32.2 (8.7)	0.431[b]
	最小値/最大値	23.0/50.0	19.0/50.0	
教育歴（年）	平均（標準偏差）	13.3 (2.2)	12.7 (2.0)	0.481[b]
	最小値/最大値	9.0/16.0	9.0/16.0	
病型（ICD-10）	妄想型（％）	3 (30.0)	6 (50.0)	
	解体型（％）	5 (50.0)	5 (41.7)	0.395[a]
	残遺型（％）	2 (20.0)	1 (8.3)	
罹病期間（年）	平均（標準偏差）	9.7 (6.9)	7.9 (6.5)	0.539[b]
	最小値/最大値	0.2/20.0	0.2/20.0	
投与開始時のPANSS総得点	平均（標準偏差）	80.9 (12.4)	81.0 (13.7)	0.986[b]
	最小値/最大値	63.0/94.0	67.0/105.0	
前治療薬抗精神病薬				
抗精神病薬	あり（％）	10 (100.0)	10 (83.3)	0.286[a]
	なし（％）	0 (0.0)	2 (16.7)	
用量（mg/day）（Haloperidol換算）	平均値（標準偏差）	8.7 (4.7)	5.9 (5.4)	0.212[b]
	最小値/最大値	3.0/16.0	0.0/20.1	
抗パーキンソン薬	あり（％）	8 (80.0)	4 (33.3)	0.038[a]*
	なし（％）	2 (20.0)	8 (66.7)	
用量（mg/day）（Biperiden換算）	平均値（標準偏差）	2.9 (3.2)	1.7 (3.5)	0.393[b]
	最小値/最大値	0.0/11.0	0.0/12.0	

ICD-10：International Classification of Diseases 10th revision, PANSS：Positive and Negative Syndrome Scale
a：Fisherの直接確率法, b：一元配置分散分析, *p<0.05

表4 Baselineとendpointにおける抗精神病薬および抗パーキンソン薬投与量（認知機能評価解析対象例）

	Blonanserin群 (n=10)	投与前後 p値[c]	Risperidone群 (n=12)	投与前後 p値[c]	薬剤群間比較 95%信頼区間	p値[d]
抗精神病薬投与量（mg/day）[a]						
Baseline（平均±標準偏差）	8.7±4.7	0.812	5.9±5.4	0.287	-4.891, 3.281	0.685
Endpoint（平均±標準偏差）	9.0±2.4		7.0±2.5			
抗パーキンソン薬投与量（mg/day）[b]						
Baseline（平均±標準偏差）	2.9±3.2	0.370	1.7±3.5	0.176	-3.629, 3.236	0.906
Endpoint（平均±標準偏差）	1.4±1.8		0.3±0.8			

a：Haloperidol：Blonanserin：Risperidone = 1：2：0.5とした場合のhaloperidol換算量, b：Biperiden換算量, c：Wilcoxon符号付順位和検定, d：2標本のStudent's t-test

健常者群より有意に低い得点であった（それぞれp=0.005, 0.004, 0.010, 0.002）（表5）。健常者群の検査成績を100%とした時、患者群におけるWMS-R論理的記憶IおよびII得点は、それぞれ61.9%および55.9%、WCSTのカテゴリー数は59.2%、WAIS-R符号評価点は、60.4%に低下していた。一方、MMSE、WCST保続数およびWAIS-R類似評価点では両群間に有意な差は

表5 統合失調症患者群および健常者群における認知機能検査成績

	統合失調症患者群 n = 26 （平均±標準偏差）	健常者群 n = 10 （平均±標準偏差）	95%信頼区間	p値[a]
MMSE	28.0±2.3	29.0±2.2	−2.740, 0.740	0.251
WMS-R				
Logical memory I	16.1±9.2	26.0±7.2	−16.496, −3.273	0.005
Logical memory II	12.8±9.0	22.9±7.8	−16.652, −3.456	0.004
WCST				
Number of categories	2.9±2.2	4.9±1.3	−3.525, −0.505	0.010
Perseveration errors	7.7±7.1	3.9±3.5	−0.983, 8.645	0.115
WAIS-R				
Digit symbol	6.4±3.2	10.6±3.7	−6.725, −1.705	0.002
Similarities	9.2±3.1	9.0±2.9	−2.141, 2.541	0.863

MMSE：Mini-Mental State Examination, WMS-R：Wechsler Memory Scale-Revised, WCST：Wisconsin Card Sorting Test, WAIS-R：Wechsler Adult Intelligence Scale-Revised
a：2標本のStudent's t-test

認めなかった。

2）統合失調症患者群の抗精神病薬投与前後における認知機能検査成績の比較

患者群の両薬剤投与前後での認知機能検査の得点変化を表6に示した。WMS-R論理的記憶I得点は，blonanserin群およびrisperidone群ともに投与前と比較して投与後に有意な検査成績の改善を認めた（それぞれp=0.015, 0.012）。同様に，WMS-R論理的記憶II得点は，blonanserin群およびrisperidone群ともに投与前と比較して，投与後に有意な検査成績の改善を認めた（それぞれp=0.025, 0.026）。WAIS-R符号評価点は，blonanserin群で有意な改善を認め（p=0.020），risperidone群では改善傾向を認めた（p=0.078）。

一方，MMSE，WCSTおよびWAIS-R類似評価点では，両薬剤群とも投与前後で有意な変化は認めなかった。また，すべての認知機能評価項目において，両薬剤群間に有意な検査成績の差を認めなかった。

(2) PANSS

Blonanserin群において，PANSSの総得点，陰性症状尺度および総合精神病理評価尺度得点は，薬剤投与後に有意な改善を認めた（それぞれp=0.007, 0.007, 0.007）（表6）。一方，risperidone群において薬剤投与後に有意な改善を認めた項目は，総得点，陽性症状尺度および総合精神病理評価尺度得点であった（それぞれp=0.013, 0.008, 0.026）。薬剤投与前後におけるPANSSの各項目の変化量を両群間で比較した場合，陰性症状尺度得点においてblonanserin群の方が有意な改善を認めたが（p=0.043），他の項目においては両薬剤群間に有意な差を認めなかった。

IV. 考　察

1．統合失調症患者と健常者の認知機能の比較

本研究の対象となった統合失調症患者のbaselineにおける認知機能検査成績をみると，WMS-R論理的記憶IおよびIIで反映される言語性記憶（即時・遅延再生）機能，WCSTカテゴリー数で反映される実行機能，およびWAIS-R符号評価点で反映される注意・処理速度が，健常者と比較して有意に低下していたと推測できる。この結果は，統合失調症患者において記憶機能，実行機能および注意・処理速度が高頻度かつ重度に障害されているとするこれまでの報告[11,29]を支持するものである。

表6 統合失調症患者群の抗精神病薬投与前後における認知機能検査および PANSS 成績

	Blonanserin群 n=10				Risperidone群 n=12				薬剤群間比較	
	baseline	endpoint	差	p値[a]	baseline	endpoint	差	p値[a]	95%信頼区間	p値[b]
MMSE	27.9 ± 2.8	27.9 ± 2.2	0.0 ± 2.1	1.000	28.0 ± 2.3	28.5 ± 2.2	0.5 ± 1.3	0.196	-2.008, 1.008	0.497
WMS-R										
Logical memory I	16.1 ± 8.4	22.6 ± 9.0	6.5 ± 7.9	0.015	18.1 ± 10.7	23.6 ± 11.3	5.5 ± 6.3	0.012	-5.314, 7.314	0.745
Logical memory II	12.7 ± 8.0	17.7 ± 8.2	5.0 ± 7.1	0.025	15.4 ± 10.2	18.9 ± 12.5	3.5 ± 4.6	0.026	-3.735, 6.735	0.557
WCST										
Number of categories	2.9 ± 2.2	3.9 ± 2.2	1.0 ± 1.7	0.105	3.2 ± 2.5	3.6 ± 2.4	0.4 ± 1.1	0.163	-0.663, 1.829	0.340
Perseveration errors	7.8 ± 7.9	8.2 ± 11.8	0.4 ± 8.4	0.760	6.7 ± 7.5	9.9 ± 13.7	3.3 ± 11.9	0.645	-12.202, 6.502	0.532
WAIS-R										
Digit symbol	6.0 ± 2.3	7.1 ± 2.1	1.1 ± 1.1	0.020	6.8 ± 3.4	7.5 ± 3.8	0.8 ± 1.3	0.078	-0.728, 1.428	0.506
Similarities	8.3 ± 4.2	8.7 ± 3.8	0.4 ± 1.3	0.357	10.2 ± 1.5	10.3 ± 1.5	0.1 ± 2.2	0.888	-1.370, 2.003	0.700
PANSS										
Total score	80.9 ± 12.4	64.5 ± 14.5	-16.4 ± 9.9	0.007	81.0 ± 13.7	65.3 ± 18.7	-15.8 ± 18.8	0.013	-14.439, 13.139	0.923
Positive scale	18.4 ± 3.9	15.2 ± 3.8	-3.2 ± 4.8	0.074	20.8 ± 7.3	14.4 ± 6.5	-6.3 ± 7.4	0.008	-2.559, 8.825	0.264
Negative scale	22.0 ± 3.7	16.9 ± 4.4	-5.1 ± 2.6	0.007	19.8 ± 3.5	17.8 ± 4.4	-2.1 ± 3.7	0.073	-5.923, -0.110	0.043
General scale	40.5 ± 7.5	32.4 ± 8.3	-8.1 ± 5.2	0.007	40.4 ± 5.4	33.1 ± 9.0	-7.3 ± 9.3	0.026	-7.690, 6.156	0.820

平均 ± 標準偏差
PANSS: Positive and Negative Syndrome scale, MMSE: Mini-Mental State Examination, WMS-R: Wechsler Memory Scale-Revised
WCST: Wisconsin Card Sorting Test, WAIS-R: Wechsler Adult Intelligence Scale-Revised
a: Wilcoxon符号付順位和検定　b: 2標本のStudent's t-test

本研究の対象となった統合失調症患者26例の罹病期間は0.2～20年（平均8.7年）であり，解析対象の全例に抗精神病薬の服用歴があり，平均服用期間は約8年間であった。また試験エントリー前の薬物療法の内容をみると，抗精神病薬はhaloperidol換算で平均7.3mg／日，抗パーキンソン薬はbiperiden換算で平均2.3mg／日であった。したがって，baselineでみられた患者群の認知機能障害は，疾患自体による影響に加えて，前治療薬として投与されていた抗精神病薬や抗パーキンソン薬によって惹起された可能性も考えられる。認知機能障害のプロフィールをみると，すべての認知機能が一様に同程度の障害を受けるわけではなく，全般的認知機能や抽象言語理解などに比べて，言語性記憶機能，実行機能および注意・処理速度などの機能が，薬物療法下での統合失調症患者で障害されていることが明らかとなった。

2．Blonanserinとrisperidoneの認知機能障害に対する効果

　本研究は，統合失調症の認知機能障害に対するblonanserinの効果をrisperidoneと比較検討した，国内外で初めての無作為化二重盲検比較試験である。Blonanserinおよびrisperidone投与群の認知機能検査結果をみると，いずれの薬剤の投与群においても検査成績の悪化を示した下位検査項目はなかった（表6）。また，両薬剤群ともに投与後有意な検査成績の改善を認めた項目は，言語性記憶の即時再生能力を反映するWMS-R論理的記憶I，および遅延再生能力を反映するIIであった。したがって本研究結果は，blonanserinおよびrisperidone両薬剤いずれも言語性記憶に対する改善効果を有することを示唆している。言語性記憶は，統合失調症の初発エピソードの時点で機能低下が顕著であると指摘されており，心理社会的技能の獲得，問題解決能力，社会生活における機能レベルに密接に関連し，患者のQOLに影響することが示唆されている[22]。したがってblonanserinやrisperidoneを使用することにより，社会復帰に関わる重要な認知機能の一部に好影響を及ぼす可能性が考えられる。また，risperidoneとの間に有意差を認めるには至らなかったが，blonanserinは，WAIS-R符号問題に反映される注意・処理速度に対する改善効果に優れる可能性が示唆された。

　Risperidoneの認知機能に及ぼす改善効果について，SGAの認知機能改善効果を検討した41の前向き研究を集積してメタアナリシスを行なった結果，risperidoneは作業記憶，学習，処理速度，遅延再生において有意に高いeffect sizesを示すと報告されている[35]。本研究においてもWMS-R論理的記憶II検査成績に反映される遅延再生に関してみられたrisperidoneの改善効果は，この報告を支持する結果と考える。一方，WCSTに反映される実行機能やWAIS-R符号問題に反映される注意・処理速度については，risperidone投与前後において検査成績に有意な改善を認めるには至らなかった。Harveyら[6]は，本研究と同じ8週間という期間でrisperidoneとolanzapineの認知機能に対する効果を大規模な二重盲検試験で検討し，risperidone投与8週間後にWCSTや注意機能を反映するContinuous Performance Testの検査成績の改善を報告している。本研究でrisperidoneの投与によって実行機能や注意・処理速度に対する改善効果が示されなかった明らかな理由は不明であるが，対象患者の属性や数が少ないことが影響しているかもしれない。

　本研究でblonanserinが示した言語性記憶と注意・処理速度に対する優れた改善効果の機序は，現時点では不明である。BlonanserinはドパミンD$_2$，D$_3$受容体に対する親和性がセロトニン5-HT$_{2A}$受容体に対する親和性より高く，アドレナリンα$_1$，ヒスタミンH$_1$，ムスカリンM$_1$受容体に対する親和性は低いという特徴を有する[24,32]。また認知機能障害を反映するとされるapomorphine誘発プレパルス抑制障害に対するblonanserinの拮抗効果が報告されている[32]。α$_1$，H$_1$，M$_1$受容体は，眠気や注意・記憶機能などに関与するため，これらに親和性が低いblonanserinの薬理学的特性が，本結果に影響した可能性がある。

　また本研究では，両薬剤群ともendpointにおいて抗パーキンソン薬の投与量は，有意差を認めないものの低下していた。抗コリン作用を持つ抗

パーキンソン薬は，統合失調症患者の注意および言語性記憶などの認知機能をさらに低下させることが知られている[4,23]。そのため，本研究の患者群の認知機能障害の改善に，抗パーキンソン薬の投与量の低下が一部影響を与えた可能性は否定できないが，統計学的に有意な低下ではないためその影響は小さいと考える。一方，blonanserin群のbaselineおよびendpointにおける抗パーキンソン薬の投与量は，有意差には至らないもののrisperidone群と比較して高用量であった。しかし，本研究において薬剤投与前後に有意差を認めた認知機能検査成績の改善の割合は，有意差に至らないもののrisperidone群と比較してblonanserin群で高い値を示した。したがって，抗パーキンソン薬が同一投与量であれば，blonanserinによる言語性記憶機能および注意・処理能力の改善効果はさらに高まる可能性がある。

本研究における両薬剤群のPANSS下位尺度得点の変化をみると，blonanserin群では陰性症状および精神病理評価尺度において投与後に有意な得点の改善を認めた。一方，risperidone群においては，陽性症状および総合精神病理評価尺度において投与後に有意な得点の改善を認めた。薬剤間での比較では，blonanserin群の方が投与前後で有意に陰性症状尺度を改善させた。つまり，blonanserinは陰性症状に，risperidoneは陽性症状の改善に強い効果を持つ可能性が示唆された。しかし，PANSS総得点はblonanserin群で－16.4点，risperidone群で－15.8点といずれも投与前後で有意な改善を認め，両群間で有意差を認めなかった。したがって，PANSS総得点で明らかとなった臨床症状の改善度およびその重症度は，両群間で同程度と考えられる。よって両群の臨床症状が，認知機能成績に相違を生じさせた可能性は低いと推測する。

3．本研究の限界と今後の展望

本研究は対象患者が少なく，投薬期間も8週間のみであり，blonanserinおよびrisperidoneにおける認知機能に及ぼす長期的な効果を明らかにするには不十分な結果である。また，選択した認知機能検査バッテリーで検討できる認知機能項目も限られているため，広範囲の認知機能プロフィールを明確にすることは困難である。しかし一方で，無作為化二重盲検比較試験であるため，種々のバイアスを除外できており，統計学的解析に必要な最低限の症例数は得られていると考える。また本研究では健常者群を対象とした認知機能検査を1回しか施行していないため，試験薬投与前後での神経心理学的検査の得点変化に学習効果がどの程度影響しているかは不明である。現在健常者群に再度同一の認知機能検査を施行し，学習効果の影響について検討を進めている。

現在米国では，統合失調症患者の認知機能障害を疾患の中間表現型（endophenotype）の一つとして捉え，統一した認知機能検査バッテリーで各患者の障害プロフィールを評価した後に，最適な抗精神病薬や認知改善薬（認知増強薬）を選択していくための研究プロジェクトが進行中である[2]。Blonanserinが上市されれば本邦では6番目のSGAとなる。今後のSGAの使い分けを考えれば，本研究をさらに進展させることによって，認知機能という観点からの有益な薬剤選択の指標が得られる可能性があろう。

V．結　　論

統合失調症患者では，言語性記憶機能，実行機能および注意・処理速度が，健常者と比較して有意に低下していた。Blonanserinはrisperidoneと同等の臨床効果を持ち，両薬剤とも言語性記憶の即時・遅延再生に対する改善効果を有する可能性が示唆された。またblonanserinは，注意・処理速度に対して改善効果を有する可能性が示唆された。

謝　辞

稿を終えるにあたり，御指導を賜りました聖マリアンナ医科大学神経精神科学教室 故青葉安里前教授に深甚なる謝意を表します。また，御協力頂きました坂巻 綾氏，治験分担医師の先生および聖マリアンナ医科大学病院治験管理室の皆方に厚く御礼申し上げます。

文　献

1) Bilder, R. M., Goldman, R. S., Volavka, J. et al.: Neurocognitive effects of clozapine, olanzapine, risperidone, and haloperidol in patients with chronic schizophrenia or schizoaffective disorder. Am. J. Psychiatry, 159: 1018-1028, 2002.
2) Buchanan, R. W., Davis, M., Goff, D. et al.: A summary of the FDA-NIMH-MATRICS workshop on clinical trial design for neurocognitive drugs for schizophrenia. Schizophr. Bull., 31: 5-19, 2005.
3) Christine, E. H.: Blonanserin. Current Opinion in CPNS Investigational Drugs, 2: 79-84, 2000.
4) Drimer, T., Shahal, B., Barak, Y.: Effects of discontinuation of long-term anticholinergic treatment in elderly schizophrenia patients. Int. Clin. Psychopharmacol., 19: 27-29, 2004.
5) Folstein, M. F., Folstein, S. E., McHugh, P. R.: "Mini-mental state". A practical method for grading the cognitive state of patients for the clinician. J. Psychiatr. Res., 12: 189-198, 1975.
6) Harvey, P. D., Green, M. F., McGurk, S. R. et al.: Changes in cognitive functioning with risperidone and olanzapine treatment: a large-scale, double-blind, randomized study. Psychopharmacology (Berl), 169: 404-411, 2003.
7) Harvey, P. D., Keefe, R. S.: Studies of cognitive change in patients with schizophrenia following novel antipsychotic treatment. Am. J. Psychiatry, 158: 176-184, 2001.
8) Harvey, P. D., Napolitano, J. A., Mao, L. et al.: Comparative effects of risperidone and olanzapine on cognition in elderly patients with schizophrenia or schizoaffective disorder. Int. J. Geriatr. Psychiatry, 18: 820-829, 2003.
9) Harvey, P. D., Sharma, T.: Understanding and Treating Cognition in Schizophrenia, A Clinician's Handbook. Martin Dunitz Ltd, UK, 2002.
10) Heaton, R. K., Chelune, G. J., Talley, J. L. et al.: Wisconsin Card Sorting Test Manual: Revised and Expanded. Psychological Assessment Resources, Odessa, FL, 1993.
11) Heinrichs, R. W., Zakzanis, K. K.: Neurocognitive deficit in schizophrenia: a quantitative review of the evidence. Neuropsychology, 12: 426-445, 1998.
12) 稲垣 中, 稲田俊也, 藤井康男他：向精神薬の等価換算. 星和書店, 東京, 1999.
13) Kay, S. R., Fiszbein, A., Opler, L. A.: The positive and negative syndrome scale (PANSS) for schizophrenia. Schizophr. Bull., 13: 261-276, 1987.
14) Kay, S. R., Fiszbein, A., Opler, L. A. (山田 寛, 増井寛治, 菊本弘次訳)：陽性・陰性症状評価尺度 (PANSS) マニュアル. 星和書店, 東京, 1991.
15) Keefe, R. S., Bilder, R. M., Davis, S. M. et al.: Neurocognitive effects of antipsychotic medications in patients with chronic schizophrenia in the CATIE Trial. Arch. Gen. Psychiatry, 64: 633-647, 2007.
16) Keefe, R. S., Seidman, L. J., Christensen, B. K. et al.: Comparative effect of atypical and conventional antipsychotic drugs on neurocognition in first-episode psychosis: a randomized, double-blind trial of olanzapine versus low doses of haloperidol. Am. J. Psychiatry, 161: 985-995, 2004.
17) Keefe, R. S., Seidman, L. J., Christensen, B. K. et al.: Long-term neurocognitive effects of olanzapine or low-dose haloperidol in first-episode psychosis. Biol. Psychiatry, 59: 97-105, 2006.
18) Keefe, R. S., Silva, S. G., Perkins, D. O. et al.: The effects of atypical antipsychotic drugs on neurocognitive impairment in schizophrenia: a review and meta-analysis. Schizophr. Bull., 25: 201-222, 1999.
19) Keefe, R. S., Sweeney, J. A., Gu, H. et al.: Effects of olanzapine, quetiapine, and risperidone on neurocognitive function in early psychosis: a randomized, double-blind 52-week comparison. Am. J. Psychiatry, 164: 1061-1071, 2007.
20) Keefe, R. S., Young, C. A., Rock, S. L. et al.: One-year double-blind study of the neurocognitive efficacy of olanzapine, risperidone, and haloperidol in schizophrenia. Schizophr. Res., 81: 1-15, 2006.
21) Meltzer, H. Y., McGurk, S. R.: The effects of clozapine, risperidone, and olanzapine on cognitive function in schizophrenia. Schizophr. Bull., 25: 233-255, 1999.
22) Meltzer, H. Y., Park, S., Kessler, R.: Cognition, schizophrenia, and the atypical antipsychotic drugs. Proc. Natl. Acad. Sci. USA, 96: 13591-13593, 1999.
23) Minzenberg, M. J., Poole, J. H., Benton, C. et al.: Association of anticholinergic load with impair-

ment of complex attention and memory in schizophrenia. Am. J. Psychiatry, 161 : 116-124, 2004.
24) 三浦貞則:統合失調症に対する blonanserin の臨床評価―Risperidone を対照とした二重盲検比較試験. 臨床精神薬理, 11 : 297-314, 2008.
25) Miyamoto, S., Lieberman, J. A., Fleishhacker, W. W. et al. : Antipsychotic drugs. In : Psychiatry (Second edition) (ed. by Tasman, A., Kay, J., Lieberman, J. A.), pp. 1928-1964, John Wiley & Sons, Ltd, London, 2003.
26) Miyamoto, S., Duncan, G. E., Marx, C. E. et al. : Treatments for schizophrenia : a critical review of pharmacology and mechanisms of action of antipsychotic drugs. Mol. Psychiatry, 10 : 79-104, 2005.
27) 村崎光邦:今後に期待される抗精神病薬開発の動向. 臨床精神薬理, 9 : 1661-1677, 2006.
28) 太田共夫, 山口 登:新世代型および従来型抗精神病薬と認知機能. 臨床精神薬理, 5 : 1249-1256, 2002.
29) Saykin, A. J., Shtasel, D. L., Gur, R. E. et al. : Neuropsychological deficits in neuroleptic naive patients with first-episode schizophrenia. Arch. Gen. Psychiatry, 51 : 124-131, 1994.
30) 品川不二郎, 小林重雄, 藤田和弘他:日本版 WAIS-R 成人知能検査法. 日本文化科学社, 東京, 1990.
31) 杉下守弘:日本版ウエクスラー記憶検査法 (WMS-R). 日本文化科学社, 東京, 2001.
32) 采 輝昭, 久留宮 聰:Blonanserin の薬理学的特徴. 臨床精神薬理, 10 : 1263-1272, 2007.
33) Wechsler, D. : Wechsler Adult Intelligence Scale-Revised Manual. Psychological Corporation, New York, 1981.
34) Wechsler, D. : Wechsler Memory Scale-Revised Manual. Psychological Corporation, San Antonio, 1987.
35) Woodward, N. D., Purdon, S. E., Meltzer, H. Y. et al. : A meta-analysis of neuropsychological change to clozapine, olanzapine, quetiapine, and risperidone in schizophrenia. Int. J. Neuropsychopharmacol., 8 : 457-472, 2005.
36) World Health Organization : The ICD-10 Classification of Mental and Behavioral Disorders : Clinical Descriptions and Diagnostic Guidelines. World Health Organization, Washington, D. C., 1992.

abstract

Effect of new-generation antipsychotic blonanserin on cognitive impairment in schizophrenia : A randomized double-blind comparison with risperidone

Nobumi Miyake*, Seiya Miyamoto*, Ai Takeuchi*, Satoko Yamada*, Masanori Tadokoro*, Naoko Osako*, Sachiko Tsukahara*, Kiriko Anai*, Takako Endo*, Yumiyo Morokawa*, and Noboru Yamaguchi*

Blonanserin is a new second-generation antipsychotic drug developed in Japan. We sought to clarify the neurocognitive features of schizophrenic patients, and compared the efficacy of blonanserin with that of risperidone on cognitive impairment in schizophrenia in an 8-week, randomized, double-blind, phase III study. Twenty-six schizophrenic inpatients and outpatients were randomly assigned to blonanserin or risperidone. Mini-Mental State Examination (MMSE), Wechsler Memory Scale-Revised (WMS-R) logical memory I/II, Wisconsin Card Sorting Test (WCST), Wechsler Adult Intelligence Scale-Revised (WAIS-R) digit symbol and similarities test assessments, and Positive and Negative Syndrome Scale (PANSS) were performed at baseline and week 8. The same neurocognitive tests were performed one time for ten healthy volunteers and compared with those of the patients. The schizophrenic patients were significantly impaired in cognitive function reflected by WMS-R logical memory I/II scores, number of category from WCST and WAIS-R digit symbol test score. For WMS-R logical memory I/II scores and PANSS total score, the both groups improved significantly at endpoint compared with baseline. For WAIS-R digit symbol test score, the blonanserin group improved significantly at endpoint compared with baseline. There were no significant differences between the groups in terms of all of the assessed neurocognitive tests and PANSS total scores at endpoint. These results suggest that blonanserin possesses clinical efficacy equivalent to that of risperidone, and that both medications have a beneficial effect on immediate and delayed recall of verbal memory, and furthermore suggest that blonanserin has particular efficacy for attention and processing speed.

Jpn. J. Clin. Psychopharmacol., 11 : 315–326, 2008

*Department of Neuropsychiatry, St. Marianna University School of Medicine. 2-16-1, Sugao, Miyamae-ku, Kawasaki, Kanagawa, 216-8511, Japan.

原著論文

Blonanserin の薬理学的特徴と臨床的位置付け

村 崎 光 邦*

抄録：第二世代抗精神病薬は優れた効果と安全性から統合失調症治療薬の一次選択薬として重用されてはいるものの，陰性症状や認知機能障害への改善作用がなお不十分であると共に，体重増加や耐糖能異常あるいは高プロラクチン血症などの懸念が完全に払拭できていない。これらのリスクを軽減すべく新薬の開発が期待される中で，「blonanserin (BNS)」の誕生が間近い。本剤はドパミン D_2 及びセロトニン 5-HT_{2A} 受容体に対して遮断作用が強く，前者は後者の約 6 倍強い，いわゆるドパミン-セロトニン拮抗薬（Dopamine-Serotonin-Antagonists：DSA）ともいうべき特徴を持ち，また他の脳内受容体への親和性が低いという薬理学的プロフィールを有している。わが国では，risperidone 及び haloperidol のそれぞれを対照とした二重盲検比較試験により，効果面で両剤との非劣性が検証された。また，安全面では錐体外路症状だけでなく，体重増加，起立性低血圧，高プロラクチン血症等の副作用も少ないことが確認され，高い安全性を有する薬剤であると考えられた。BNS は DSA という特徴を持ちながら「非定型性」を十分に示しており，バランスのとれた治療有用性の高い統合失調症治療薬として first-line drug としての期待が大きい。

臨床精神薬理 11：461-476, 2008

Key words：*blonanserin, dopamine-serotonin antagonist, schizophrenia, atypical antipsychotic, first-line drug*

I．はじめに

第二世代抗精神病薬（Second generation antipsychotics：SGA）は，統合失調症の陽性及び陰性症状をはじめとする多彩な精神症状に幅広く効果を示し，安全面では第一世代の抗精神病薬（first generation antipsychotics：FGA）で問題となっている錐体外路症状（extra-pyramidal symptom：EPS）の発現が少ない，すなわち「非定型性」を有していることが特徴である[76]。しかし，FGA で発現する過度鎮静，起立性低血圧，消化器系症状，高プロラクチン血症，QT/QTc 延長等の懸念が完全には払拭できず，体重増加や耐糖能異常といった新たな副作用も問題視され[55]，それらのリスクを軽減した新薬の開発が期待されている。

Blonanserin（BNS）は，大日本住友製薬株式会社が創製したシクロオクタピリジン骨格を有する新規構造の抗精神病薬であり（図1），ドパミン D_2 及びセロトニン 5-HT_{2A} 受容体に対して強い遮断作用と高い選択性があり，セロトニン 5-HT_{2A} よりドパミン D_2 受容体の遮断作用が強いという特徴を有している。また，アドレナリン $α_1$，セロトニン 5-HT_{2C}，ヒスタミン H_1，ムスカリン M_1 受容体への親和性は低い。動物試験の結果

2007年12月28日受理
Preclinical characteristic and clinical positioning of blonanserin for schizophrenia.
*CNS 薬理研究所
〔〒228-0803 神奈川県相模原市相模大野3-1-7 エピカビル3F〕
Mitsukuni Murasaki：Institute of CNS Pharmacology. Epika Bldg. 3F, 3-1-7, Sagamiohno, Sagamihara, Kanagawa, 228-0803, Japan.

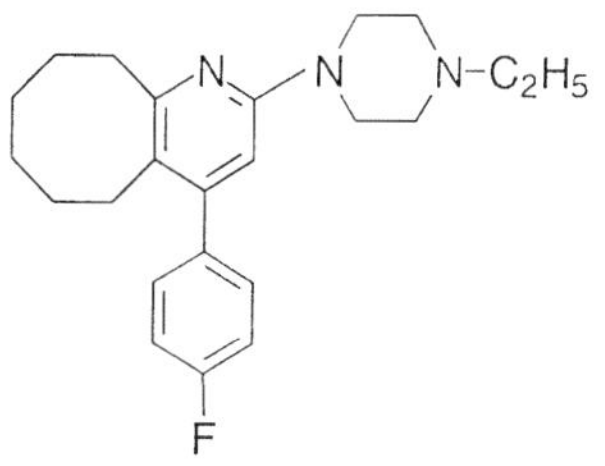

図1 Blonanserin の化学構造式

から，陽性・陰性症状に対してバランスよく効果を示し，臨床での抗精神病効果とEPSが発現する用量には違いがあることが期待された[78]。これらのことから，BNSは統合失調症患者に見られる広範な精神症状を改善するとともに，服薬アドヒアランスに影響すると考えられるEPS，過度鎮静，眠気，体重増加等の副作用[51]が少ない抗精神病薬であることが期待できた。

BNS は risperidone（RIS）[49]及び haloperidol（HPD）[57]を対照とした比較試験で，陽性症状は RIS や HPD と同程度，陰性症状は HPD より改善し，幅広い精神症状改善効果を示した。また，HPD よりも EPS の副作用発現が少なく，BNS は SGA の特徴である「非定型性」を有することが明らかとなった。更に，RIS よりアカシジア，易興奮性は多かったが，体重増加，高プロラクチン血症，起立性低血圧は少なく，有用性の高い新規統合失調症治療薬として期待されている。

本稿では，国内での誕生が間近いBNSの基礎及び臨床試験成績から，他のSGAと比較した特徴や期待できる臨床的位置付けについて述べたい。

II. Blonanserin の薬理プロフィール

Chlorpromazine に始まった近代的な統合失調症の薬物治療は，ブチロフェノン系（HPDなど）やベンズアミド系（sulpirideなど）のFGA開発へと発展し，現在はSGAが first-line drug となっている。SGAが示す「非定型性」については，Meltzerらが1989年に提唱したセロトニン・ドパミン・アンタゴニスト（Serotonin-Dopamine-Antagonists：SDA）仮説[47,48]，「非定型性」

を得るにはセロトニン5-HT_{2A}受容体親和性がドパミンD_2より高いことが必要という報告[4]，EPS軽減に対するセロトニン5-HT_{2A}受容体親和性の重要性を説明する報告[30]などがある。わが国で上市されている RIS, perospirone（PER），olanzapine（OLZ），quetiapine（QTP）の4剤は，ドパミンD_2よりセロトニン5-HT_{2A}受容体への親和性が高く，これらの仮説や報告に当てはまる。その後，Kapurらは positron emission tomography（PET）試験でSGAの臨床用量ではヒト脳内セロトニン5-HT_{2A}受容体占有率が90％を超えているため，「非定型性」にはセロトニン5-HT_{2A}受容体への親和性よりもドパミンD_2受容体からの速やかな乖離が重要であるという新しい仮説[31]を提唱している。更には，国内でも上市され，「非定型性」を有するドパミンD_2受容体部分アゴニストの aripiprazole（APZ）では，セロトニン5-HT_{2A}受容体への親和性がドパミンD_2の約1/10低い[26]。

BNS[78]はドパミンD_2及びセロトニン5-HT_{2A}受容体に対して強い遮断作用と高い選択性を示すが，セロトニン5-HT_{2A}よりもドパミンD_2受容体への遮断作用が約6倍高く（表1），Meltzerらが提唱しているSDA仮説に当てはまらない。しかし，薬効薬理の検討ではドパミンD_2及びセロトニン5-HT_{2A}関連行動抑制試験で，BNSはHPDや他のSGAと同様のED_{50}であり，2試験間でもED_{50}に大きな乖離がなかったため，陽性・陰性症状に対してバランスよく効果を示す可能性が示唆された（表2）。また，抗精神病薬の効力を予測する条件回避反応抑制作用でHPDと同程度，急性期のEPS発現の指標とされているカタレプシー惹起作用ではHPDより約3倍高いED_{50}であり，臨床での抗精神病効果とEPSが発現する用量には違いがあると推察された（表3）。

よって，BNSの薬理プロフィールは，セロトニン5-HT_{2A}受容体の親和性がドパミンD_2よりも優位である RIS, PER, OLZ, QTP や逆にドパミンD_2の約1/10であるAPZとは一線を画すことができると考える。更に，BNSはドパミンD_2及びセロトニン5-HT_{2A}受容体に対する選択性が高く，他のSGAで認められるヒスタミンH_1，ムス

表1 神経伝達物質受容体への親和性 (采と久留宮[78], 2007)

受容体	動物種	受容体親和性 Ki (nmol/L)		
		Blonanserin	Haloperidol	Risperidone
D_1	ヒト	1,070	2,300	761
D_{2long}	ヒト	0.142	2.73	13.2
$5-HT_{2A}$	ヒト	0.812	45.7	1.09
α_1	ラット	26.7	8.75	0.657
D_3	ヒト	0.494		
$5-HT_{2B}$	ヒト	31.8		
$5-HT_{2C}$	ヒト	26.4		
$5-HT_6$	ヒト	41.9		
$D_{4.2}$, $5-HT_{1A}$, $5-HT_{5A}$, $5-HT_7$, α_2, H_1, M_1	ヒト, ラット	≥100		
D_5, β, $5-HT_4$	ヒト, ラット モルモット	>1,000		
		IC_{50} (nmol/L)		
$5-HT_3$	ヒト	>100,000		

Ki;阻害定数, IC_{50};50％抑制濃度, D;ドパミン, 5-HT;セロトニン, α;アドレナリンα, M;ムスカリン, H;ヒスタミン, β;アドレナリンβ

表2 ドパミンD_2及びセロトニン$5-HT_{2A}$受容体関連行動抑制作用の比較 (采と久留宮[78], 2007)

試験項目	ED_{50}, mg/kg p.o.			
	Blonanserin	Haloperidol	Clozapine	Risperidone
Apomorphine誘発 gnawing抑制 [ラット]	0.292	0.426	41.7	1.52
p-chloroamphetamine誘発 首振り行動抑制 [ラット]	0.434	5.59	5.78	0.0977

ED_{50};50％作用用量

表3 抗精神病効果及び副作用に関連する薬理作用の比較 (采と久留宮[78], 2007)

試験項目	ED_{50}, mg/kg p.o. (条件回避反応に対する比)			
	Blonanserin	Haloperidol	Clozapine	Risperidone
条件回避反応抑制 [ラット]	0.55 (1)	0.62 (1)	32 (1)	3.7 (1)
カタレプシー惹起 [ラット]	16.4 (30)	5.63 (9.1)		
眼瞼下垂惹起 [ラット]	>80 (>150)	17.9 (29)	64.1 (2.0)	7.78 (2.1)
懸垂行動抑制 [ラット]	50.9 (93)	11.4 (18)	17.7 (0.6)	7.25 (2.0)

ED_{50};50％作用用量

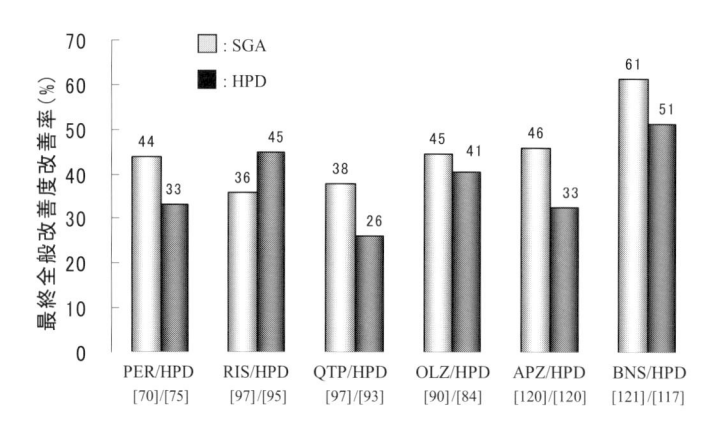

PER[59)]：Perospirone, RIS[60)]：Risperidone, QTP[58)]：Quetiapine, OLZ[24)]：Olanzapine,
APZ[25)]：Aripiprazole, BNS[57)]：Blonanserin, HPD：Haloperidol, [ ]は例数

図2　第二世代抗精神病薬の haloperidol 対照比較試験成績（最終全般改善度改善率）

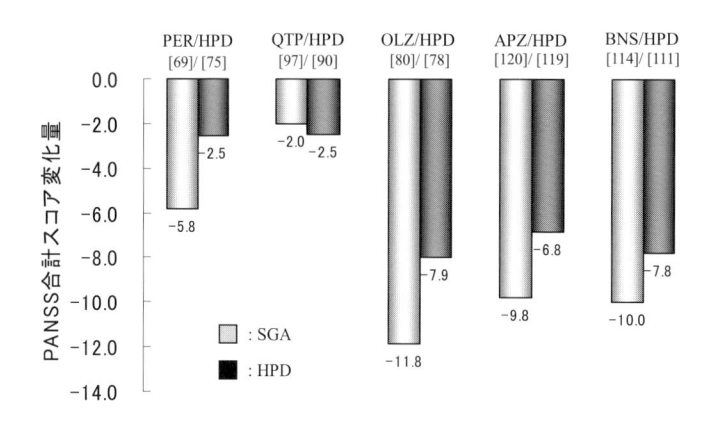

PER[59)]：Perospirone, QTP[58)]：Quetiapine, OLZ[24)]：Olanzapine, APZ[25)]：Aripiprazole,
BNS[57)]：Blonanserin, HPD：Haloperidol, [ ]は例数

図3　第二世代抗精神病薬の haloperidol 対照比較試験成績（PANSS 合計スコア変化量）

カリン M_1，アドレナリン α_1 あるいはセロトニン 5-HT_{2c} といった受容体への親和性は低いため，それら受容体に起因する体重増加，過度鎮静，消化器系障害，起立性低血圧等の副作用の軽減も期待された。

III．Blonanserin の有効性

1．Risperidone 及び haloperidol を対照とした SGA の国内比較試験成績

BNS は，SGA 及び FGA それぞれの代表的薬剤で，多くの比較試験で対照薬剤とされる RIS[49)]，HPD[57)] と二重盲検比較試験を実施している。強調されるべきことは，国内での RIS を対照薬とした二重盲検比較試験は BNS が初めてということである。

BNS と国内上市されている SDA 5 剤の国内 HPD 対照比較試験[24, 25, 57, 58, 59, 60)] の最終全般改善度改善率を図2，最終評価時の陽性・陰性症状評価尺度（Positive and Negative Syndrome Scale：PANSS）合計スコア変化量を図3に示した。なお，いずれの試験も8週間投与で選択・除外規準

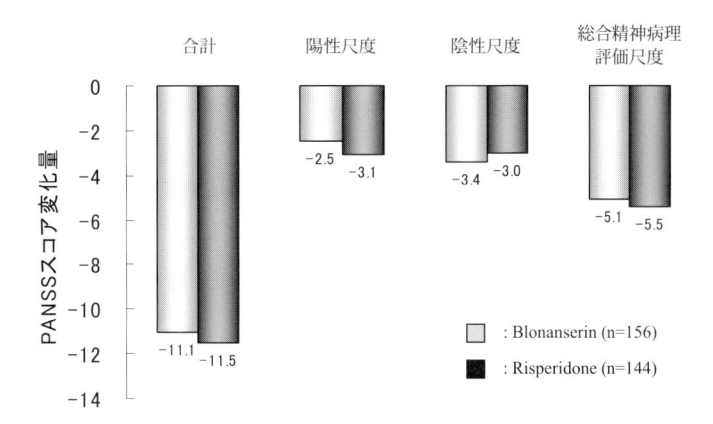

図4 Blonanserin の risperidone 対照比較試験成績（PANSS 合計及び各尺度別スコア変化量）（三浦[49]，2008）

はほぼ同じであり，組み入れ症例は罹病期間の長い慢性例が大半を占めており，試験開始時のPANSS 合計スコアは85前後であった。

RIS を除く薬剤の最終全般改善度の改善率（「著明改善」及び「中等度改善」であった症例の割合：主要評価項目）は HPD を上回り，HPD に対する同等性はすべての薬剤で検証された。HPD の改善率は26～51％と開きがあるが，これは試験前に使用していた治療薬の全般改善度を加味した評価方法が影響しているものと考えられる（図2）。BNS の HPD 対照比較試験での PANSS 合計スコア変化量は－10.0であり，OLZ の－11.8，APZ の－9.8とほぼ同程度であった。また，QTP を除く SGA では PANSS 合計スコア変化量が HPD より大きかった（RIS の国内 HPD 対照比較試験実施時には PANSS 日本語版が開発されてから日が浅く，有効性評価に採用していない）。対照薬である HPD の変化量は BNS，OLZ，APZ の試験で－7.8，－7.9，－6.8，PERと QTP の試験では共に－2.5と隔たりがあった（図3）。HPD の効果が試験間で大きく異なる理由は明確ではないが，試験前に使用されていた抗精神病薬の用量や試験での HPD 使用範囲の違い（QTP の比較試験では18mg／日，その他は12mg／日）がスコア変化量に影響した可能性が考えられる。

BNS の RIS 対照比較試験での最終評価時PANSS 合計スコア変化量は，BNS が－11.1，RIS が－11.5と BNS の RIS に対する非劣性が検証され（図4），尺度別スコア変化量は全て RISとほぼ同じ，最終全般改善度も BNS が51％，RISが57％と大きな違いはなかった。

APZ は mosapramine 対照比較試験で PANSS合計スコア変化量が－4.9と，HPD 対照比較試験の－9.8より効果が低かったが，「前治療抗精神病薬の使用量が多い症例では，試験薬切り替え後にAPZ が十分に増量されない又はできないうちに陽性症状が悪化した」ことが一因であると考察され[5]，今日では他剤から APZ に切り替えには add-on の上で他剤を減量する（tapering）方式がほぼ確立していると考えられる。BNS は RIS 及びHPD 対照の比較試験間で PANSS 合計スコア変化量は大きく乖離せず（－11.1，－10.0），最終評価時の投与量もほぼ同じ（16.3±6.2，15.8±6.1mg／日）であったことから，他剤からの切り替えが簡便といえるかもしれない。

また，SGA は陰性症状に効果があるという報告が多数あり[40]，BNS も HPD 対照比較試験でHPD より PANSS 陰性尺度スコアを改善した（p＜0.05）[57]。更に，米国のエキスパートコンセンサスガイドライン[29]では，陽性・陰性優位，初発・再発に関わらず急性期治療には SGA を一次選択薬としており，その中でも第一位とされる RISは OLZ，QTP と比較して陽性症状に対する効果が優れ，陰性症状に対する効果は同程度であると言われ，陽性症状治療のため FGA を併用する割

表4 第二世代抗精神病薬の認知機能障害に対する効果（久住と小山[41]，2007，一部改変）

認知機能障害の分類	Quetiapine	Olanzapine	Risperidone
知覚・注意・運動処理機能	◎	○	○
実行機能	○	○	○
作動記憶	△	○	◎
言語性学習・記憶	○	◎	○
視覚性学習・記憶	×	△	×
言語性流暢	○	○	△

◎：大多数の報告で有効，○：有効の報告が多い，△：有効と無効の評価が分かれる，×：無効の報告が多い

合も3剤の中でRISが最も低いという報告もある[45]。

これらの結果から，BNSは他のSGAと同程度で陽性・陰性症状どちらにも効果を示す精神症状改善スペクトルの広い薬剤で，急性期治療のfirst-line drugとして使用が可能であると考えられる。

2．Blonanserinの維持治療への期待

BNSの6ヵ月～1年の長期投与試験[35,56]では良好な効果が維持され，長期投与試験終了時の最終全般改善度は8週間投与試験とほぼ同程度であった。PANSS合計及び尺度別スコアはいずれも投与前より改善し（p＜0.01），著しく悪化が見られた項目はなかった。また，長期投与試験終了時の平均投与量も8週間投与試験と大きな違いはなく，維持治療でも同じような用量で安定した効果が得られる薬剤であると考えられた。

なお，BNSでは後述する安全面のリスクが他のSGAに比べて低く，Quality Of Life（QOL）や服薬アドヒアランスをより高めていくことが期待されている。

3．認知機能障害改善への期待

統合失調症患者では陽性・陰性症状だけでなく認知機能障害なども観察され，SGAはFGAよりも認知機能障害の改善効果に優れているという報告が多い[13,33,70]。認知機能障害の改善は就業機会の増加や社会復帰に重要な役割を果たす可能性も示唆され[63]，近年その効果が注目を集めている。

認知機能障害に対するSGAの効果は薬剤によって少しずつ違いがあり，久住と小山[41]はQTP，OLZ，RISの認知機能障害に対する効果について表4のようにまとめている。この報告では，QTPが知覚・注意・運動処理機能，OLZが言語性学習・記憶，RISが作動記憶の改善効果に優れていると推察される。

三宅ら[50]はBNSとRISの認知機能障害に対する効果をBNSのRIS対照比較試験[49]の中で検討している。言語的記憶の即時・遅延再生を評価するWechsler memory scale-revised（WMS-R）論理的記憶Ⅰ及びⅡはいずれも投与前より改善し，更にBNSでは感覚的情報処理・注意の速度を評価するWechsler adult intelligence scale-revised（WAIS-R）符号問題でも効果が認められたと報告している。また，総合的な認知機能評価スケールであるmini-mental state examination（MMSE）や実行機能を評価するWisconsin card sorting test（WCST）では，いずれも投与前からの改善を示さないという成績であった。BNSはRISで改善を示さなかったWAIS-Rでの改善が認められたことから，QTPと類似した認知機能改善効果を有すると推察されるが，今後の更なる検討に期待したい。

Ⅳ．Blonanserinの安全性

1．EPS

EPSの発現は抗精神病薬の黒質-線条体系ドパミンD_2遮断作用に起因し，SGAが有する抗セロトニン$5-HT_{2A}$作用はEPSを低減すると考えられている[30]。EPSはFGA服薬中の患者の50～

70％に認められるといわれ[64]，統合失調症患者の陰性症状の悪化，QOLの低下や社会復帰への障害となり，薬物治療に対する嫌悪感からアドヒアランスが著しく低下する場合もある。アドヒアランスの低下は統合失調症の病状再燃の原因となりやすく，結果的に長期入院や再入院が必要となることも多い。またEPSに使用される抗パーキンソン剤は抗コリン作用を有しており，口渇や便秘あるいは認知機能障害などの副作用が発現する。これらのことから，新しい抗精神病薬にはEPSの軽減が急務となっている。

BNSはセロトニン5-HT_{2A}よりもドパミンD_2受容体遮断作用が強いが，他のSGAと同様十分なEPS低減作用を示すだけのセロトニン5-HT_{2A}受容体遮断作用も有しており，次のような臨床結果を反映している。RIS対照比較試験[49]の結果，EPS有害事象発現率は同程度であり，薬原性錐体外路症状評価尺度（Drug-Induced Extrapyramidal Symptoms Scale：DIEPSS）でも合計スコア変化量は全体を通して大きな違いは認められなかった。またHPD対照比較試験[57]の結果，EPS有害事象発現率はBNSの方が20％以上低く，特に，振戦，アカシジア，運動能遅延で低かった（それぞれp＝0.021，p＝0.019，p＝0.010）。さらにDIEPSSについても，合計スコア変化量はBNSの方が小さく（p＝0.024），症状スコアを増加させなかった。以上，BNSは，FGAと比較してEPSの発現リスクが小さいという従来のSGAの「非定型性」を十分兼ね備えた薬剤であると考えられた。

２．体重増加

古くから統合失調症患者では体重が大きく変動することが知られており，精神症状の改善と共に行動が改善して体重が増加するとの推測もある[69]。また，抗精神病薬が薬剤誘発性の肥満を引き起こすという報告[3,37]も多く，抗精神病薬の副作用の一つとして体重増加が注目されている。肥満は身体医学的に脳卒中，心筋梗塞，糖尿病，脂肪肝，痛風，性機能障害などの危険因子としてだけでなく，日常生活能力の低下，服薬コンプライアンス不良ともつながり，決して軽んじられない問題[71]とされている。なお，SGAの体重に対する影響はFGAよりも強い[82]とされており，SGAの問題の1つである。

SGAによる体重増加作用の機序は未解明であるが，これまでの知見から抗精神病薬が有する抗セロトニン5-HT_{2C}作用[17,62,80]及び抗ヒスタミンH_1作用[9,20,32,72]の関与が示唆されている。

BNSは，セロトニン5-HT_{2C}受容体及びヒスタミンH_1受容体への親和性が低いことが明らかとなっており[78]，抗セロトニン及び抗ヒスタミン作用を介した体重増加の発現リスクは低いと予想される。

一方で，既存の抗精神病薬による体重増加についてはこれまでに多くの知見が報告されているが代表的なものを以下にまとめた。

・Allisonら[2]による抗精神病薬の二重盲検比較試験の体重増加に関するメタ解析では，抗精神病薬を10週間投与した場合の体重増加がclozapine（CLZ）＋4.45kg，OLZ＋4.15kg，RIS＋2.10kg，HPD＋1.08kg，placebo －0.74kgになると予測されている。

・工藤ら[40]は，RIS，OLZ，QTPの有効性・安全性についての比較を行った中で，体重増加の発現リスクを検討した結果，OLZ＞QTP＞RISであることを報告している。

・Wirshingら[82]はSGA又はHPDを投与された統合失調症患者を6年間追跡した結果，体重増加の発現リスクはCLZ，OLZの順に高く，次いでRIS，HPDであったと報告している。さらに年齢や治療期間，開始時の体重を補正して比較すると，RISでは約10週前後で体重は平衡状態になるのに対して，CLZ，OLZでは約20週前後まで体重増加が続いていた。

・APZはOLZとの比較[46]では投与1週後から体重増加に有意な違いが認められ，投与26週後ではOLZ＋4.23kgであったのに対し，APZは－1.37kgであった。またplaceboとの比較[68]では体重増加についてはAPZとplaceboに差が認められなかった。

これらの報告を統合すると，抗精神病薬の体重増加発現リスクはCLZ，OLZで高く，以下QTP，RISと続き，HPD，APZはリスクが低いと考えら

表5 抗精神病薬の代謝性危険因子へ与える影響の順位（Lean と Pajonk[42]，2003，一部省略）

	Clozapine	Olanzapine	Risperidone	FGA
糖尿病有病率	1	2	4	3
高血糖（空腹時）	1	2	3	4
インスリン高値（空腹時）	2	1	3	4
コレステロール高値	1	3	4	2
トリグリセリド高値	1	2	4	3
BMI 高値	2	1	3	4
尿酸値高値	1	3	2	4

表6 統合失調症患者の糖尿病発症リスクと抗精神病薬投与との相関（Sernyak ら[73]，2002，一部省略）

	処方例数	Odd 比	95%信頼区間	P 値[#1]
SGA	22648	1.09	1.03〜1.15	0.002
Clozapine	1207	1.25	1.07〜1.46	<0.005
Olanzapine	10970	1.11	1.04〜1.18	<0.002
Quetiapine	995	1.31	1.11〜1.55	<0.002
Risperidone	9903	1.05	0.98〜1.12	0.15

#1：ロジスティック回帰

れる。

BNSは長期投与試験（投与期間6ヵ月〜1年）でさえも＋0.6kg[56]，0 kg[35]の体重増加に留まっており，前述したAllison[2]及びWirshing[82]らの報告と比較して，体重増加のリスクは低く，例え長期投与されても体重が増加する可能性は低いと考えられる。また，BNSの体重増加の有害事象発現率はRIS対照比較試験[49]では，BNSが0.6%（1/156例），RISが4.8%（7/145例）とBNSの方が低かった（p＝0.031）。体重増加の要因と考えられる食欲亢進の有害事象発現率についてもBNSが1.3%（2/156例），RISが6.9%（10/145例）とBNSの方が低かった（p＝0.017）。一方，HPD対照比較試験[57]での体重増加の発現率は，BNSが2.3%（3/129例），HPDは0%（0/134例）と大きな違いはなかった。

以上を考慮し，BNSの体重増加発現リスクは，HPD，APZ同様低リスクであると推察される。

3．耐糖能異常（血糖値上昇）

統合失調症患者では一般集団よりも糖尿病の罹患率が高く，耐糖能異常と統合失調症との間には何らかの関係があると言われている。SGAではCLZ[1,11,38,39,65]，OLZ[14,15,44]投与により糖尿病性ケトアシドーシスを発症した症例について数多く報告されている。また国内ではOLZ，QTPで，関連性が否定できない重篤な有害事象として高血糖，糖尿病性ケトアシドーシス，糖尿病性昏睡が報告され，2002年に緊急安全性情報が配布された。米国でも6種の非定型抗精神病薬（RIS，OLZ，QTP，CLZ，APZ，ziprasidone：ZPD）について，2003年9月にFDAから血糖値上昇と糖尿病のリスクを高める恐れがあるとの警告を表示するように命じられている。

CLZ，OLZ，RIS及びFGAが種々の代謝性危険因子に及ぼす影響についてのLeanとPajonkによる報告[42]を表5に示した。ほとんどの危険因子についてCLZの影響が最も高く，次いでOLZで，RISはFGAとほぼ同程度で危険因子に及ぼす影響は低かった。

また，Sernyakらが米国退役軍人の統合失調症患者を対象とした調査で，処方されていた抗精神病薬と糖尿病発症の相関を分析した結果[73]を表6

に示した．QTP, CLZ 及び OLZ は，処方と糖尿病発症との間に有意な相関があったが，RIS には認められなかった．

以上のように，SGA の中では CLZ, OLZ, QTP は耐糖能異常（血糖値上昇）の発現リスクが高く，RIS は FGA とほぼ同程度の発現リスクと推測される．また，最近の報告[61]でも，耐糖能異常の発現リスクは，CLZ＞OLZ＞QTP＞RIS＞APZ であるとされている．

BNS の RIS 対照比較試験[49]では，血糖値上昇に関連する検査項目として血糖値，HbA_{1c}，インスリンを測定しているが，これらの検査値増加の有害事象発現率は両群とも低く，同程度であり，BNS の耐糖能異常発現のリスクは RIS と同程度と考えられる．また BNS の臨床試験全例で，血糖値上昇に起因すると考えられる有害事象（糖尿病，糖尿病性ケトアシドーシス，糖尿病性昏睡等）は認められていない．

耐糖能異常は体重増加発現リスクと明らかな相関があると考えられており，前述のように BNS は体重増加発現リスクが低いと考えられることからも，本剤の耐糖能異常発現リスクが低くなることが推察できる．

以上を統合して考えると，BNS の耐糖能異常発現リスクは，CLZ, OLZ, QTP よりは低く，比較的低リスクの HPD, RIS, APZ と同程度であることが推察される．

4．QT/QTc 延長

抗精神病薬使用中の心電図変化や突然死は古くから報告されており[18,19]，抗精神病薬の重大な副作用として注目されてきた．SGA の中で RIS の QTc 延長リスクは OLZ, QTP, HPD と同様で ZPD より明らかに低いとしている報告[36,45]や，表7に示したように SGA と各々の代謝阻害薬を併用した時の QTc 変化でも RIS は QTc 延長リスクが OLZ, QTP, HPD, ZPD よりも低いという報告[28]があり，RIS は抗精神病薬の中では QTc 延長リスクが低いと推察された．

BNS は，心電図パラメータについて詳細に検討した RIS 対照比較試験[49]で QTc 時間延長が発現したのは BNS 群 1.9％（3/156例）とわずかであり，RIS 群 1.4％（2/145例）と同程度であった．また，投与前後の QTc 平均変動時間（表8）は BNS 群でいずれの指標もわずかに短縮し，その変動も小さかった．

以上より，BNS の QT/QTc 延長リスクは，RIS と同様に低リスクであると推察される．

5．起立性低血圧

抗精神病薬による起立性低血圧は，主にアドレナリン α_1 受容体遮断作用により発現すると考えられている．SGA の中で RIS, QTP はアドレナリン α_1 受容体親和性が高く，いずれもドパミン D_2 受容体への親和性を上回る[45]．非臨床試験結果から，BNS のアドレナリン α_1 受容体に対する親和性は SGA や HPD と比し弱いことが明らかになっており[78]，起立性低血圧の発現頻度が低いと推測される．

BNS の RIS 対照比較試験[49]における有害事象発

表7　抗精神病薬の代謝阻害薬併用時の QTc 延長の検討（Kammen[28], 2001, 一部省略）

薬剤名（投与量）	QTc±SD
Risperidone（16mg）	3.2±16.9msec
Olanzapine（20mg）	5.3±12.8msec
Haloperidol（15mg）	8.9±15.0msec
Quetiapine（750mg）	19.7±13.5msec
Ziprasidone（300mg）	20.4±17.0msec

表8　QTc 時間の平均変動（三浦[49], 2008, 一部省略）

投与群	QTcB（目視法）	QTcB（接線法）	QTcF（目視法）	QTcF（接線法）
Blonanserin	−1.1	−0.7	−0.8	−0.4
Risperidone	0.1	2.6	0.3	2.7

QTcB：Bazett 補正，QTcF：Fridericia 補正　　　（平均値，msec）

表9　抗精神病薬のプロラクチンへの影響（岸本と渡辺[36]，2002，一部省略）

薬剤名	影響	備考
Sulpiride	＋＋＋	全例で78ng/mLまで↑，15〜20倍まで↑，600ng/mLを超える例あり。
Risperidone	＋＋＋	女性で平均125ng/mLまで↑，45〜80ng/mL↑
Haloperidol	＋〜＋＋	17〜18.3ng/mL↑
Olanzapine	0〜＋	プラセボと差はない。Haloperidolの1/2〜1/3程度。
Quetiapine	0	プラセボと差はない。
Clozapine	0	プラセボと差はない。

現率はBNS群0.6％（1/156例），RIS群4.8％（7/145例）で，BNS群の方が低かった（p＝0.031）。HPD対照比較試験では，起立性低血圧はHPD群が0.7％（1/134例）に発現したが，BNS群には発現しなかった。

SGAの中ではCLZの起立性低血圧発現リスクが最も高く，次にQTP，以下RIS，OLZの順との報告がある[10]。また，国内承認時のデータ[53]でも，QTPの副作用発現率は4.5％と最も高く，OLZは1.6％と報告されており，BNSの副作用発現率（1.6〜1.8％）は，OLZと同様に低かった。

以上より，BNSの起立性低血圧発現リスクは，QTP，RISよりは低リスクであると推測され，BNSがOLZ同様SGAの中でも低リスクであることが推察される。

6．高プロラクチン血症（プロラクチン上昇）

高プロラクチン血症は，短期的には無月経，乳汁分泌などの原因となり[79,83]，長期的には性機能障害や骨粗しょう症などを引き起こす可能性がある[6,16]。このように，抗精神病薬による高プロラクチン血症はQOLを低下させる有害事象と密接に関係している。

SGAの中では，CLZ[7]とQTP[66]はプロラクチン値をほとんど上昇させず，OLZ[75]はFGAより上昇リスクが低いという報告がある。また，Crawfordら[12]は，OLZのプロラクチン値の上昇率はHPDの1/2から1/3で，6週後にはプラセボと有意な差がなかったと報告している。なお，ドパミンD_2受容体部分アゴニストのAPZはプロラクチン濃度を上昇させない[25,74]。

一方，RISは用量に比例してプロラクチン値を上昇させ，そのリスクはFGA以上であるとの報告も多い[67]。岸本ら[36]がまとめた抗精神病薬のプロラクチン値への影響の程度（表9）でも，RISの影響が最も大きいとしている。

BNSのRIS対照比較試験[49]では，プロラクチン上昇の有害事象発現率はBNS群46.8％（73/156例），RIS群84.1％（122/145例）とBNS群の方が約37％低かった。プロラクチン値の推移は，RIS群が投与2週後から上昇したのに対しBNS群では減少し（図5），試験終了後の変動はRIS群＋20.0±43.9ng/mL，BNS群－10.6±36.6ng/mLであった。なお，プロラクチン上昇に関連する月経障害や乳汁漏斗症等の有害事象発現率は，ともに低率で両群の発現率に大きな違いはなかった。

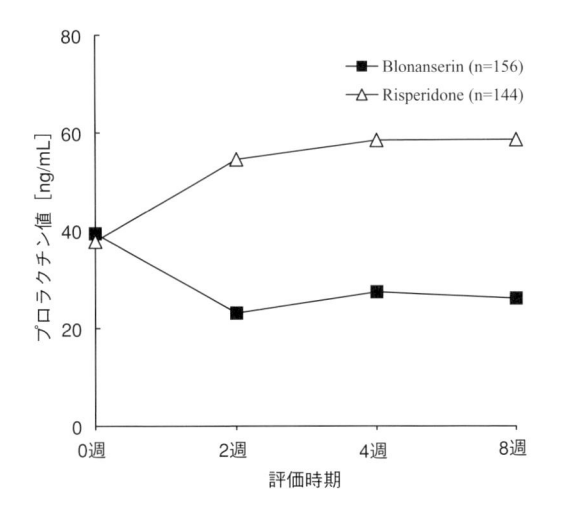

図5　BNSのrisperidone対照比較試験におけるプロラクチン値の推移（三浦[49]，2008）

表10 各種抗精神病薬の有害事象項目別発現リスクのまとめ
（JibsonとTandon[27]，1998，村崎[54]，2006の報告（一部省略）にBNSのデータを加えて作成）

副作用	BNS	HPD	APZ	CLZ	OLZ	QTP	RIS
体重増加	±	±	±	＋＋＋	＋＋＋	＋	＋
耐糖能異常	＋	＋	±	＋＋＋	＋＋＋	＋	＋
QT/QTc延長	±	＋	±	＋＋	＋	＋	＋
起立性低血圧	＋	＋	±	＋＋＋	＋	＋＋	＋＋
高プロラクチン血症	＋	＋＋	±	±	±	±	＋＋＋
錐体外路症状	±〜＋	＋＋＋	±〜＋	±	±〜＋	±	±〜＋

BNS：Blonanserin, HPD：Haloperidol, APZ：Aripiprazole, CLZ：Clozapine, OLZ：Olanzapine, QTP：Quetiapine, RIS：Risperidone

HPD対照比較試験[57]では，プロラクチン上昇の有害事象発現率はBNS群8.5%（11/129例），HPD群15.2%（20/132例）であり，BNS群はHPD群の約半分と低かった。プロラクチン値の推移は両群とも試験終了時には同様に低下した。また，プロラクチン上昇に関連する月経障害や乳汁漏斗症等の有害事象発現率は，ともに低率でRISとの比較試験同様，両群の発現率に大きな違いはなかった。

BNSのプロラクチン値は，いずれの試験においても前治療薬の影響で試験開始前から高かったが，長期投与試験[35,56]でも低下しており，試験開始前に投与されていた抗精神病薬による高プロラクチン状態が，BNSに変更したことによって正常化の方向に推移したと考えられる。

以上を考慮し，BNSの高プロラクチン血症発現リスクは，RIS，HPDよりは低く，OLZ，QTP，CLZと同程度であると推察される。

7．安全性のまとめ

抗精神病薬で懸念される重要な有害事象である体重増加，耐糖能異常，QT/QTc延長，起立性低血圧，高プロラクチン血症及びEPSの発現リスクをSGA及びHPDと比較するとともに，近年上市されたAPZのリスク[54]とともにその安全性を表10にまとめた。

BNSはFGA，SGAで懸念される有害事象発現リスクについて，いずれも大きなものではなく，SGAの中でも，APZ，QTPと同様にバランスのとれた安全性プロファイルを有していると考えられる。これらの結果から，BNSはSGAの中でも安全性の高い統合失調症治療薬であることが示唆され，今後の臨床の場での治療有用性（treatment effectiveness）の検証が期待される。

V．Blonanserinの臨床的位置付けと今後への期待

統合失調症が脳内ドパミン系の機能異常によって発症する，いわゆる「ドパミン仮説」は様々な非臨床的ならびに臨床的な科学的エビデンスの下にゆるぎない地位を確保している[81]。また，ドパミンD_2受容体遮断作用を有する薬物が，統合失調症患者の精神症状を改善することと同時に，現在までドパミンD_2受容体遮断作用を持たない薬物が抗精神病薬として登場していないことも事実である[23]。FGAはドパミンD_2受容体に対して強い遮断作用を有することから，抗精神病作用を示しながら，EPSやプロラクチン値上昇の発現を避けることができず，「定型」抗精神病薬と言われてきた[52]。しかし，SGAの源流となるCLZが開発されたことにより，抗精神病作用とドパミン関連副作用を分離する「非定型性」に着目した薬剤開発が進み，SGAが誕生した[22]。そしてSGAはFGAと同等以上の効果とEPSの発現が少ないという現在の地位を確立している。SGAは米国精神医学会や国内の統合失調症治療ガイドラインで薬物治療の一次選択薬に推奨され[29,55]，今や海外，国内ともに統合失調症の薬物治療はFGAからSGAに推移したと言える。現在までに上市されているSGAは，ドパミンD_2受容体に対して「より強いセロトニン5-HT_{2A}受容体遮断作用に

より，中脳-辺縁系への部位選択性を獲得したもの（RIS, PER, OLZ, amisulpride, ZPD）」，「速やかに解離するもの（QTP, CLZ）」及び「部分アゴニストとして作用（APZ）」のいずれかの薬理学的特性を有しているが，共通する薬理作用は明確ではない[76]。

BNSはドパミンD_2及びセロトニン5-HT_{2A}受容体に対して強い遮断作用と高い選択性を有する薬剤で，セロトニン5-HT_{2A}よりドパミンD_2受容体の親和性が高いという特徴を持つ。この受容体結合プロフィールはMeltzerらのSDA仮説にあてはまらないが，動物試験の結果から，陽性・陰性症状に対してバランスよく効果を示し，臨床での抗精神病効果とEPSが発現する用量には違いがあると推察された。よって，BNSはドパミンD_2受容体に対して「中脳-辺縁系への部位選択性を獲得したもの」に分類されるが，SDAであるRIS, PER, OLZとは一線を画して「DSA」とも言うべき特徴を有していると考える。すなわち「非定型性」を獲得するには，セロトニン5-HT_{2A}受容体の親和性がドパミンD_2より大きい必要はないということであり，Kapurらの新しい仮説がそのことを支持している[31]。

SGAが開発されるまでの統合失調症の急性期治療は，幻覚・妄想の治療や鎮静効果を目的としてFGAを多剤併用・大量使用し，却って薬剤性の陰性症状や認知機能障害を惹起して患者の社会復帰を妨げていたといわれている[77]。また，EPSに使用するパーキンソン治療剤は抗コリン作用を有しており，FGA投与に併用が必要であったパーキンソン治療剤が，認知機能障害を悪化させていた可能性もある。よって，投与初期から陽性症状だけでなく陰性症状や認知機能障害に改善効果を示すSGAが，米国精神医学会や国内の統合失調症治療ガイドラインで薬物治療の一次選択薬に推奨されるのは自然の流れであろう。ここ数年はFGAとSGAの比較ではなく，各々のSGAの特徴を明確にして治療に生かすことが議論の中心となっているが，PANSSによる評価でSGA薬剤間の違いを検証することは難しく，Measurement And Treatment Research to Improve Cognition in Schizophrenia（MATRICS）[8]等による新しい評価バッテリーを用いた認知機能障害改善の評価，QOL及び再発率の違いなどに主眼を置いた大規模な試験の実施が多くなってきている。慢性統合失調症患者1,460名を対象としたCATIE study[43]は試験中止率に着目し，効果不発揮による中止率はOLZが，副作用と忍容性による中止率ではRISが最も低いという成績であった。また，初発統合失調症患者を対象としたCAFE study[34]では，治療開始12週後の認知機能総合スコアはQTPが最も改善した。各SGAの認知機能改善効果の相違点に関しては，更なる臨床検討が期待される。

ところで，BNSは現在国内外の統合失調症治療の一次選択薬として位置付けられるRISと陽性症状や陰性症状等で同等の有効性を示し，HPDとの比較では陽性症状で同程度，陰性症状ではより効果が大きいことが確認された。また，他剤からBNSへ切り替えた時にも大きな問題はなく，長期投与でも精神症状改善効果が維持され，最終評価時の平均投与量は8週間投与試験とほぼ同じであった。更には，RISで効果を示さなかったWAIS-Rによる知覚・注意に関する認知機能障害改善効果がBNSでは認められ，多くの論文で支持されているQTPの知覚・注意・運動処理機能改善と同様の効果が得られる可能性が示唆されたことは特筆される。これらのことから，BNSは急性期のfirst-line drugとなるだけでなく，維持期でも使用できる有用な薬剤であると考えられる。

SGAの「非定型性」によりEPSの発現割合はFGAより減少したが，一方でFGAでは見られなかった「体重増加」や「耐糖能異常」の発現リスクが指摘されている。また，「QT/QTc延長」，「起立性低血圧」や「高プロラクチン血症」等のリスクも払拭されたわけではない。CATIE studyでは効果不発揮による中止率が最も低かったOLZが，副作用と忍容性による中止率では最も高く，相反する成績となった[43]ことから考えても，efficacyだけでなくsafetyも念頭に置いたeffectivenessの観点でSGAを選択する必要がある。BNSはHPDよりEPS発現リスクが低く，SGAの「非定型性」が確認できた。RISとは

EPS, 耐糖能異常及びQT/QTc延長の発現リスクが同程度, 体重増加, 起立性低血圧, 高プロラクチン血症はRISより低かった。また, BNSで特異的に発現する重要な有害事象はなかった。これらのことから, BNSは統合失調症治療で安全面から見てもfirst-line drugとして使用できる薬剤であり, 体重増加や脂質代謝障害などのメタボリック症候群と月経異常に過敏な反応を示す若年層女性の統合失調症患者にも使用しやすい有用な薬剤であると考えられる。

CLZはSGAの源流となり, 治療抵抗性統合失調症に特異な効果を発揮することから, 統合失調症治療に大きな功績を残したが, 副作用としての顆粒球減少への危険性から, 一次選択薬とはなり得ない[21]。その意味で, 効果があり安全性の高い新規統合失調症治療薬の開発が切望されており, 他のSGAと比べてeffectivenessを十分に有している「DSA」のBNSが, SGAの欠点を補い, 統合失調症治療のfirst-line drugとなることを期待している。

文　献

1) Ai, D., Roper, T. A. and Riley, J. A. : Diabetic ketoacidosis and clozapine. Postgrad. Med. J., 74 : 493-494, 1998.
2) Allison, D. B., Mentore, J. L., Heo, M. et al. : Antipsychotic-induced weight gain : A comprehensive research synthesis. Am. J. Psychiatry, 156(11) : 1686-1696, 1999.
3) Amdisen, A. : Drug-produced obesity : experiences with chlorpromazine, perphenazine and clopenthixol. Dan. Med. Bull., 11 (6) : 182-189, 1964.
4) Ananth, J., Burgoyne, K. S., Gadasalli, R. et al. : How do the atypical antipsychotics work?. J. Psychiatry Neurosci., 26 (5) : 385-394, 2001.
5) アリピプラゾール審査報告書, 医薬品医療機器総合機構ホームページ(新薬の承認審査に関する情報：平成18年1月承認分), 2006.
6) Biller, B. M. K., Baum, H. B. A., Rosenthal, D. I. et al. : Progressive trabecular osteopenia in women with hyperprolactinemic amenorrhea. J. Clin. Endocrinol Metab., 75 (3) : 692-697, 1992.
7) Breier, A. F., Malhotra, A. K., Su, T. P. et al. : Clozapine and risperidone in chronic scizophre-nia : Effects on symptoms, parkinsonian side effects, and neuroendocrine response. Am. J. Psychiatry, 156 (9) : 294-298, 1999.
8) Buchanan, R. W., Davis, M., Goff, D. et al. : A summary of the FDA-NIMH-MATRICS workshop on clinical trial design for neurocognitive drugs for schizophrenia. Shizophrenia Bulletin, 31 (1) : 5-19, 2005.
9) Bymaster, F. P., Calligaro, D. O., Falcone, J. F. et al. : Radioreceptor binding profile of the atypical antipsychotic olanzapine. Neuropsychopharmacology, 14 (2) : 87-96, 1996.
10) Collaborative working group on clinical trial evaluations : Adverse effects of the atypical antipsychotics. J. Clin. Psychiatry, 59 (Suppl 12) : 17-22, 1998.
11) Colli, . A., Cocciolo, M., Francobandiera, G. et al. : Diabetic ketoacidosis associated with clozapine treatment. Diabetes Care, 22 (1) : 176-177, 1999.
12) Crawford, A. M. K., Beasley, C. M., Tollefson, G. D. : The acute and long-term effect of olanzapine compared with placebo and haloperidol on serum prolactin concentrations. Schizophr. Res., 26 : 41-54, 1997.
13) Cuesta, M. J., Peralta, V. and Zarzuela, A. : Effects of olanzapine and other antipsychotics on cognitive function in chronic schizophrenia : A longitudinal study. Schizophr. Res., 48 : 17-28, 2001.
14) Gatta, B., Rigalleau, V. and Gin, H. : Diabetic ketoacidosis with olanzapine treatment. Diabetes Care, 22 (6) : 1002-1003, 1999.
15) Goldstein, L. E., Sporn, J., Brown, S. et al. : New-onset diabetes mellitus and diabetic ketoacidosis associated with olanzapine treatment. Psychosomatics, 40 : 438-443, 1999.
16) Halbreich, U., Rojansky, N., Palter, S. et al. : Decreased bone mineral density in medicated psychiatric patients. Psychosom. Med., 57 : 485-491, 1995.
17) 秀野武彦：非定型抗精神病薬による体重増加とコンプライアンス. 臨床精神薬理, 5 (4) : 381-390, 2002.
18) Hollister, L. E., Kosek, J. C. : Sudden death during treatment with phenothiazine derivatives. JAMA, 192 (12) : 1035-1038, 1965.
19) Huston, J. R., Bell, G. E. : The effect of thioridazine hydrochloride and chlorpromazine on the

electrocardiogram. JAMA, 198 (1) : 134-138, 1966.
20) Hyttel, J., Larsen, J. J., Christensen, A. V. et al. : Receptor-binding profiles of neuroleptics. Psychopharmacology Suppl., 2 : 9-18, 1985.
21) 石郷岡純：海外におけるclozapineの副作用モニタリングシステム. 臨床精神薬理, 6 (1) : 45-53, 2003.
22) 石郷岡純：新規抗精神病薬の開発の歴史と今後の動向. 脳の科学, 25 : 425, 2003.
23) 石郷岡純, 稲田健：今後の第二世代抗精神病薬の開発動向. 臨床精神薬理, 4 (2) : 1653-1664, 2001.
24) Ishigooka, J., Inada, T. and Miura, S. : Olanzapine versus haloperidol in the treatment of patients with chronic schizophrenia : Results of the Japan multicenter, double-blind olanzapine trial. Psychiatry Clin. Neurosci., 55 : 403-414, 2001.
25) 石郷岡純, 三浦貞則, 小山司他：統合失調症に対するaripiprazoleの臨床評価—Haloperidolを対照薬とした第III相二重盲検比較試験—. 臨床精神薬理, 9 (2) : 295-329, 2006.
26) 伊豫雅臣：Aripiprazoleの薬理と脳内ドパミンD2受容体占拠率. 臨床精神薬理, 9 (2) : 191-196, 2006.
27) Jibson, M. D., Tandon, R. : New atypical antipsychotic medications. J. Psychiatr. Res., 32 : 215-228, 1998.
28) Kammen, D. P. (村崎光邦 監修)：非定型・新規抗精神病薬—その忍容性を中心に. 臨床精神薬理, 4 : 483-492, 2001.
29) Kane, J. M., Leucht, S. L., Carpenter, D. et al. (大野裕 監訳) : I薬剤の選択, 用量, 等価換算量. エキスパート コンセンサス ガイドライン シリーズ精神病性障害 薬物治療の最適化, pp. 41-72, アルタ出版, 東京, 2004.
30) Kapur, S., Remington, G. : Serotonin-dopamine interaction and its relevance to schizophrenia. Am. J. Psychiatry, 153 : 466-476, 1996.
31) Kapur, S., Seeman, P. : Does fast dissociation from the dopamine D2 receptor explain the action of atypical antipsychotics? : A new hypothesis. Am. J. Psychiatry, 158 (3) : 360-369, 2001.
32) Kato, T., Hirose, A., Ohno, Y. et al. : Binding profile of SM-9018, a novel antipsychotic candidate. Japan. J. Pharmacol., 54 : 478-481, 1990.
33) Keefe, R. S. E., Silva, S. G., Perkins, D. O. et al. : The effects of atypical antipsychotic drugs on neurocognitive impairment in schizophrenia : A review and meta-analysis. Scizophr. Bull., 25 (2) : 201-222, 1999.
34) Keefe, R. S. E., Sweeney, J. A., Gu, H. : Effects of olanzapine, quetiapine, and risperidone on neurocognitive function in early psychosis : A randomized, double-blind 52-week comparison. Am. J. Psychiatry, 164(7) : 1061-1071, 2007.
35) 木下利彦：統合失調症に対するblonanserinの長期投与試験—多施設共同オープン試験(全国区). 臨床精神薬理, 11 (1) : 135-153, 2008.
36) 岸本泰士郎, 渡邊衡一郎：錐体外路症状以外の副作用における定型抗精神病薬と非定型抗精神病薬の比較. 臨床精神薬理, 5 : 185-196, 2002.
37) Klett, C. J., Caffey, E. M. : Weight changes during treatment with phenothiazine derivatives. J. Neuropsychiatry, 2 : 102-108, 1960.
38) Kostakoğlu, A. E., Yazici, K. M., Erbas, T. et al. : Ketoacidosis as a side-effect of clozapine : a case report. Acta. Psychiatr. Scand., 93 : 217-218, 1996.
39) Koval, M. S., Rames, L. J. and Christie, S. : Diabetic ketoacidosis associated with clozapine treatment. Am. J . Psychiatry, 151 (10) : 1520-1521, 1994.
40) 工藤喬, 武田雅俊：短期効果の徹底比較—非定型抗精神病薬を用いた急性期治療. 臨床精神薬理, 5 (2) : 155-165, 2002.
41) 久住一郎, 小山司：統合失調症におけるquetiapineの位置づけと今後の課題. 臨床精神薬理, 10 (9) : 1671-1677, 2007.
42) Lean, M. E. J., Pajonk, F. G. : Patients on Atypical Antipsychotic Drugs. Diabetes Care, 26 (5) : 1597-1605, 2003.
43) Lieberman, J. A., Stroup, T. S., McEvoy, J. P. : Effectiveness of Antipsychotic drugs in patients with chronic schizophrenia. N. Engl. J. Med., 353 (12) : 1209-1223, 2005.
44) Lindenmayer, J. P., Patel R. : Olanzapine-induced ketoacidosis with diabetes mellitus. Am. J. Psychiatry, 156 (9) : 1471, 1999.
45) Masand, P. S. (山内俊雄 監訳)：すべての非定型抗精神病薬は同じように創られたか. 臨床精神薬理, 5 (9) : 1302-1315, 2002.
46) McQuade, R. D., Stock, E., Marcus, R. et al. : A comparison of weight change during treatment with olanzapine or aripiprazole : results from a randomized, double-blind study. J. Clin. Psychiatry, 65 (suppl. 18) : 47-56, 2004.
47) Meltzer, H. Y., Matsubara, S. and Lee, J. C. :

Classification of typical and atypical antipsychotic drugs on the basis of dopamine D-1, D-2 and serotonin2 pKi values. J. Pharmacol. Exp. Therpeutics, 251 (1) : 238-246, 1989.
48) Meltzer, H. Y. : What's atypical about atypical antipsychotic drugs?. Current Opinion in Pharmacology, 4 : 53-57, 2004.
49) 三浦貞則:統合失調症に対するBlonanserinの臨床評価—Risperidoneを対照とした二重盲検比較試験. 臨床精神薬理, 11 : 297-314, 2008.
50) 三宅誕実, 宮本聖也, 竹内愛他:統合失調症の認知機能障害に対する新規抗精神病薬blonanserinの効果:risperidoneとの無作為化二重盲検比較. 臨床精神薬理, 11 : 315-326, 2008.
51) 宮本聖也, 諸川由実代:日本における統合失調症療法の現状—多剤・大量療法からの脱却に向けて. 臨床精神薬理, 9 (11) : 2177-2187, 2006.
52) 諸川由実代, 青葉安里:統合失調症治療戦略の新しい展開. 臨床精神薬理, 7 (11) : 1699-1705, 2004.
53) 諸川由実代:臨床試験から見た新規抗精神病薬の問題点. 臨床精神薬理, 5 (10) : 1391-1404, 2002.
54) 村崎光邦:Aripiprazoleの登場—OPC-4392の意義を称えて. 臨床精神薬理, 9 (2) : 259-270, 2006.
55) 村崎光邦:第3章 治療法の解説 I. 薬物・身体療法 B. 新世代型抗精神病薬. 統合失調症治療ガイドライン(佐藤光源, 井上新平 編), pp. 148-158, 医学書院, 東京, 2004.
56) 村崎光邦:統合失調症に対するblonanserinの長期投与試験—神奈川県臨床精神薬理試験グループ多施設共同オープン試験. 臨床精神薬理, 10 (12) : 2241-2257, 2007.
57) 村崎光邦:統合失調症に対するBlonanserinの臨床評価—Haloperidolを対照とした二重盲検法による検証的試験. 臨床精神薬理, 10 (11) : 2059-2079, 2007.
58) 村崎光邦, 小山司, 福島裕他:精神分裂病に対するフマル酸クエチアピンの臨床評価—Haloperidolを対照薬とした二重盲検比較試験. 臨床精神薬理, 4 : 127-155, 2001.
59) 村崎光邦, 小山司, 町山幸輝他:新規抗精神病薬塩酸perospironeの精神分裂病に対する臨床評価—Haloperidolを対照薬とした第III相試験. 臨床評価, 24 (2.3) : 159-205, 1997.
60) 村崎光邦, 山下格, 町山幸輝他:精神分裂病に対する新規抗精神病薬Risperidoneの臨床評価—Haloperidolを対照薬とした第III相試験. 臨床評価, 21 (2) : 221-259, 1993.
61) 長嶺敬彦:第2世代抗精神病薬と代謝障害—非肥満, 非糖尿病での検討 臨床精神薬理, 9 : 113-121, 2006.
62) Nonogaki, K., Strack, A. M., Dallman, M. F. et al. : Leptin-independent hyperphagia and type 2 diabetes in mice with a mutated serotonin 5-HT2 C receptor gene. Nat. Med., 4(10) : 1152-1156, 1998.
63) 太田共夫, 山口登:新世代型および従来型抗精神病薬と認知機能. 臨床精神薬理, 5 (9) : 1249-1256, 2002.
64) 小山司, 高橋義人:第3章 治療法の解説 I. 薬物・身体療法 A. 従来型抗精神病薬. 統合失調症治療ガイドライン(佐藤光源, 井上新平 編), pp. 113-137, 医学書院, 東京, 2004.
65) Peterson, G. A., Byrd, S. L. : Diabetic ketoacidosis from clozapine and lithium cotreatment. Am. J. Psychiatry, 153 (5) : 737-738, 1996.
66) Peuskens, J., Link, C. G. G. : A comparison of quetiapine and chlorpromazine in the treatment of schizophrenia. Acta. Psychiatr. Scand., 96 : 265-273, 1997.
67) Peuskens, J. : Risperidone in the treatment of patients with chronic schizophrenia : a multinational, multi-centre, double-blind, parallel-group study versus haloperidol. Br. J. Psychiatry, 166 : 712-726, 1995.
68) Pigott, T. A., Carson, W. H., Saha, A. R. et al. : Aripiprazole for the prevention of relapse in stabilized parients with chronic schizophrenia : a placebo-controlled 26-week study. J. Clin. Psychiatry, 64 : 1048-1056, 2003.
69) Planansky, K. : Changes in weight in patients receiving a "tranquilizing" drug. Psychiatr. Q., 32 : 289-303, 1958.
70) Purdon, S. E., Jones, B. D. W., Stip, E. et al. : Neuropsychological change in early phase schizophrenia during 12 month of treatment with olanzapine, risperidone, or haloperidol. Arch. Gen. Psychiatry, 57 : 249-258, 2000.
71) 佐藤耕一:第5部 向精神薬の副作用とその対策 II 主要な副作用とその対策 肥満. [改訂新版 2001] 精神治療薬大系 下巻(三浦貞則 監修), pp. 245-260, 星和書店, 東京, 2001.
72) Schotte, A., Janssen, P. F. M., Gommeren, W. et al. : Risperidone compared with new and reference antipsychotic drugs : in vitro and in vivo receptor binding. Psychopharmacology, 124 : 57-

73, 1996.
73) Sernyak, M. J., Leslie, D. L., Alarcon, R. D. et al. : Association of diabetes mellitus with use of atypical neuroleptics in the treatment of schizophrenia. Am. J. Psychiatry, 159 (4) : 561-566, 2002.
74) 島田栄子, 村崎光邦, 川口毅他 : Aripiprazole の臨床第 I 相試験—健常成人男子における単回及び反復投与時の安全性と薬物動態の検討. 臨床精神薬理, 8 (5) : 695-731, 2005.
75) Tollefson, G. D., Beasley, C. M., Tran, P. V. et al. : Olanzapine versus haloperidol in the treatment of schizophrenia and schizoaffective and schizopreniform disorders : Results of an international collaborative trial. Am. J. Psychiatry, 154 (4) : 457-465, 1997.
76) 冨高辰一郎, 石郷岡純 : 第2世代抗精神病薬とは何か. 臨床精神医学, 34 (4) : 399-403, 2005.
77) 堤祐一郎 : 急性期治療目標と治療方法は変化したか? —急性期治療最前線. 臨床精神薬理, 10 (1) : 27-35, 2007.
78) 采輝昭, 久留宮聡 : Blonanserin の薬理学的特徴. 臨床精神薬理, 10 (7) : 1263-1272, 2007.
79) Vance, M. L. : New directions in the treatment of hyperprolactinemia. Endocrinologist, 7 : 153-159, 1997.
80) Vickers, S. P., Benwell, K. R., Porter, R. H. et al. : Comparative effects of continuous infusion of mCPP, Ro 60-0175 and d-fenfluramine on food intake, water intake, body weight and locomotor activity in rats. Br. J. Pharmacol., 130 (6) : 1305-1314, 2000.
81) 渡辺雅幸 : 第1部 向精神薬の歴史・基礎・臨床 III 向精神薬の薬理・生化学的特徴と作用機序. [改訂新版2001] 精神治療薬大系 上巻(三浦貞則監修), pp. 60-63, 星和書店, 東京, 2001.
82) Wirshing, D. A., Wirshing, W. C., Kysar, L. et al. : Novel antipsychotics : comparison of weight gain liabilities. J. Clin. Psychiatry, 60 (6) : 358-363, 1999.
83) Yazigi, R. A., Quintero, C. H., Salameh, W. A. : Prolactin disorders. Fertil. Steril., 67 (2) : 215-225, 1997.

---

abstract

Preclinical characteristic and clinical positioning of blonanserin for schizophrenia

Mitsukuni Murasaki*

Second generation antipsychotics (SGA) are widely used as a first-line treatment for schizophrenia given their efficacy and safety but do not sufficiently improve negative symptoms and cognitive function and present safety concerns with respect to body weight gain, abnormal glucose tolerance and prolactin elevation. Blonanserin is a forthcoming novel antipsychotic that is expected to address some of the problems with existing antipsychotics. Blonanserin is a dopamine-serotonin antagonist (DSA) with potent blocking activity against dopamine D_2 and serotonin $5-HT_{2A}$ receptors and weak blocking action against other receptors.

The efficacy of blonanserin was demonstrated to be non-inferior to risperidone and haloperidol in controlled clinical trials conducted in Japan, with a favorable safety profile. Blonanserin exhibits characteristics of both an DSA and atypical antipsychotic offering a balanced treatment effectiveness and is expected to be a first-line drug for treatment of schizophrenia.

Jpn. J. Clin. Psychopharmacol., 11 : 461-476, 2008

Institute of CNS Pharmacology. Epika Bldg. 3F, 3-1-7, Sagamiohno, Sagamihara, Kanagawa, 228-0803, Japan.

原著論文

日本人健康成人男子における blonanserin と erythromycin との薬物相互作用の検討

松本和也* 安本和善* 中村 洋* 寺澤佳克*

抄録：新規の第二世代抗精神病薬 blonanserin（BNS）は肝代謝酵素の CYP 3 A 4 で代謝される。CYP 3 A 4 酵素阻害作用を示す erythromycin（EM）の併用投与が BNS の薬物動態及び安全性に及ぼす影響を検討するために，日本人健康成人男子12例を対象としてクロスオーバー法で薬物相互作用試験を実施した。BNS/EM 併用投与では，血漿中未変化体濃度の C_{max} 及び AUC_{last} が BNS 単独投与より上昇し（それぞれ2.37倍，2.65倍），EM の併用投与が BNS の薬物動態に影響すると考えられた。一方，BNS/EM 併用投与で発現した有害事象は BNS 単独投与と同様であり，EM の併用による安全性への影響は認められなかった。しかしながら，臨床現場で患者に EM を併用投与する時には，患者の容態を十分に観察しながら，場合に応じて本剤の投与量を減量するなど，用量に注意しながら投与する必要があると考えられた。

臨床精神薬理 11：891-899, 2008

Key words : blonanserin, erythromycin, pharmacokinetics, drug-drug interaction, cross-over study

2008年3月6日受理
The effect of erythromycin on the pharmacokinetics and safety of blonanserin in healthy male Japanese.
*大日本住友製薬株式会社 開発本部
〔〒564-0053 大阪府吹田市江の木町33-94〕
Kazuya Matsumoto, Kazuyoshi Yasumoto, Hiroshi Nakamura, Yoshikatsu Terazawa : Drug Development Division, Dainippon Sumitomo Pharma Co., Ltd. 33-94, Enoki-cho, Suita, Osaka, 564-0053, Japan.

はじめに

Chlorpromazine や haloperidol（HPD）をはじめとした第一世代抗精神病薬（First-generation antipsychotics：FGA）は，統合失調症の陰性症状に反応性が乏しく，ドパミン D_2 受容体遮断作用による錐体外路系症状や高プロラクチン血症，アドレナリン $α_1$ 受容体遮断作用に伴う過鎮静，血圧低下などの副作用の発現が臨床使用の制限になるといわれている[1,2]。Clozapine の薬理プロフィールに着目し，ドパミン D_2 及びセロトニン 5-HT_{2A} 受容体の遮断作用を併せ持つ薬物が統合失調症の陰性症状を改善することや錐体外路症状の発現を軽減することが報告[3,4]されてからは，第二世代抗精神病薬（Second-generation antipsychotics：SGA）の開発が急速に進歩した。現在，国内外の統合失調症治療ガイドライン[7,9]では，SGA が統合失調症薬物治療の first-line drug としての地位を確立しており，国内では risperidone（RIS），perospirone，olanzapine，quetiapine，aripiprazole の 5 剤が上市されている。

Blonanserin（BNS）は HPD に匹敵するドパミン D_2 受容体遮断作用に加え，強いセロトニン 5-HT_{2A} 受容体遮断作用を有し，アドレナリン $α_1$，セロトニン 5-HT_{2C}，ヒスタミン H_1，ムスカリン M_1 受容体遮断作用が弱いという薬理プロフィールを持つ[10]新規の SGA として当社によって研究開発された。BNS 8～24mg/日を 1 日 2 回分割，8 週間投与した RIS[6] 及び HPD[8] 対照比較試験で，有効性では RIS 及び HPD に対する非劣性が証明され，陰性症状は HPD より改善した。また，安全性では RIS よりアカシジアや易刺激性

表1 使用した試験薬の概要

被験薬	一般名	ブロナンセリン (blonanserin) (JAN)
	化学名	2-(4-Ethyl-1-piperazinyl)-4-(4-fluorophenyl)-5,6,7,8,9,10-hexahydrocyclooctα[b]pyridine
	含量及び剤形	1錠中にブロナンセリンとして2 mgを含有する白色素錠
	保存条件	室温保存
	使用期限	2006年1月

併用薬	一般名	ステアリン酸エリスロマイシン(erythromycin stearate)
	化学名	($2R,3S,4S,5R,6R,8R,10R,11R,12S,13R$)-5-(3,4,6-Trideoxy-3-dimethylamino-β-D-$xylo$-hexopyranosyloxy)-3-(2,6-dideoxy-3-C-methyl-3-O-methyl-α-L-$ribo$-hexopyranosyloxy)-6,11,12-trihydroxy-2,4,6,8,10,12-hexamethyl-9-oxopentadecan-13-olidemonostearate
	含量及び剤形	1錠中にステアリン酸エリスロマイシンをエリスロマイシンとして100 mg（力価）含有する類白色のフィルム錠
	保存条件	室温保存
	使用期限	2006年1月
	製造会社	大日本製薬株式会社（現 大日本住友製薬株式会社）

が多かったものの高プロラクチン血症，起立性低血圧，体重増加等は少なく，HPDより錐体外路系副作用の発現が少なかったため，SGAの中でもeffectivenessが高い薬剤であると考えられる。

薬物動態の検討からBNSはCYP3A4で代謝を受ける肝クリアランス型薬物と考えられ，CYP3A4酵素阻害作用が最も強いとされるketoconazole経口製剤との海外薬物相互作用試験でC_{max}（最高濃度）及びAUC（濃度曲線下面積）がそれぞれ13倍，17～19倍に増加することが確認されている。よって，国内で併用する可能性が高いCYP3A4酵素阻害薬であるerythromycin（EM）との薬物相互作用試験でBNSの薬物動態及び安全性に及ぼす影響を検討した。

I. 試験方法

本試験は，実施医療機関である医療法人社団薬川会観音台クリニックの治験審査委員会（IRB）の承認を得て実施した。

1. 対象

年齢20歳以上36歳未満，BMI〔体重（kg）/身長（m）^{2}〕が18.5以上25.0未満で試験実施医療機関のスクリーニング検査に問題のなかった日本人健康成人男子を対象とした。

2. GCPの遵守及びインフォームドコンセント

本試験は「医薬品の臨床試験の実施の基準に関する省令（GCP）（平成9年3月27日厚生省令第28号）」を遵守して実施した。試験の実施に際して，被験者に同意説明文書を手渡し十分に説明し，質問する機会と試験に参加するか否かを判断する時間を十分に与えた上で，自由意志による同意を文書で得た上で試験を実施した。

3. 試験薬

本試験に用いた試験薬（BNS及びEM）の概要を表1に示す。

4. 投与方法

BNS 2 mgを朝食後単回経口投与する群（BNS単独投与）とEM 300mg 1日4回（朝・昼・夕食

後及び就寝前：1,200mg／日）7日間経口投与（EM単独投与）後にEM 300mg及びBNS 2 mgを朝食後単回経口投与する群（BNS/EM併用投与）を設定し，各群6例，2群2期のクロスオーバー法で実施した。被験者を無作為に割り付け，BNS/EM併用投与から始めた群をA群，BNS単独投与から始めた群をB群とした。また，先行する投与期をⅠ期，引き続く投与期をⅡ期とし，Ⅰ期目とⅡ期目のBNS投与の間隔を21日間とした（表2）。試験薬は水150mLとともに服用させた。

5．試験期間中の禁止又は制限事項

A群のEM投与開始日を試験開始1日目とし（BNS投与は試験開始8日目及び29日目），試験開始14日前から試験開始36日目（Ⅱ期の事後検査終了日）まで試験薬以外の薬剤の使用とグレープフルーツ含有飲食物の摂取を禁止した。入院期間中（試験開始2日前〜12日目及び試験開始20日目〜33日目）はアルコール含有飲料，カフェイン，全てのジュース類，セイヨウオトギリソウ含有食品（セント・ジョーンズ・ワート）の摂取，飲食物の持込，喫煙，激しい運動及び重労働も禁止した。なお，入院期間中の食事は，被験者全員に同一内容のものを摂取させた。

6．評価項目
1）薬物動態

未変化体（抗精神病作用の薬効主体）と抱合体以外の主な代謝物（図1の6種：N-オキシド体，N-脱エチル体，エチレンジアミン体，カルボン酸体，7位OH体，8位OH体）の血漿中薬物濃度について，モデルに依存しない解析方法により，主要評価パラメータとしてC_{max}及びAUC_{last}（最終定量可能時間までの濃度曲線下面積）並びに副次的パラメータとしてT_{max}（最高濃度到達時間）及び$T_{1/2}$（終末相の消失半減期）を求め，「BNS単独投与」と「BNS/EM併用投与」の薬物動態を比較検討した。また，薬物濃度

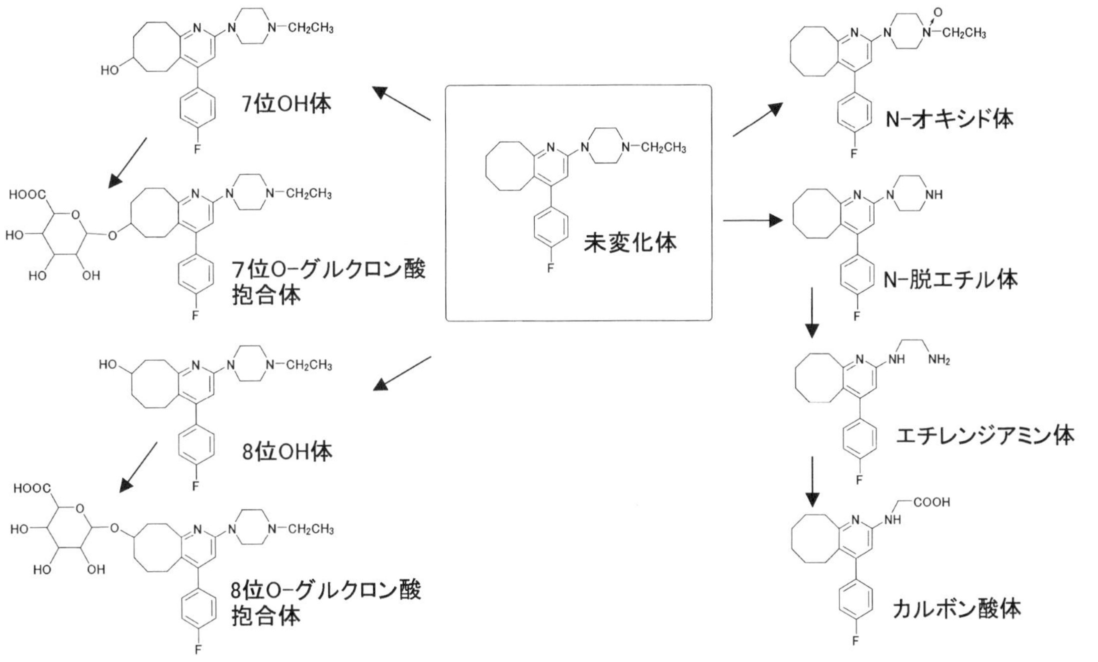

表2　投与方法

	Ⅰ期	Ⅱ期
A群	BNS/EM併用	BNS単独
B群	BNS単独	BNS/EM併用

BNS：Blonanserin、EM：Erythromycin

図1　Blonanserinのヒトでの主な推定代謝経路

表3 被験者背景

群	被験者番号	年齢(歳)	身長(cm)	体重(kg)	BMI
A群	E01	32	170.6	71.0	24.4
	E02	26	165.0	56.4	20.7
	E03	21	173.0	63.9	21.4
	E04	35	173.5	59.6	19.8
	E05	32	173.4	66.0	22.0
	E06	29	177.9	75.3	23.8
B群	E09	26	174.8	60.7	19.9
	E11	28	162.1	59.2	22.5
	E12	24	182.3	62.3	18.7
	E13	22	175.3	71.4	23.2
	E14	31	177.1	74.5	23.8
	E16	27	172.6	61.8	20.7
合計	例数	12	12	12	12
	平均値	27.8	173.13	65.18	21.74
	標準偏差	4.3	5.43	6.38	1.83
	最大値	35	182.3	75.3	24.4
	中央値	27.5	173.45	63.10	21.70
	最小値	21	162.1	56.4	18.7

が全ての採血時点で定量限界値以下となった項目については，該当症例のデータを解析から除外することとした。血漿中薬物濃度測定は，BNS投与直前，投与0.5，1，2，3，4，5，6，8，10，12，14，24，36，48，72及び96時間後に行い，定量分析はLC-MS/MS法（定量下限0.01ng/mL）で実施した。

2）安全性

診察，体重測定，生理学的検査（体温，血圧，脈拍数），安静時12誘導心電図検査，臨床検査（血液学的，血液生化学的，尿）により有害事象を評価した。なお，有害事象はMedDRA/J Ver. 7.0で読み替えた。

II．試 験 結 果

1．被験者背景と解析対象

本試験に組入れた12例全てに試験薬が投与され，中止例はなかった。また，被験者背景は，年齢，身長，体重及びBMIともA群とB群で大きな違いはなく，合併症を有していた症例はなかった（表3）。

試験薬が投与された12例は全て試験方法を遵守し，全例が薬物動態と安全性の解析対象となった。なお，エチレンジアミン体の血漿中薬物濃度測定では4例（被験者番号 E03，E04及びE13のBNS単独投与，E01とE04のBNS/EM併用投与）が全ての採血時点で定量限界値以下となったため，薬物動態パラメータ解析から除外した。

2．薬物動態

血漿中未変化体及び代謝物の薬物動態パラメータの解析結果を表4及び表5に，血漿中未変化体濃度推移を図2に示した。

1）未変化体

薬効主体である未変化体は，いずれの投与でも投与後0.5時間より検出され，投与2～3時間でピークに達した後は滑らかに減少した。BNS単

表4 Blonanserin 単独投与時又は erythromycin 併用投与時の血漿中未変化体及び代謝物の薬物動態パラメータ（n=12）

化合物	用法	C_{max}[#1] (ng/mL)	AUC_{last}[#1] (ng·h/mL)	T_{max}[#2] (h)	$T_{1/2}$[#1] (h)
未変化体	BNS/EM 併用	0.59 (41.7)	4.65 (39.0)	3 (2 – 3)	25.00 (43.4)
	BNS 単独	0.25 (35.4)	1.75 (46.9)	2 (1 – 3)	13.09 (57.4)
N-脱エチル体	BNS/EM 併用	0.08 (46.2)	1.46 (79.9)	6 (5 – 8)	25.21 (113.6)
	BNS 単独	0.05 (44.2)	0.90 (115.3)	5.5 (5 – 8)	21.01 (67.6)
N-オキシド体	BNS/EM 併用	0.09 (49.0)	0.29 (40.9)	2 (1 – 3)	1.67 (33.5)
	BNS 単独	0.03 (25.1)	0.09 (35.1)	2 (0.5 – 3)	1.66 (22.2)
7位 OH 体	BNS/EM 併用	0.50 (27.4)	4.24 (30.0)	3 (2 – 4)	9.54 (21.3)
	BNS 単独	0.22 (24.9)	1.72 (30.7)	3 (1 – 4)	8.88 (21.0)
8位 OH 体	BNS/EM 併用	1.54 (19.7)	12.32 (25.6)	4 (2 – 6)	7.73 (19.9)
	BNS 単独	0.94 (21.8)	6.63 (18.7)	3 (1 – 4)	7.53 (14.9)
エチレンジアミン体	BNS/EM 併用	0.02 (20.5)	0.04 (205.7)	6 (5 – 10)	11.82 (64.7)
	BNS 単独	0.01 (17.9)	0.05 (115.6)	5 (4 – 6)	19.09 (85.8)
カルボン酸体	BNS/EM 併用	0.09 (32.2)	5.59 (26.5)	24 (5 – 48)	73.74 (28.4)
	BNS 単独	0.09 (34.6)	5.80 (33.4)	24 (10 – 72)	65.90 (54.5)

BNS： Blonanserin、EM：Erythromycin
代謝物濃度は Blonanserin 換算値で示した。
#1：幾何平均値（CV%）
#2：中央値（最小値–最大値）

表5 Blonanserin 単独投与時及び erythromycin 併用投与時の血漿中未変化体及び代謝物の主要評価パラメータの比較（n=12）

化合物	BNS 単独投与に対するBNS/EM 併用投与の比[#1]	C_{max}	AUC_{last}
未変化体	BNS/EM 併用／BNS 単独比	2.37	2.65
	90%信頼区間	1.95 – 2.86	2.06 – 3.40
N-脱エチル体	BNS/EM 併用／BNS 単独比	1.69	1.63
	90%信頼区間	1.37 – 2.08	1.10 – 2.41
N-オキシド体	BNS/EM 併用／BNS 単独比	2.54	3.16
	90%信頼区間	1.98 – 3.26	2.45 – 4.08
7位 OH 体	BNS/EM 併用／BNS 単独比	2.29	2.46
	90%信頼区間	1.92 – 2.74	2.03 – 3.00
8位 OH 体	BNS/EM 併用／BNS 単独比	1.64	1.86
	90%信頼区間	1.47 – 1.85	1.60 – 2.16
エチレンジアミン体	BNS/EM 併用／BNS 単独比	1.14	0.78
	90%信頼区間	0.99 – 1.31	0.36 – 1.69
カルボン酸体	BNS/EM 併用／BNS 単独比	0.98	0.96
	90%信頼区間	0.86 – 1.13	0.84 – 1.10

BNS： Blonanserin、EM：Erythromycin
#1：混合効果モデルを用いた解析による推定量

独投与では36時間後，BNS/EM 併用投与では72時間後にほぼ定量限界値となった。BNS 単独投与及び BNS/EM 併用投与の主要評価パラメータの幾何平均値は，C_{max} が0.25ng/mL 及び0.59ng/mL，AUC_{last} が1.75ng・h/mL 及び4.65ng・h/mL といずれも BNS/EM 併用投与で高く，C_{max} で2.37倍（90%信頼区間：1.95～2.86），AUC_{last} で2.65倍（90%信頼区間：2.06～3.40）上昇した。また，いずれの投与でも個体間変動（CV%）に大きな違いは認められなかった。

BNS 単独投与及び BNS/EM 併用投与の T_{max} の中央値はそれぞれ2時間，3時間とほぼ同じであったが，$T_{1/2}$ はそれぞれ13.09時間，25.00時間と BNS/EM 併用投与で長かった。

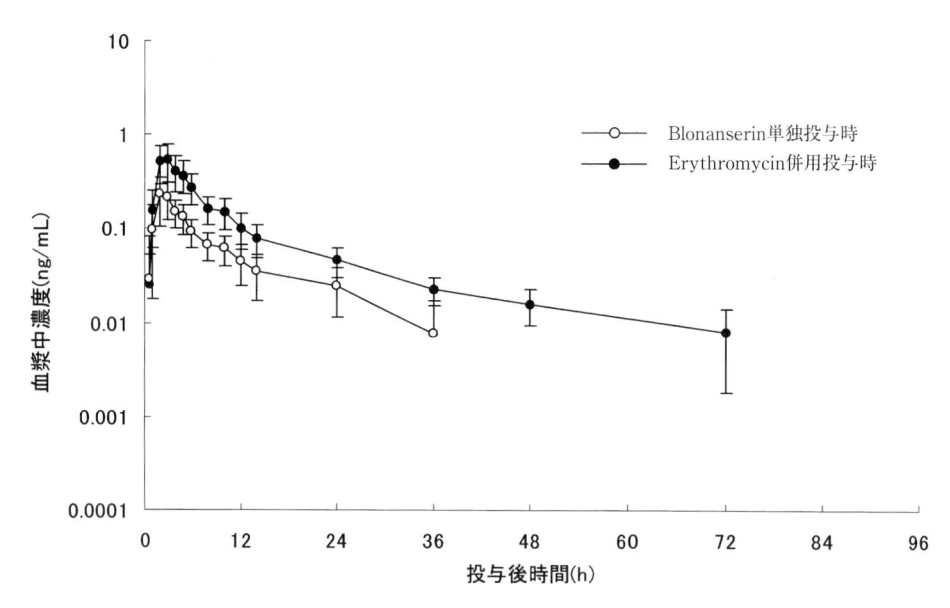

図2 Blonanserin単独投与時又はerythromycin併用投与時の血漿中未変化体濃度推移
（n=12，平均値±標準偏差）

2）代謝物

一次代謝物のBNS/EM併用投与のC_{max}及びAUC_{last}の幾何平均値は，BNS単独投与と比べてN-脱エチル体でそれぞれ1.69倍，1.63倍，N-オキシド体で2.54倍，3.16倍，7位OH体で2.29倍，2.46倍，8位OH体で1.64倍，1.86倍高かった。二次代謝物のエチレンジアミン体と三次代謝物のカルボン酸体のC_{max}及びAUC_{last}幾何平均値は，BNS単独投与とBNS/EM併用投与でほぼ同じ値であった。

T_{max}の中央値及び$T_{1/2}$は，BNS単独投与とBNS/EM併用投与で6種の代謝物とも大きな違いは認められなかった。

3．安全性

BNS/EM併用投与ではBNS投与7日前からEM反復投与を開始したため，有害事象はBNS単独投与，BNS/EM併用投与及びEM単独投与の3つに区分して集計した（表6）。BNS単独投与で12例中11例に53件，BNS/EM併用投与で12例中12例に63件，EM単独投与では12例中11例に24件の有害事象を認めた。有害事象の多くは臨床検査値の変動によるものであり，それ以外では，異常便（EM単独投与：1例），傾眠（BNS/EM併用投与：2例），口内炎（BNS/EM併用投与：1例）が発現し，いずれも重篤，重度ではなかった。副作用はBNS/EM併用投与で傾眠が2例に3件認められたが，いずれも軽度であり，処置を必要とせずに消失した。また，BNS単独投与とBNS/EM併用投与では，発現した有害事象の症状や例数に大きな違いはなかった。

Ⅲ．考　察

CYP3A4酵素阻害薬であるEMの併用投与がBNSの薬物動態及び安全性に与える影響を検討するために，薬物相互作用試験を実施した。

非臨床試験からBNSは未変化体が抗精神病作用の薬効主体であると考えられ，本試験では未変化体の血漿中薬物濃度を中心にEM併用による薬物相互作用の影響を検討した。BNS単独投与とBNS/EM併用投与の未変化体の主要評価パラメータを比較した結果，BNS/EM併用投与のC_{max}及びAUC_{last}はBNS単独投与よりそれぞれ2.37倍及び2.65倍高く，EMの併用投与がBNSの薬物動態に影響を及ぼすことが明らかとなった。なお，C_{max}及びAUC_{last}の個体間変動（CV%）は，BNS単独投与では35.4%及び41.7%，BNS/

表6 有害事象の一覧

	有害事象						副作用					
	BNS単独 (n=12)		BNS/EM 併用(n=12)		EM単独 (n=12)		BNS単独 (n=12)		BNS/EM 併用(n=12)		EM単独 (n=12)	
	発現例数	発現件数	発現例数	発現件数	発現例数	発現件数	発現例数	発現件数	発現例数	発現件数	発現例数	発現件数
合計	11	53	12	63	11	24	0	0	2	3	1	1
異常便					1	1					1	1
傾眠			2	3					2	3		
口内炎			1	1								
赤血球数減少	2	2	2	2								
白血球数減少	1	1	1	1								
ヘマトクリット減少	8	8	8	8	3	3						
ヘモグロビン減少	3	3	3	3								
好酸球百分率増加			1	1	1	1						
単球百分率減少			1	1	1	1						
リンパ球百分率減少	1	1										
抱合ビリルビン増加	3	3	2	2								
血中ビリルビン増加	4	4	3	3								
血中アルカリホスファターゼ減少			1	1								
血中乳酸脱水素酵素減少	5	5	5	5	4	4						
クレアチンホスホキナーゼ減少	4	4	4	4	2	2						
総蛋白減少			1	1								
アルブミン・グロブリン比	1	1	2	2								
血中尿素減少	1	1	2	2								
血中尿酸増加	1	1	1	1	1	1						
血中クレアチニン増加	1	1	1	1								
血中コレステロール減少	8	8	7	7	2	2						
血中トリグリセリド増加			2	2								
血中トリグリセリド減少			2	2								
脂質減少	6	6	3	3	1	1						
血中リン			1	1	1	1						
血中プロラクチン増加	1	1			6	6						
尿比重減少			2	2	1	1						
尿pH上昇			2	2								
尿中蛋白陽性	1	1	1	1								
尿中細菌検出	2	2	1	1								

BNS：Blonanserin、EM：Erythromycin、空欄：該当症例なし

EM併用投与で46.9%及び39.0%であり，EM併用による個体間変動への影響は大きくないと考えられた。

副次的パラメータでは，$T_{1/2}$ がBNS単独投与よりBNS/EM併用投与で長い傾向が見られた。しかし，これはBNS/EM併用投与でBNS単独投与より全体的に血漿中濃度が高くなり，定量下限に達するまでの時間が延長したため，終末相の $T_{1/2}$ 算出の時点範囲が異なったことが主要因であると考えられる。加えて，いずれの投与でも投与後36時間までの平均薬物濃度推移パターンは類似しており（図2），T_{max} もほぼ同じであることから，EM併用による $T_{1/2}$ への影響は小さいと推察された。

一次代謝物（N-脱エチル体，N-オキシド体，7位OH体，8位OH体）のBNS/EM併用投与の C_{max} 及び AUC_{last} は，未変化体と同様，BNS単独投与と比べてそれぞれ1.64〜2.54倍及び1.63〜

3.16倍上昇した。しかし，エチレンジアミン体及びカルボン酸体では有意な変化は認められず，代謝経路の比較的下流にある代謝物への影響は少ないと推察された。

有害事象は，BNS単独投与及びBNS/EM併用投与で発現した症状や例数に大きな違いはなく，重篤及び重度な事象はなかった。また体重，生理学的検査（血圧，脈拍数，体温）及び安静時12誘導心電図では，いずれの投与でも異常変動又は異常所見は認められず，EM併用による安全性への影響は認められなかった。

以上，日本人健康成人男子を対象としたBNS 2mg朝食後単回投与の条件下では，BNSとEMの併用投与により，血漿中薬物濃度上昇による安全性への影響は認められなかったが，未変化体のC_{max}及びAUC_{last}がBNS単独投与と比較してそれぞれ2.37倍及び2.65倍上昇し，薬物動態に影響が及ぼされることが明らかとなった。一方，SGAとして本剤の類薬であるquetiapineは，BNSと同様にCYP3A4を代謝酵素とし，EMの併用投与によりC_{max}及びAUCがそれぞれ1.68倍及び2.29倍上昇することが報告されており[5]，本邦の添付文書では使用上の注意の項にEMが併用注意と記載されている。

BNSは2008年1月に医薬品製造販売承認を取得し，承認用法・用量は維持量8～16mg/日，上限24mg/日までの分2投与で，1回投与量が4～12mgとなる。よって，臨床現場では本試験の2～6倍の用量が投与されることになるため，類薬であるquetiapineと同様にEMとの併用時には患者の容態を十分に観察し，必要に応じて本剤の投与量を減量するなど，用量に注意しながら投与する必要があると考えられた。

文　献

1) Castelão, J. F., Ferreira, L., Gelders, Y. G. et al.: The efficacy of the D_2 and $5\text{-}HT_2$ antagonist risperidone (R 64 766) in the treatment of chronic psychosis. Schizophr. Res., 2 : 411-415, 1989.
2) Ceulemans, D. L. S., Gelders, Y. G., Hoppenbrouwers, M. L. et al.: Effect of serotonin antagonism in schizophrenia : A pilot study with setoperone. Psychopharmacology, 85 : 329-332, 1985.
3) 出村信隆：抗精神病薬開発におけるclozapine研究の意義. 臨床精神薬理, 10 : 2091-2106, 2007.
4) Kane, J., Honigfeld, G., Singer, J. et al.: Clozapine for the treatment-resistant schizophrenic : A double-blind comparison with chlorpromazine. Arch. Gen. Psychiatry, 45 : 789-796, 1988.
5) Li, K. Y., Li, X., Cheng, Z. N. et al.: Effect of erythromycin on metabolism of quetiapine in Chinese suffering from schizophrenia. Eur. J. Clin. Pharmacol., 60 : 791-795, 2005.
6) 三浦貞則：統合失調症に対するblonanserinの臨床評価—Risperidoneを対照とした二重盲検比較試験. 臨床精神薬理, 11 (2) : 297-314, 2008.
7) 村崎光邦：第3章 治療法の解説 I. 薬物・身体療法 B. 新世代型抗精神病薬. 統合失調症治療ガイドライン（佐藤光源, 井上新平 編）, pp. 137-170, 医学書院, 東京, 2004.
8) 村崎光邦：統合失調症に対するblonanserinの臨床評価—Haloperidolを対照とした二重盲検法による検証的試験. 臨床精神薬理, 10 (11) : 2059-2079, 2007.
9) 佐藤光源, 樋口輝彦, 井上新平 監訳：米国精神医学会治療ガイドライン コンペンディアム. 医学書院, 東京, 2006.
10) 采 輝昭, 久留宮聰：Blonanserinの薬理学的特徴. 臨床精神薬理, 10 (7) : 1263-1272, 2007.

abstract

The effect of erythromycin on the pharmacokinetics and safety of blonanserin in healthy male Japanese

Kazuya Matsumoto[*], Kazuyoshi Yasumoto[*], Hiroshi Nakamura[*], and Yoshikatsu Terazawa[*]

Blonanserin (BNS) is a novel second-generation antipsychotic, and is metabolized by hepatic enzyme CYP3A4. This was a clinical pharmacology study to investigate the effect of erythromycin (EM), a CYP3A4 inhibitor, on the pharmacokinetics and safety of BNS in healthy male Japanese. Twelve volunteers were randomized to receive in a crossover fashion a single oral administration of 2 mg BNS with or without 300 mg EM. The C_{max} and AUC_{last} of the plasma concentrations of the unchanged compound were 2.37 times and 2.65 times greater with concomitant administration of EM than with BNS alone, and the difference was statistically significant. Concomitant administration of EM had no effect on safety and BNS was well tolerated with or without EM. In clinical use, caution should be exercised when administering BNS concomitantly with EM and dose reduction may be required depending on patient condition.

Jpn. J. Clin. Psychopharmacol., 11 : 891–899, 2008

[*]*Drug Development Division, Dainippon Sumitomo Pharma Co., Ltd. 33-94, Enoki-cho, Suita, Osaka, 564-0053, Japan.*

原著論文

日本人健康成人男子における blonanserin と グレープフルーツジュースとの相互作用の検討

松本和也* 安本和善* 中村　洋* 寺澤佳克*

抄録：新規の第二世代抗精神病薬 blonanserin（BNS）は肝代謝酵素の CYP 3 A 4 で代謝される。CYP 3 A 4 酵素阻害作用を有することが知られているグレープフルーツジュース（GFJ）の併用が BNS の薬物動態及び安全性に及ぼす影響を検討するために，日本人健康成人男子12例を対象としてクロスオーバー法で相互作用試験を実施した。BNS/GFJ 併用時では，血漿中未変化体濃度の C_{max} 及び AUC_{last} が BNS 単独投与時より上昇し（それぞれ1.77倍，1.82倍），GFJ の併用が BNS の薬物動態に影響すると考えられた。一方，BNS/GFJ 併用時に発現した有害事象は BNS 単独投与時と同様であり，GFJ の併用による安全性への影響は認められなかった。しかしながら，臨床使用において患者が BNS 投与時に GFJ を飲用する際には，十分な注意が必要であると考えられた。

Key words : *blonanserin, grapefruit juice, pharmacokinetics, interaction, cross-over study*

2008年3月12日受理
The effect of grapefruit juice on the pharmacokinetics and safety of blonanserin in healthy male Japanese.
*大日本住友製薬株式会社　開発本部
〔〒564-0053　大阪府吹田市江の木町33-94〕
Kazuya Matsumoto, Kazuyoshi Yasumoto, Hiroshi Nakamura, Yoshikatsu Terazawa : Drug Development Division, Dainippon Sumitomo Pharma Co., Ltd. 33-94, Enoki-cho, Suita, Osaka, 564-0053, Japan.

はじめに

統合失調症の治療に使用される chlorpromazine や haloperidol（HPD）などの第一世代抗精神病薬はドパミン D_2 受容体遮断作用を有し，陽性症状に奏効する反面，陰性症状への効果が不十分であり，錐体外路症状，高プロラクチン血症などの副作用が常に問題とされてきた。1990年代に入り，ドパミン D_2 受容体遮断作用に加えセロトニン 5-HT_{2A} 受容体遮断作用を有し，陽性症状のみならず陰性症状も改善し，かつ錐体外路症状の発現が少ない[1,3]という第二世代抗精神病薬が登場し，統合失調症の薬物治療が進展した。このような背景の中，blonanserin（BNS）は，HPD に匹敵するドパミン D_2 受容体遮断作用に加え，強いセロトニン 5-HT_{2A} 受容体遮断作用を有し，かつアドレナリン α_1，セロトニン 5-HT_{2c}，ヒスタミン H_1，ムスカリン M_1 受容体遮断作用が弱い[10]新規化学構造の第二世代抗精神病薬として当社によって創製された。日本人統合失調症患者を対象とした risperidone（RIS）[6]及び HPD[7]との比較臨床試験で，BNS 8～24mg/日（2回分割，朝夕食後投与）の8週間投与にて，有効性では RIS 及び HPD に対する非劣性が証明され，陰性症状は HPD より改善した。また，安全性では RIS よりアカシジアや易刺激性が多かったものの高プロラクチン血症，起立性低血圧，体重増加等は少なく，HPD より錐体外路系副作用の発現が少なく，新規薬剤としての有用性が認められた。

これまでの薬物動態の検討から BNS は CYP 3 A 4 で代謝を受ける肝クリアランス型薬物と考えられたため，代表的な CYP 3 A 4 酵素阻害薬であ

表1　使用した試験薬及び併用物の概要

被験薬	一般名	ブロナンセリン (blonanserin) (JAN)
	化学名	2-(4-Ethyl-1-piperazinyl)-4-(4-fluorophenyl)-5,6,7,8,9,10-hexahydrocyclooctа[b]pyridine
	含量及び剤形	1錠中にブロナンセリンとして2 mgを含有する白色素錠
	保存条件	室温保存
	使用期限	2006年1月

併用物	名称	グレープフルーツジュース（濃縮還元、市販品）
	保存条件	常温または冷蔵保存
	包装	紙製のパックにグレープフルーツジュースが充填密封されている。
	使用期限（賞味期限）	本治験実施期間を超える賞味期限を有するものを使用した。

るketoconazole (KCZ) 経口製剤との薬物相互作用試験が海外で実施された。その結果，BNSの血漿中未変化体濃度のC_{max}（最高濃度）及びAUC（濃度曲線下面積）がそれぞれ13倍，17～19倍に増加することが確認された。本邦ではKCZの経口製剤は承認されていないが，KCZ[9]ほど強くはないもののCYP 3 A 4 酵素阻害作用を有するerythromycin[8]は経口併用投与される可能性があり，国内で薬物相互作用試験が実施された。その結果，C_{max}及びAUC_{last}（最終定量可能時間までの濃度曲線下面積）がそれぞれ2.37倍及び2.65倍に増加することが確認された[5]。

国内外で広く飲用されるグレープフルーツジュース（GFJ）は，CYP 3 A 4 酵素阻害作用を有する食品として知られている[2,4]。向精神薬であるmidazolam及びtriazolamは，BNSと同様に主にCYP 3 A 4 で代謝され，GFJの併用によりC_{max}及びAUCが，midazolamで1.56倍及び1.52倍[4]，triazolamで1.30倍及び1.48倍[2]に増加することが報告されている。よって，本試験では，国内でBNS投与時に飲用される可能性の高いGFJがBNSの薬物動態及び安全性に及ぼす影響を検討した。

I．試験方法

本試験は，実施医療機関である医療法人社団薬川会観音台クリニックの治験審査委員会（IRB）の承認を得て実施した。

1．対象

年齢20歳以上36歳未満，BMI〔体重(kg)／身長(m)^2〕が18.5以上25.0未満で試験実施医療機関のスクリーニング検査に問題のなかった日本人健康成人男子を対象とした。

2．GCPの遵守及びインフォームドコンセント

本試験は「医薬品の臨床試験の実施の基準に関する省令（GCP）（平成9年3月27日厚生省令第28号）」を遵守して実施した。試験の実施に際して，被験者に同意説明文書を手渡し十分に説明し，質問する機会と試験に参加するか否かを判断する時間を十分に与えた上で，自由意志による同意を文書で得た上で試験を実施した。

3．試験薬

本試験に用いた試験薬（BNS）及び併用物（GFJ）の概要を表1に示す。

4．投与方法

BNS 2 mgを水とともに朝食後単回経口投与する群（BNS単独）とBNS 2 mgをGFJとともに朝食後単回経口投与する群（BNS/GFJ併用）を設定し，各群6例，2群2期のクロスオーバー法

で実施した．被験者を無作為に割り付け，BNS/GFJ併用から始めた群をA群，BNS単独から始めた群をB群とした．また，先行する投与期をI期，引き続く投与期をII期とし，I期目とII期目のBNS投与の間隔を14日間とした（表2）．BNS単独投与時は，BNS服用60分前に水200mLを飲用させた．その後，朝食を摂取させ，BNS 2 mgを水200mLとともに服用させた．GFJ併用時は，BNS服用60分前にGFJ200mLを飲用させた．その後，朝食を摂取させ，BNS 2 mgをGFJ 200mLとともに服用させた．

5．試験期間中の禁止又は制限事項

I期のBNS投与日を試験開始1日目とし，試験開始14日前からII期の事後検査終了日（試験開始22日目）まで試験薬以外の薬剤の使用とグレープフルーツ含有飲食物の摂取を禁止した．入院2日前から退院時まで（試験開始4日前〜5日目及び11日目〜19日目）はアルコール含有飲料，カフェイン，全てのジュース類，セイヨウオトギリソウ含有食品（セント・ジョーンズ・ワート）の摂取を禁止した．入院期間中（試験開始2日前〜5日目及び13日目〜19日目）は飲食物の持込及び指定した飲食物以外の摂取，喫煙を禁止した．I期の入院2日前試験開始からII期の事後検査終了日（試験開始4日前〜22日目）までは激しい運動及び重労働も禁止した．なお，入院期間中の食事は，被験者全員に同一内容のものを摂取させた．

6．評価項目
1）薬物動態

未変化体（抗精神病作用の薬効主体）と抱合体以外の主な代謝物（図1の6種：N-オキシド体，N-脱エチル体，エチレンジアミン体，カルボン酸体，7位OH体，8位OH体）の血漿中薬物濃度について，モデルに依存しない解析方法により，主要評価パラメータとしてC_{max}及びAUC_{last}並びに副次的パラメータとしてT_{max}（最高

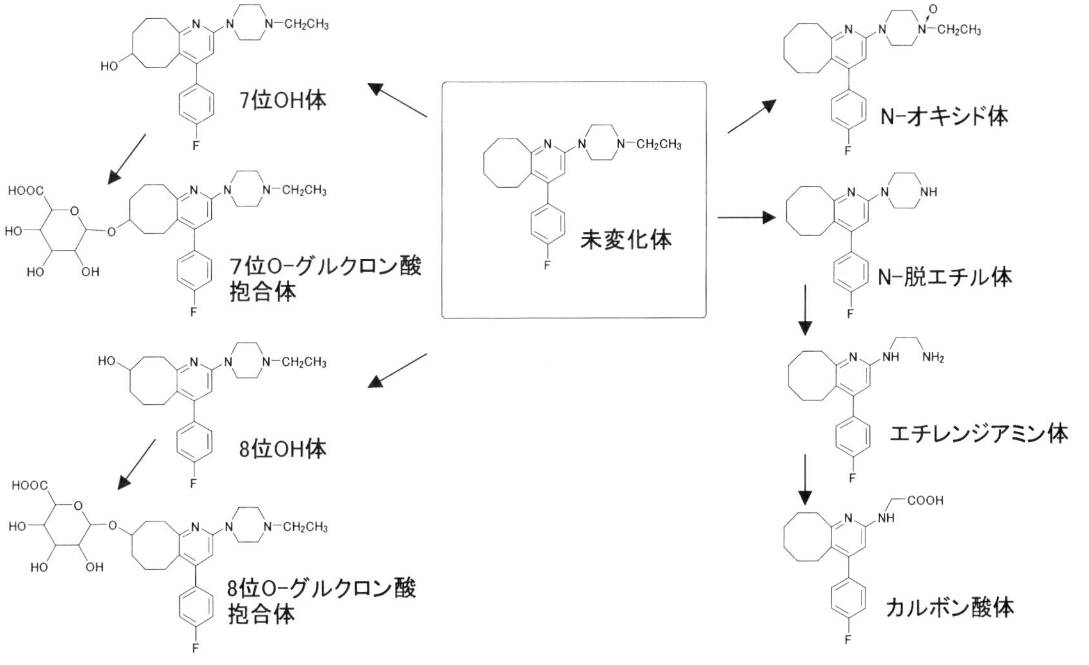

表2　投与方法

	I期	II期
A群	BNS/GFJ併用	BNS単独
B群	BNS単独	BNS/GFJ併用

BNS：Blonanserin、GFJ：グレープフルーツジュース

図1　Blonanserinのヒトでの主な推定代謝経路

表3 被験者背景

群	被験者番号	年齢(歳)	身長(cm)	体重(kg)	BMI
A群	G01	21	182.7	65.2	19.5
	G02	24	182.0	71.2	21.5
	G03	20	166.8	56.4	20.3
	G04	27	169.7	66.7	23.2
	G05	23	173.3	57.0	19.0
	G06	26	169.4	70.8	24.7
B群	G07	21	167.8	65.2	23.2
	G08	24	159.5	53.8	21.1
	G09	32	175.4	74.2	24.1
	G10	31	168.8	60.2	21.1
	G11	21	170.8	60.2	20.6
	G12	25	168.4	67.2	23.7
合計	例数	12	12	12	12
	平均値	24.6	171.22	64.01	21.83
	標準偏差	3.9	6.45	6.48	1.89
	最大値	32	182.7	74.2	24.7
	中央値	24.0	169.55	65.20	21.30
	最小値	20	159.5	53.8	19.0

濃度到達時間）及び$T_{1/2}$（終末相の消失半減期）を求め，「BNS単独」と「BNS/GFJ併用」の薬物動態を比較検討した．また，薬物濃度が全ての採血時点で定量限界値以下となった項目については，該当症例のデータを解析から除外することとした．血漿中薬物濃度測定は，BNS投与直前，投与0.5，1，2，3，4，5，6，8，10，12，14，24，36，48，72及び96時間後に行い，定量分析はLC-MS/MS法（定量下限0.01ng/mL）で実施した．

2）安全性

診察，体重測定，生理学的検査（体温，血圧，脈拍数），安静時12誘導心電図検査，臨床検査（血液学的，血液生化学的，尿）により有害事象を評価した．なお，有害事象はMedDRA/J Ver.7.0で読み替えた．

II. 試験結果

1．被験者背景と解析対象

本試験に組入れた12例全てに試験薬が投与され，中止例はなかった．また，被験者背景は，年齢，身長，体重及びBMIともA群とB群で大きな違いはなく，合併症を有していた症例はなかった（表3）．

試験薬が投与された12例は全て試験方法を遵守し，全例が薬物動態と安全性の解析対象となった．なお，エチレンジアミン体の血漿中薬物濃度測定では6例（のべ7例，被験者番号G05，G06，G07，G10及びG12のBNS単独，G01及びG10のBNS/GFJ併用）が全ての採血時点で定量限界値以下となったため，薬物動態パラメータ解析から除外した．

表4 Blonanserin 単独投与時又はグレープフルーツジュース併用時の血漿中未変化体及び代謝物の薬物動態パラメータ (n=12)

化合物	用法	C_{max}[#1] (ng/mL)	AUC_{last}[#1] (ng·h/mL)	T_{max}[#2] (h)	$T_{1/2}$[#1] (h)
未変化体	BNS/GFJ 併用	0.34 (55.3)	2.81 (53.3)	2.5 (1–6)	14.22 (44.6)
	BNS 単独	0.19 (54.0)	1.55 (48.4)	2 (1–3)	10.07 (59.6)
N-脱エチル体	BNS/GFJ 併用	0.06 (25.2)	1.56 (39.0)	6 (3–14)	31.15 (31.4)
	BNS 単独	0.04 (16.6)	1.18 (35.4)	6 (5–10)	28.70 (24.2)
N-オキシド体	BNS/GFJ 併用	0.05 (68.7)	0.16 (64.0)	2 (0.5–5)	1.91 (22.0)
	BNS 単独	0.05 (36.8)	0.12 (41.0)	1 (0.5–3)	1.54 (33.5)
7位 OH 体	BNS/GFJ 併用	0.31 (48.2)	2.76 (47.0)	2.5 (1–6)	8.84 (13.3)
	BNS 単独	0.28 (39.0)	2.21 (39.7)	2.5 (1–4)	9.83 (20.9)
8位 OH 体	BNS/GFJ 併用	0.88 (29.4)	7.93 (34.4)	3.5 (1–6)	7.62 (25.9)
	BNS 単独	0.78 (23.7)	6.58 (33.9)	3 (1–4)	7.24 (22.0)
エチレンジアミン体	BNS/GFJ 併用	0.01 (14.8)	0.03 (150.4)	6 (4–12)	13.14 (33.8)
	BNS 単独	0.01 (9.4)	0.03 (146.5)	6 (4–8)	20.59 (58.1)
カルボン酸体	BNS/GFJ 併用	0.08 (30.9)	5.18 (25.5)	24 (10–48)	64.14 (37.2)
	BNS 単独	0.09 (27.2)	5.14 (21.2)	24 (6–24)	60.02 (34.3)

BNS : Blonanserin、GFJ : グレープフルーツジュース
代謝物濃度は Blonanserin 換算値で示した。
#1 : 幾何平均値 (CV%)
#2 : 中央値 (最小値–最大値)

表5 Blonanserin 単独投与時及びグレープフルーツジュース併用時の血漿中未変化体及び代謝物の主要評価パラメータの比較 (n=12)

化合物	BNS 単独投与に対するBNS/GFJ 併用投与の比[#1]	C_{max}	AUC_{last}
未変化体	BNS/GFJ 併用／BNS 単独比	1.77	1.82
	90%信頼区間	1.50–2.08	1.60–2.06
N-脱エチル体	BNS/GFJ 併用／BNS 単独比	1.24	1.32
	90%信頼区間	1.12–1.38	1.16–1.51
N-オキシド体	BNS/GFJ 併用／BNS 単独比	1.04	1.39
	90%信頼区間	0.77–1.40	1.10–1.77
7位 OH 体	BNS/GFJ 併用／BNS 単独比	1.12	1.25
	90%信頼区間	0.97–1.30	1.13–1.39
8位 OH 体	BNS/GFJ 併用／BNS 単独比	1.13	1.20
	90%信頼区間	1.02–1.25	1.14–1.27
エチレンジアミン体	BNS/GFJ 併用／BNS 単独比	0.99	1.01
	90%信頼区間	0.88–1.12	0.44–2.33
カルボン酸体	BNS/GFJ 併用／BNS 単独比	0.90	1.01
	90%信頼区間	0.73–1.11	0.85–1.19

BNS : Blonanserin、GFJ : グレープフルーツジュース
#1 : 混合効果モデルを用いた解析による推定量

2. 薬物動態

血漿中未変化体及び代謝物の薬物動態パラメータの解析結果を表4及び表5に，血漿中未変化体濃度推移を図2に示した。

1) 未変化体

薬効主体である未変化体は，いずれの投与でも投与後0.5時間より検出され，投与2～3時間でピークに達した後は滑らかに減少した。BNS単独では24時間後，BNS/GFJ併用では48時間後にほぼ定量限界値となった。BNS単独及びBNS/GFJ併用の主要評価パラメータの幾何平均値は，C_{max} が0.19ng/mL 及び0.34ng/mL，AUC_{last} が1.55ng・h/mL 及び2.81ng・h/mL といずれもBNS/GFJ併用で高く，C_{max} で1.77倍（90%信頼

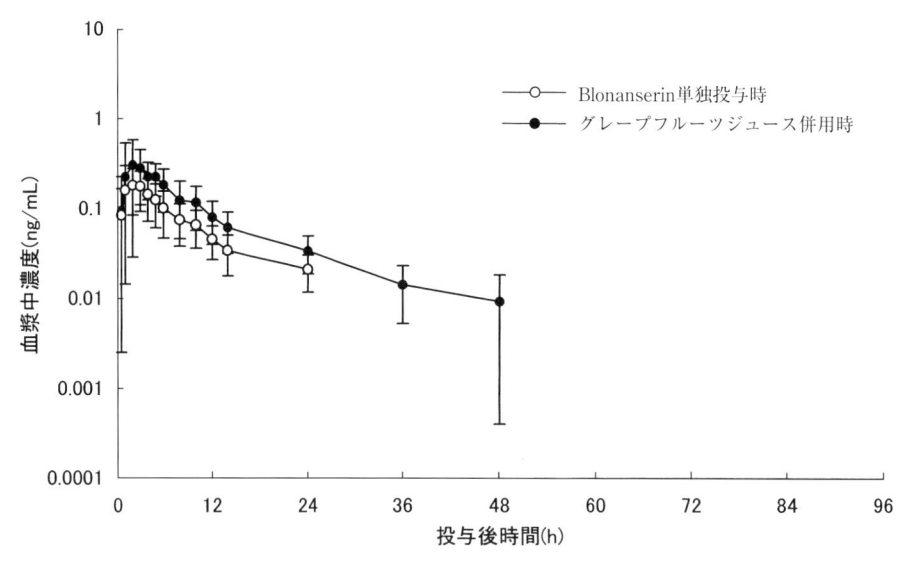

図2 Blonanserin 単独投与時又はグレープフルーツジュース併用時の
血漿中未変化体濃度推移（n＝12，平均値±標準偏差）

区間：1.50〜2.08），AUC_{last} で1.82倍（90％信頼区間：1.60〜2.06）上昇した。また，いずれの投与でも C_{max} 及び AUC_{last} の個体間変動（CV％）に大きな違いは認められなかった。

BNS 単独及び BNS/GFJ 併用の T_{max} の中央値はそれぞれ2時間，2.5時間とほぼ同じであったが，$T_{1/2}$ の幾何平均値はそれぞれ10.07時間，14.22時間と BNS/GFJ 併用でやや長かった。

2）代謝物

一次代謝物の BNS/GFJ 併用の C_{max} 及び AUC_{last} の幾何平均値は，BNS 単独と比べて N-脱エチル体でそれぞれ1.24倍，1.32倍，N-オキシド体で1.04倍，1.39倍，7位 OH 体で1.12倍，1.25倍，8位 OH 体で1.13倍，1.20倍高かったが，N-オキシド体と7位 OH 体の C_{max} には有意な変化は認められなかった。二次代謝物のエチレンジアミン体と三次代謝物のカルボン酸体の C_{max} 及び AUC_{last} の幾何平均値は，BNS 単独と BNS/GFJ 併用でほぼ同じ値であり，C_{max} 及び AUC_{last} ともに有意な変化は認められなかった。

T_{max} の中央値及び $T_{1/2}$ の幾何平均値は，BNS 単独と BNS/GFJ 併用で6種の代謝物とも大きな違いは認められなかった。

3．安全性

BNS 単独及び BNS/GFJ 併用の2つに区分して有害事象を集計した（表6）。有害事象は BNS 単独で12例中12例に55件，BNS/GFJ 併用で12例中12例に43件発現した。有害事象の多くは臨床検査値の変動によるものであり，それ以外では，異常便（BNS 単独：3例），傾眠（BNS 単独：2例，BNS/GFJ 併用：2例），咽喉頭疼痛（BNS 単独：1例）が発現し，いずれも重篤，重度ではなかった。副作用は傾眠が BNS 単独で2例に3件，BNS/GFJ 併用で2例に2件認められたが，いずれも軽度であり，処置を必要とせずに消失した。また，BNS 単独と BNS/GFJ 併用では，発現した有害事象の症状や例数に大きな違いはなかった。

Ⅲ．考　察

CYP3A4酵素阻害作用を有する GFJ の併用が BNS の薬物動態及び安全性に与える影響を検討するために，相互作用試験を実施した。

非臨床試験から BNS は未変化体が抗精神病作用の薬効主体であると考えられ，本試験では未変化体の血漿中薬物濃度を中心に GFJ 併用による相互作用の影響を検討した。BNS 単独と BNS/

表6 有害事象の一覧

	有害事象				副作用			
	BNS 単独 (n=12)		BNS/GFJ 併用 (n=12)		BNS 単独 (n=12)		BNS/GFJ 併用 (n=12)	
	発現例数	発現件数	発現例数	発現件数	発現例数	発現件数	発現例数	発現件数
合計	12	55	12	43	2	3	2	2
異常便	3	3						
傾眠	2	3	2	2	2	3	2	2
咽喉頭疼痛	1	1						
赤血球数減少	1	1	1	1				
白血球数増加	1	1						
ヘマトクリット減少	5	5	8	8				
ヘモグロビン減少	1	1	2	2				
好中球百分率増加	1	1						
単球百分率増加	2	2	2	2				
リンパ球百分率減少	1	1						
アスパラギン酸アミノトランスフェラーゼ増加	1	1						
抱合ビリルビン増加	4	4	2	2				
血中ビリルビン増加	1	1	1	1				
血中アルカリホスファターゼ減少	1	1	1	1				
血中乳酸脱水素酵素増加	1	1						
血中乳酸脱水素酵素減少	2	2	5	5				
血中クレアチンホスホキナーゼ増加	4	4	1	1				
クレアチンホスホキナーゼ減少	7	7	5	5				
総蛋白減少			1	1				
血中尿素減少	2	2						
血中尿酸増加	6	6	3	3				
血中コレステロール減少	1	1	2	2				
血中トリグリセリド増加	1	1	2	2				
脂質減少	1	1	1	1				
血中プロラクチン増加	2	2	1	1				
尿比重減少			2	2				
尿中蛋白陽性			1	1				
尿中ケトン体陽性	1	1						

BNS: Blonanserin, GFJ: グレープフルーツジュース、空欄: 該当症例なし

GFJ 併用の未変化体の主要評価パラメータを比較した結果，BNS/GFJ 併用の C_{max} 及び AUC_{last} は BNS 単独よりそれぞれ1.77倍及び1.82倍高く，GFJ の併用が BNS の薬物動態に影響を及ぼすことが明らかとなった。なお，C_{max} 及び AUC_{last} の個体間変動（CV%）は，BNS 単独では54.0%及び48.4%，BNS/GFJ 併用で55.3%及び53.3%であり，GFJ 併用による個体間変動への影響は大きくないと考えられた。

副次的パラメータでは，$T_{1/2}$ が BNS 単独より BNS/GFJ 併用で長い傾向が見られた。しかし，これは BNS/GFJ 併用で BNS 単独より全体的に血漿中濃度が高くなり，定量下限に達するまでの時間が延長したため，終末相の $T_{1/2}$ 算出の時点範囲が異なったことが主要因であると考えられる。加えて，いずれの投与でも投与24時間後までの平均薬物濃度推移パターンは類似しており（図2），T_{max} もほぼ同じであることから，GFJ 併用による $T_{1/2}$ への影響は小さいと推察された。

一次代謝物（N-脱エチル体，N-オキシド体，7位 OH 体，8位 OH 体）の BNS/GFJ 併用時の C_{max} 及び AUC_{last} は，BNS 単独投与時と比べ

てそれぞれ1.04～1.24倍及び1.20～1.39倍上昇し，一次代謝物ではC_{max}及びAUC_{last}の少なくとも一方で有意な上昇が認められた。しかし，エチレンジアミン体及びカルボン酸体ではC_{max}及びAUC_{last}には有意な変化は認められず，代謝経路の比較的下流にある代謝物への影響は少ないと推察された。

有害事象は，BNS単独及びBNS/GFJ併用で発現した症状や例数に大きな違いはなく，重篤及び重度な事象はなかった。また体重，生理学的検査（血圧，脈拍数，体温）及び安静時12誘導心電図では，いずれの投与でも異常変動又は異常所見は認められず，GFJ併用による安全性への影響は認められなかった。

以上，日本人健康成人男子を対象としたBNS 2 mg朝食後単回投与の条件下では，BNSとGFJの併用により，血漿中薬物濃度上昇による安全性への影響は認められなかったが，未変化体のC_{max}及びAUC_{last}がBNS単独投与時と比較してそれぞれ1.77倍及び1.82倍上昇し，GFJの併用がBNSの薬物動態に影響を及ぼすことが明らかとなった。この上昇の程度は，CYP3A4酵素阻害薬であるerythromycinの併用時（C_{max}及びAUC_{last}がそれぞれ2.37倍，2.65倍上昇）[5]に比べ低かった。一方，BNSの類薬でありCYP3A4で代謝される第二世代抗精神病薬のquetiapine及びperospironeでは，GFJの併用による薬物動態学的相互作用に関する臨床成績の報告は見あたらない。しかし，向精神薬でありBNSと同様にCYP3A4で代謝されるmidazolam及びtriazolamでは，GFJの併用により血漿中薬物濃度のC_{max}及びAUCが，midazolamで1.56倍及び1.52倍[4]，triazolamで1.30倍及び1.48倍[2]に増加することが海外の臨床成績として報告されている。BNSのGFJ併用時の血漿中薬物濃度の上昇の程度は，これら向精神薬のGFJ併用時と同程度（平均値としてC_{max}及びAUCが1.3～1.8倍上昇する程度）であると考えられた。

臨床現場では，BNSの用法・用量は，維持量8～16mg/日で上限24mg/日の分2投与，1回投与量4～12mgであり，本試験の2～6倍の用量が投与される。したがって，患者が本剤投与時に，GFJを飲用する場合には，十分な注意が必要と考えられた。

文　献

1) 出村信隆：抗精神病薬開発におけるclozapine研究の意義．臨床精神薬理，10：2091-2106, 2007.
2) Hukkinen, S. K., Varhe, A., Olkkola, K. T. et al.：Plasma concentration of triazolam are increased by concomitant ingestion of grapefruit juice. Clin. Pharmacol. Ther., 58 (2)：127-131, 1995.
3) Kane, J., Honigfeld, G., Singer, J. et al.：Clozapine for the treatment-resistant schizophrenic：A double-blind comparison with chlorpromazine. Arch. Gen. Psychiatry, 45：789-796, 1988.
4) Kupferschmidt, H. H. T., Ha, H. R., Ziegler, W. H. et al.：Interaction between grapefruit juice and midazolam in humans. Clin. Pharmacol. Ther., 58 (1)：20-28, 1995.
5) 松本和也，安本和善，中村　洋 他：日本人健康成人男子におけるblonanserinとerythromycinとの薬物相互作用の検討．臨床精神薬理，11：891-899, 2008.
6) 三浦貞則：統合失調症に対するblonanserinの臨床評価—Risperidoneを対照とした二重盲検比較試験．臨床精神薬理，11 (2)：297-314, 2008.
7) 村崎光邦：統合失調症に対するblonanserinの臨床評価—Haloperidolを対照とした二重盲検法による検証的試験．臨床精神薬理，10 (11)：2059-2079, 2007.
8) Olkkola, K. T., Aranko, K., Luurila, H. et al.：A potentially hazardous interaction between erythromycin and midazolam. Clin. Pharmacol. Ther., 53 (3)：298-305, 1993.
9) Olkkola, K. T., Backman, J. T. and Neuvonen, P. J.：Midadozam should be avoided in patients receiving the systemic antimycotics ketoconazole or itraconazole. Clin. Pharmacol. Ther., 55 (5)：481-485, 1994.
10) 采　輝昭，久留宮聰：Blonanserinの薬理学的特徴．臨床精神薬理，10 (7)：1263-1272, 2007.

abstract

The effect of grapefruit juice on the pharmacokinetics and safety of blonanserin in healthy male Japanese

Kazuya Matsumoto[*], Kazuyoshi Yasumoto[*], Hiroshi Nakamura[*] and Yoshikatsu Terazawa[*]

Blonanserin (BNS) is a novel second-generation antipsychotic, and is metabolized by hepatic enzyme CYP3A4. This was a clinical pharmacology study to investigate the effect of grapefruit juice (GFJ), a CYP3A4 inhibitor, on the pharmacokinetics and safety of BNS in healthy male Japanese. Twelve volunteers were randomized to receive in a crossover fashion a single oral administration of 2 mg BNS with 200 mL of GFJ or water. The C_{max} and AUC_{last} of the plasma concentrations of the unchanged compound were 1.77 times and 1.82 times greater when BNS was administered with GFJ than with water, and the difference was statistically significant. Concomitant intake of GFJ had no effect on safety and BNS was well tolerated when administered with or without GFJ. In clinical use, caution should be exercised when administering BNS to patients with concomitant ingestion of GFJ.

Jpn. J. Clin. Psychopharmacol., 11 : 901−909, 2008

[*]*Drug Development Division, Dainippon Sumitomo Pharma Co., Ltd. 33-94, Enoki-cho, Suita, Osaka, 564-0053, Japan.*

ブロナンセリンブック

2008年5月30日　初版第1刷発行

編　集　：　村　崎　光　邦
発行者　：　石　澤　雄　司
発行所　：　株式会社　星和書店
　　　　　　東京都杉並区上高井戸1-2-5　〒168-0074
　　　　　　電話　03(3329)0031（営業）／03(3329)0033（編集）
　　　　　　FAX　03(5374)7186
　　　　　　http：//www.seiwa-pb.co.jp

ⓒ2008　星和書店　　　　　　Printed in Japan　　　　　　ISBN978-4-7911-0668-4